CHIRURGISCHE OPERATIONSLEHRE

EIN GRUNDRISS
FÜR STUDIERENDE UND ÄRZTE

VON

DR. MAX SAEGESSER
PRIVATDOZENT AN DER UNIVERSITÄT BERN

MIT 312 ZUM TEIL
FARBIGEN ABBILDUNGEN

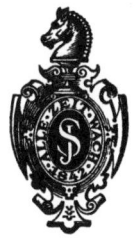

SPRINGER-VERLAG BERLIN HEIDELBERG GMBH
1935

ALLE RECHTE, INSBESONDERE DAS DER ÜBERSETZUNG
IN FREMDE SPRACHEN, VORBEHALTEN.

COPYRIGHT 1935 BY SPRINGER-VERLAG BERLIN HEIDELBERG
URSPRÜNGLICH ERSCHIENEN BEI VERLAG VON JULIUS SPRINGER, BERLIN

ISBN 978-3-642-90336-6   ISBN 978-3-642-92193-3 (eBook)
DOI 10.1007/978-3-642-92193-3

Zur Einführung.

Die Daseinsberechtigung des chirurgischen Operationskurses ist in den letzten Jahren vielfach angezweifelt worden, und man hörte Stimmen, welche ihn aus Unterricht und Prüfung gestrichen haben wollten. Sein Wegfall würde aber eine unerfreuliche Lücke in der Ausbildung des Arztes bedeuten, denn diesem muß irgendwo und irgendwie im Unterricht gezeigt werden, wie die systematische und ganz besonders die topographische Anatomie sich in der operativen Praxis auswirkt. Diese Aufgabe kann nur dem Operationskurs zufallen und derselbe wird hierdurch sozusagen zu einem Repetitorium der chirurgischen Anatomie. Die einzelnen Operationsmethoden sind dabei oft bloße Musterbeispiele, welche dem Arzte zeigen sollen, auf welchem Wege er zweckmäßig zu dem gewünschten Ziele gelangt.

Der Studierende muß überdies eine Vorstellung von dem erhalten, was überhaupt mit dem Begriff „Operation" verbunden ist. Diese Vorstellung kann ihm nur im Operationssaal vermittelt werden. Die Kursteilnehmer haben deshalb an unserer Klinik bei einfachen, dem Zuhörer in ihrem ganzen Verlaufe erklärten Operationen die verschiedenen Hilfsdienste zu leisten, von der Anästhesierung und dem Darreichen der Instrumente bis zur eigentlichen Assistenz am Operationsfeld. Auf diese Weise können auch die typischen visceralen Eingriffe zum Unterricht herbeigezogen werden, welche für den Kurs an der Leiche aus begreiflichen Gründen hinwegfallen.

An diese bei uns seit vielen Jahren gebräuchliche Doppelform des Operationskurses lehnt sich das Buch unseres I. Assistenten, Dr. SAEGESSER an. Dasselbe soll nicht ein im Telegrammstil abgefaßtes Repetitorium für das Examen sein, aber auch nicht, wie die meisten vorzüglichen, dem Studierenden zur Verfügung stehenden größeren Werke, ein vollständiges Lehrbuch der Operationslehre, das sich in erster Linie an den chirurgisch tätigen Praktiker richtet. Der Verfasser beschränkt sich vielmehr darauf, in gedrängter Form, aber mit der Unterstützung einer ausgiebigen bildlichen Erläuterung, dem Studierenden das zu bieten, was er für den Operationskurs an der Leiche und für das Verständnis der einfachsten visceralen Eingriffe im Operationssaal kennen muß. Er hat damit ein Unterrichtsmittel geschaffen, von dem wir überzeugt sind, daß es dem Bedürfnis einer großen Zahl von Studierenden entspricht und daß es auch die Aufgabe des Kursleiters erleichtern wird. Wenn sich das kleine Buch der Berner Tradition entsprechend in besonderer Weise an die KOCHERschen Operationsprinzipien und Operationsmethoden anlehnt, so wird darin wohl niemand einen Nachteil erblicken wollen. Es darf daran erinnert werden, daß die vor 43 Jahren als Frucht 20jähriger praktischer Erfahrung auf den Plan getretene KOCHERsche Operationslehre als erste schon von der Schnittrichtung weg den Grundsatz des *schonenden* Eingriffs aufgestellt hat. Dieser Grundsatz soll auch in Zukunft die operative Chirurgie beherrschen, selbst da, wo diese oder jene der KOCHERschen Methoden durch ein zweckmäßigeres Verfahren überholt ist.

Auf eines sei zum Schluß noch hingewiesen, was KOCHER schon von der ersten Auflage seines Buches weg betont hat, daß nämlich ,,keine auch noch so genau geschriebene Anleitung genügt, um einen Chirurgen auszubilden, sondern daß hierzu Anschauung und Übung unter kundiger Leitung in Kliniken und Spitälern erforderlich ist".

Möge das kleine Buch, das wir durch diese Zeilen bei dem Lehrer und bei dem Studierenden einführen, dem einen und dem andern die vom Verfasser ins Auge gefaßten Dienste leisten und damit die Mühe und Arbeit belohnen, die er auf dasselbe verwendet hat.

Bern, Juli 1935.   **F. DE QUERVAIN.**

Inhaltsverzeichnis.

	Seite
I. Chirurgische Instrumente	1
Nahtmaterial	3
II. Gefäßunterbindungen	3
Unterbindungen der Gefäße am Orte der Wahl	4
Gangränhäufigkeit der verschiedenen Gefäßgebiete auf Grund der klinischen Erfahrung	5
Venen	8

A. meningea media S. 9. — Gefäßunterbindungen am Hals. S. 12. — Hautschnitte am Hals. S. 13. — A. carotis comm. S. 13. — A. carotis int. und ext. S. 16. — A. thyreoidea sup. S. 17. — A. lingualis. S. 18. — A. subclavia. S. 20. — A. axillaris. S. 24. — Anastomosenverhältnisse. S. 27. — Plexusverhältnisse. S. 28. — A. brachialis. S. 31. — A. cubitalis. S. 33. — A. radialis. S. 37. — A. ulnaris. S. 38. — Arcus volaris superficialis. S. 41. — Arcus volaris prof. S. 43. — Sehnenscheiden der Strecker. S. 46.

Freilegung der 3 Nervenstämme des Armes 46

A. iliaca comm. S. 50. — A. iliaca ext. S. 55. — A. hypogastrica. S. 56. — A. femoralis. S. 58. — V. saphena magna. S. 65. — A. poplitea. S. 66. — A. tibialis ant. S. 71. — A. tibialis post. S. 73. — A. dorsalis pedis. S. 75.

Freilegung der Nerven am Bein 76

III. Amputationen 78
    Anzeigestellung 78
    Einzeitiger Zirkelschnitt 82
    Zweizeitiger Zirkelschnitt 83
    Dreizeitiger Zirkelschnitt 84
    Lappenschnittmethoden 85
    Stumpfversorgung 87

Oberschenkel. S. 92. — Unterschenkel. S. 93. — Oberarm. S. 94. — Vorderarm. S. 95. — Osteoplastische Amputation. S. 97.

IV. Operationen an den Gelenken 103
    1. Gelenkpunktionen 103
    2. Exartikulationen 104

Finger. S. 105. — Karpo-Metakarpalgelenk. S. 108. — Exarticulatio manus. S. 108. — Exarticulatio cubiti. S. 108. — Exarticulatio humeri. S. 108. — E. interscapulo-thoracalis. S. 112. — Zehen. S. 113. — Lisfranc. S. 114. — Chopart. S. 117. — Exarticulatio pedis. S. 117. — Exarticulatio genus. S. 118. — Exarticulatio coxae. S. 118. — E. interileo-abdominalis. S. 120.

    3. Arthrotomie 121
    4. Gelenkresektionen 122

Resectio manus. S. 122. — Resectio cubiti. S. 129. — Resectio humeri. S. 135. — Resectio pedis. S. 141. — Resectio genus. S. 143. — Resectio coxae. S. 145.

Inhaltsverzeichnis.

Seite

V. Viscerale Operationen 147
  1. Tracheotomie 147
  2. Kropfoperation 150
  3. Ablatio mammae 156
  4. Rippenresektion 159
  5. Magenoperationen 162
    A. Gastrotomie 163
    B. Gastrostomie 163
    C. Gastroenterostomie 164
    D. Magenresektion 165
    E. Ulcusblutung 166
    F. Geschwürsperforation 167
    G. Magenkrebs 167
  6. Operationen an den Gallenwegen 168
    A. Cholecystotomie 168
    B. Cholecystostomia ext. 168
    C. Cholecystektomie 168
    D. Choledochotomie 169
  7. Operationen am Darmkanal 170
    A. Enterotomie 170
    B. Enterostomie 170
    C. Anus praeternaturalis 171
    D. Appendektomie 172
  8. Hernienoperationen 174
    A. Hernia ing. indirecta 174
    B. Hernia ing. directa 178
    C. Hernia femoralis 178
    D. Eingeklemmter Bruch 179
  9. Operationen am Urogenitalsystem 181
    A. Hydrocele testis 181
    B. Varicocele 183
    C. Castratio 183
    D. Vasektomie 184
    E. Phimose 184
    F. Amputatio penis 185
       Leistendrüsen 186
    G. Urethrotomia ext. 186
    H. Blasenpunktion 187
Sachverzeichnis 188

I. Chirurgische Instrumente.

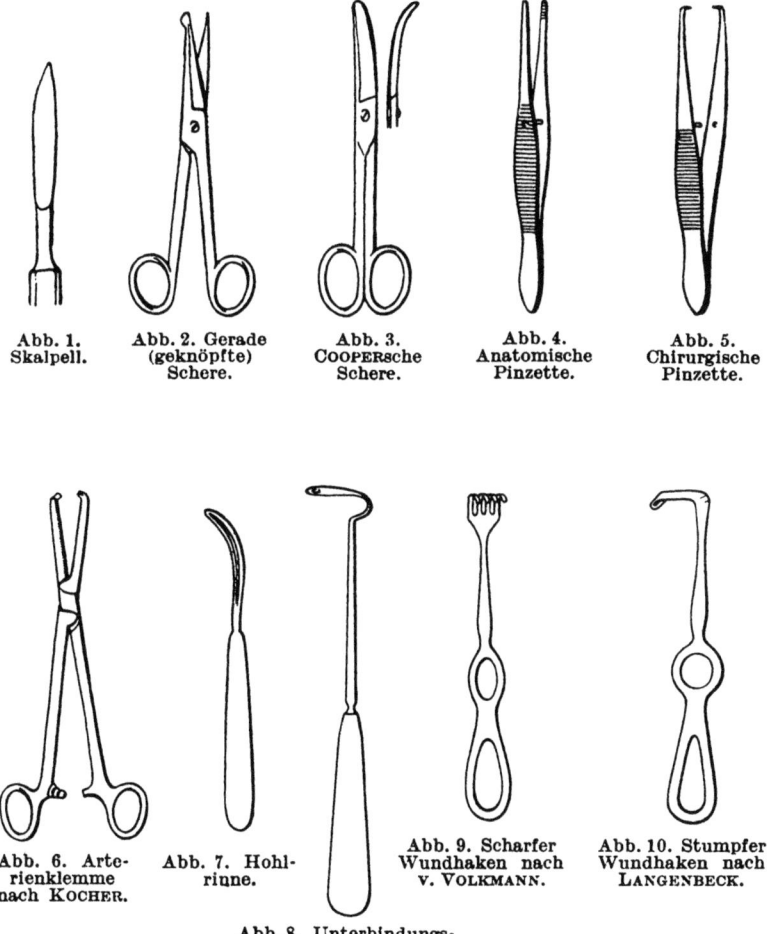

Abb. 1. Skalpell.

Abb. 2. Gerade (geknöpfte) Schere.

Abb. 3. COOPERsche Schere.

Abb. 4. Anatomische Pinzette.

Abb. 5. Chirurgische Pinzette.

Abb. 6. Arterienklemme nach KOCHER.

Abb. 7. Hohlrinne.

Abb. 8. Unterbindungsnadel nach DECHAMPS.

Abb. 9. Scharfer Wundhaken nach v. VOLKMANN.

Abb. 10. Stumpfer Wundhaken nach LANGENBECK.

Chirurgische Instrumente.

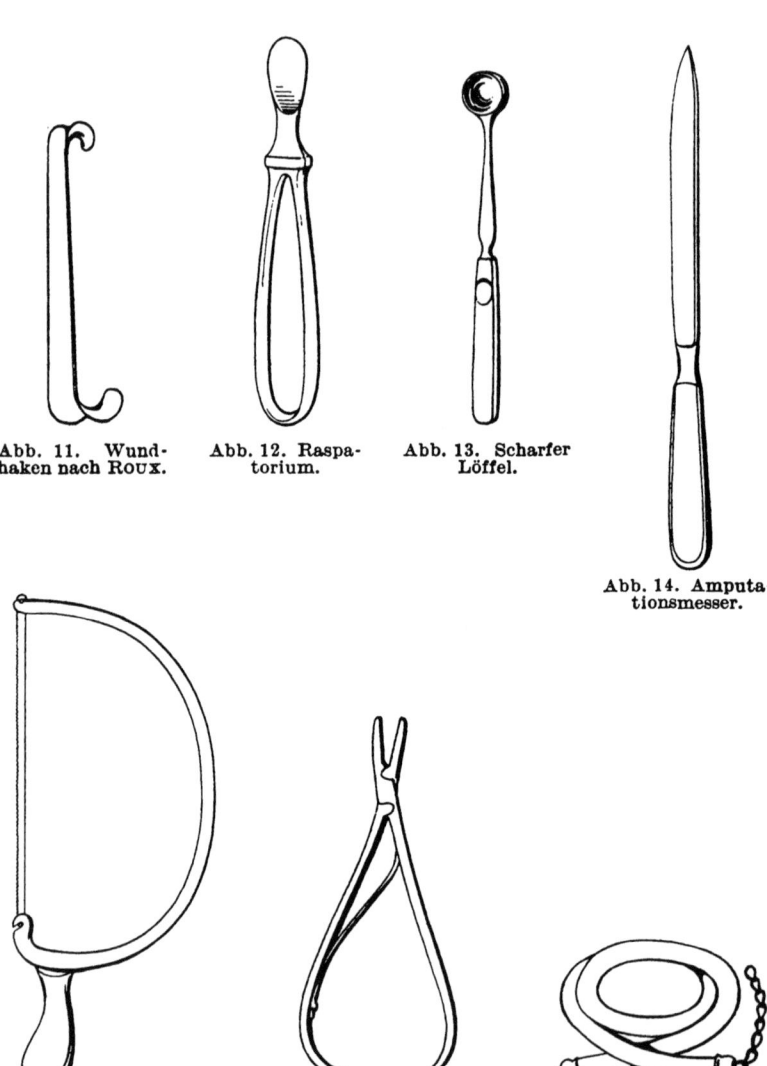

Abb. 11. Wundhaken nach Roux.

Abb. 12. Raspatorium.

Abb. 13. Scharfer Löffel.

Abb. 14. Amputationsmesser.

Abb. 15. Bogensäge.

Abb. 16. Nadelhalter.

Abb. 17. Gummischlauch nach v. Esmarch.

Nahtmaterial.

a) Nichtresorbierbar: Seide, Zwirn.
b) Resorbierbar: Catgut (Submucosa von Schaf- und Ziegendünndarm).

Unterbindungen und Nähte in infiziertem Gebiete werden mit Catgut vorgenommen, ebenso Schleimhautnähte.

Grundsätzlich unterscheidet man *Knopfnaht* und *fortlaufende Naht*. Die Knopfnaht wird so angelegt, daß die Nadel an einem Hautrande ein-, am anderen ausgestochen und hierauf geknüpft wird.

Der Knoten wird bei geringer Spannung in Form des „Schifferknotens" ausgeführt, bei stärkerer Spannung als „chirurgischer Knoten" (doppelte Umschlingung). Der „Weiberknoten" löst sich leicht.

      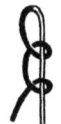

Abb. 18. Schifferknoten.   Abb. 19. Chirurgischer Knoten.   Abb. 20. Weiberknoten.

Versenkte Seiden- und Zwirnnähte werden 2—3 mm, Catgutnähte 6—8 mm lang abgeschnitten. Durch nachträgliche Quellung des Catgut löst sich der Knoten bei sehr kurz abgeschnittenen Fadenenden. Die Knotenenden der Hautnähte werden etwa 1 cm lang abgeschnitten.

II. Gefäßunterbindungen.

Die Unterbindung eines Gefäßes ist angezeigt:

1. Bei *Blutung* durch Verletzung oder entzündliche Einschmelzung der Gefäßwand. Die Unterbindung erfolgt entweder am *Orte der „Not"*, oder, wenn die Unterbindung an dieser Stelle nicht möglich ist, am *Orte der Wahl*, d. h. an einer weiter zentral gelegenen „typischen" Stelle.

2. Als *vorbeugender* Eingriff gegen eine Nachblutung (Lig. der A. carotis ext. bei der Zertrümmerungsfraktur des Oberkiefers), oder im Hinblick auf eine nachfolgende blutungsreiche Operation (Lig. der A. lingualis bei Zungencarcinom).

3. Bei blutreichen Geschwülsten oder Organen als selbständiger, oder der eigentlichen Operation vorausgehender Eingriff. Die Unterbindung der arteriellen Blutzufuhr bezweckt eine Gewebsreduktion (Angiome, Basedowschilddrüse).

Unterbindungen der Gefäße am Orte der Wahl.

Der Ort der Gefäßunterbindung ist kein zufällig gewählter und bei jedem Eingriff wechselnder, sondern er liegt an typischer Stelle, die sich auf Grund topographisch-anatomischer und technischer Überlegungen als besonders günstig und schonend erwiesen hat für eine rasche Freilegung des Gefäßes.

Die technisch richtige Gefäßunterbindung hat eine genaue Kenntnis der topographisch-anatomischen Verhältnisse zur Voraussetzung.

Die ideale Operation einer Gefäßverletzung ist nicht die Unterbindung, sondern die Gefäßnaht. Die Unterbindung eines größeren Gefäßes kann zu Gangrän des peripheren Gliedabschnittes führen. Entscheidend für den Ausgang der Unterbindung ist die Ausbildung des *Kollateralkreislaufes*, d. h. *des Gefäßsystems, das nach Unterbrechung der Hauptleitung, diese in möglichst kurzer Umgehung der Unterbrechungsstelle wieder füllt.* Bevor wir die Unterbindung eines Hauptgefäßes einer Extremität vornehmen, müssen wir die Leistungsfähigkeit des Kollateralkreislaufes festzustellen versuchen. Man hat zu diesem Zwecke eine Reihe von *Kollateralzeichen* angegeben. Absolut zuverlässig ist aber keines. Der positive oder negative Ausfall mehrerer Kollateralzeichen zusammen gibt uns dagegen einen guten Anhaltspunkt über die Kollateralverhältnisse.

1. Kollateralzeichen nach HENLE, LEXER, COENEN. Nach Abklemmen des proximalen Arterienstumpfes blutet es aus dem distalen kräftig und stoßweise weiter. Erfolgt der Blutaustritt dagegen nur sickernd, so ist die Zufuhr über die Kollateralen in den peripheren Stammabschnitt ungenügend.

2. Zeichen nach MOSKOWICZ. Die Extremität wird durch steile Hochlagerung und nachfolgende Einwicklung mit der elastischen Binde bis nahe an die Verletzungsstelle des Gefäßes blutleer gemacht. Bei hocherhobener Extremität wartet man 5 Min., komprimiert dann die Arterie *unmittelbar* oberhalb der Verletzungsstelle mit dem Finger, entfernt die elastische Binde und senkt das Glied, unter fortbestehender Fingerkompression der Arterie. Tritt jetzt eine reaktive Hyperämie bis in die peripheren Teile der Extremität auf, dann darf man auf eine genügende Ernährung schließen, auch wenn das Gefäß an der Verletzungsstelle unterbunden wird, denn das in die Peripherie strömende Blut kann nur aus den Kollateralen stammen. Der Nachteil dieses Vorgehens liegt in der nicht immer mit Sicherheit einwandfrei auszuführenden Fingerkompression der Arterie.

3. Zeichen nach FRISCH. Eine deutlich sichtbare Stauung distal von der komprimierten Hauptvene bei gleichzeitig abgeklemmter Hauptarterie beweist, daß das Blut durch die Kollateralen bis in die Endverzweigungen der Gefäße dringt.

4. Äther-Alkoholversuch nach SANDROCK. Wird der peripher von der Verletzungsstelle gelegene Gefäßabschnitt kräftig mit Äther-Alkohol abgerieben, so tritt spätestens nach 1 Min. im gut durchbluteten Gewebe eine deutliche Hyperämie auf.

5. Zeichen nach HOTZ. Nach Abklemmung der blutenden Gefäßenden werden in die Zehen oder Finger kurze tiefe, d. h. durch das Corium reichende Einschnitte gesetzt. Die Stärke der Blutung aus diesen Wunden gibt uns Aufschluß über die Kollateralverhältnisse. Das HOTZsche Zeichen steht der praktischen Verwertbarkeit nach an erster Stelle unter den zahlreichen Kollateralzeichen.

Wichtig für die Entscheidung der Frage, ob die Unterbindung der Arterie zu einer Gangrän des peripheren Gliedabschnittes führen kann, ist weiterhin das *Verhalten des peripheren Pulses*. Ist trotz der Gefäßverletzung der periphere Puls nachweisbar, dann führt die Unterbindung des Gefäßes mit großer Wahrscheinlichkeit zu einer Gangrän des peripheren Gliedabschnittes, denn die Gefäßverletzung hat den Blutstrom nicht unterbrochen, die Ausbildung der Kollateralen ist infolgedessen ungenügend. Wenn irgendwie möglich, soll in diesen Fällen die Gefäßnaht ausgeführt werden. Fehlt dagegen der periphere Puls und liegen keine Anzeichen einer Zirkulationsunterbrechung vor, dann kann die Unterbindung des Gefäßes ruhig vorgenommen werden, denn man darf mit Recht eine genügende Ausbildung des Kollateralkreislaufes annehmen.

Die Entscheidung über die Frage, ob Naht oder Ligatur des Gefäßes angezeigt ist, wird außer durch diese mehr allgemein gültigen Regeln stark beeinflußt durch die Erfahrungstatsache, daß die Gefahr schwerer Zirkulationsstörungen nach der Gefäßunterbindung nicht bei allen Arterien in gleichem Maße vorhanden ist.

Gangränhäufigkeit der verschiedenen Gefäßgebiete auf Grund der klinischen Erfahrung.

A. carotis communis bzw. interna. Die Unterbindung führt häufig zu einer roten und gelben Hirnerweichung im Gebiet der Insel. Sie stellt also einen das Leben unmittelbar bedrohenden Eingriff dar. Bei gleichzeitig bestehenden Gefäßveränderungen (Arteriosklerose, Lues) und bei Herzstörungen erreicht die Sterblichkeit bis 60%. Jenseits des 40. Lebensjahres sollte die Unterbindung der Carotis communis oder der Carotis interna wenn möglich unterbleiben, denn von diesem Zeitpunkt an müssen wir beinahe immer mit schweren Ausfallserscheinungen, wenn nicht sogar mit dem Tode des Kranken rechnen. Aber auch bei Jugendlichen nach Verletzungen mit reichlichem Blutverlust werden nicht selten Gehirnstörungen beobachtet.

Die ungenügende Leistungsfähigkeit des Kollateralkreislaufes im Circulus arteriosus Willisi hat ihre Ursache in erster Linie in der mit zunehmendem Alter verminderten Elastizität der Gefäße, die eine Anpassung an die erhöhte Leistungsforderung unmöglich macht. Dazu kommen nach aufwärts fortschreitende Thrombenbildungen von der Gefäßunterbindungsstelle aus.

Es sind zahlreiche Maßnahmen angegeben worden, um die schweren Folgen einer Carotis communis oder interna-Unterbindung herabzusetzen.

Der Unterbindung soll eine über längere Zeit fortgesetzte digitale Kompression des Gefäßes vorausgehen, um eine allmähliche Erweiterung des Kollateralkreislaufes herbeizuführen.

Allmähliche schrittweise Drosselung des Gefäßes innerhalb 15 Min. (LEXER).
Zur Verhütung der Intimaschädigung wird das Gefäß zunächst mit einem doppelten Fascienstreifen umwickelt, die Ligatur selber erfolgt ebenfalls mit einem Fascienstreifen über dieser Unterpolsterung (PERTHES).
Seltener werden Gehirnstörungen beobachtet, wenn gleichzeitig mit der Arterie auch die V. jugularis int. unterbunden wird (4,4% gegen 30%). Man nimmt an, daß die Gehirnstörungen in erster Linie durch das Mißverhältnis von verminderter arterieller Zufuhr und erhöhtem venösem Abfluß bedingt sind.

A. carotis externa. Die Unterbindung ist wegen der reichlichen Kollateralversorgung von der anderen Seite ohne jede Gefahr.

V. jugularis interna. Die Unterbindung kann zu vorübergehenden Störungen in Form von Stauung und Cyanose der betreffenden Gesichtshälfte führen. In vereinzelten Fällen sind schwere Gehirnstörungen (hämorrhagische Erweichung) beobachtet worden.

A. subclavia. Die alleinige Unterbindung der Arterie bedingt in 10% eine Gangrän, bei gleichzeitiger Unterbindung der Vene in etwa 7%. Bleibt eine Gangrän aus, so treten in der weiteren Folge nicht selten Ernährungsstörungen auf: Atrophie der Muskeln, Lähmungserscheinungen im Gebiete des Plexus brachialis.

A. axillaris. Die Verhältnisse liegen ähnlich wie bei der A. subclavia. Die Gangrängefahr ist gering, wenn die Unterbindung oberhalb der A. circumflexa humeri erfolgt.

Aa. brachialis und **cubitalis.** Die Gangrängefahr ist sehr gering. Nach Möglichkeit soll aber bei der oberflächlichen Lage dieser Gefäße die Naht erstrebt werden, um spätere Ernährungsstörungen zu vermeiden.

Arterien des Vorderarmes. Ihre Unterbindung führt zu keinen Ausfallserscheinungen.

A. iliaca communis. Die Unterbindung ist sehr gefährlich und führt in etwa der Hälfte der Fälle zu einer Gangrän des Beines. Der Kollateralkreislauf reicht also nur selten aus, um die großen Blutmengen für die Versorgung des Beckens und der ganzen unteren Extremität aufzunehmen. Zudem wird durch das mächtig ausgebildete Venensystem der ganze Gliedabschnitt in kurzer Zeit leergesaugt.

A. iliaca externa. Die Gefahr der Gangrän ist nicht so groß wie bei der Unterbindung der A. iliaca communis, diese kommt aber doch in etwa 13% zur Beobachtung.

A. femoralis. Unterbindung *oberhalb* des Abganges der A. prof. fem. führt in 21% zu Gangrän, *unterhalb* nur in 10%. In letzterem Falle ist die A. prof. fem. entweder mangelhaft ausgebildet oder fehlt ganz. Sehr schlecht sind die Aussichten, wenn neben der Gefäßverletzung gleichzeitig eine Oberschenkelfraktur besteht (93%

Gangrän). Die mittlere Ligatur führt nur selten zu einer Gangrän, während die Unterbindung im Adductorenkanal bedeutend gefährlicher ist.

A. poplitea. Die Unterbindung der A. poplitea vorzunehmen, ohne vorausgegangenen Versuch einer Gefäßnaht, muß als Fehler bewertet werden, denn sie führt in mindestens $^1/_3$ zur Gangrän des Unterschenkels. Der anatomisch deutlich nachweisbare Kollateralkreislauf kann dem Unterschenkel vielfach nur ungenügende Blutmengen zur Verfügung stellen.

A. tibialis ant. und post. Die Unterbrechung der A. tibialis ant. bedingt keine Gangrän, auch bei gleichzeitiger Verletzung der A. peronaea. Gefährlicher ist die Verletzung der A. tibialis post., der Hauptarterie des Unterschenkels. Ist sie gleichzeitig mit einer Tibiafraktur kombiniert, so tritt in der Hälfte der Fälle Gangrän auf.

Die Unterbindungen an der unteren Extremität führen häufiger zu Gangrän, wie aus der nachfolgenden Zusammenstellung deutlich hervorgeht.

```
Carotis comm. bzw. int. . . . . . . . . .  30% Gehirnstörungen
   + V. jug. int. . . . . . . . . .         4%   ,,
Subclavia . . . . . . . . . . . . . . .     9% Gangrän
Axillaris. . . . . . . . . . . . . . . .    9%
Brachialis. . . . . . . . . . . . . . .     3%
Cubitalis . . . . . . . . . . . . . . .     0%
Iliaca communis . . . . . . . . . . . .    50%
Iliaca ext. . . . . . . . . . . . . .      13%
Femoralis oberhalb Profundaabgang . . .    21%
   unterhalb Profundaabgang . . . . . .    10%
   bei gleichzeitiger Femurfraktur . . . . 93%
Poplitea . . . . . . . . . . . . . . .     32%
   bei gleichzeitiger Infektion . . . . . 100%
Poplitea + Vene . . . . . . . . . . . .    15%
Tibialis ant. . . . . . . . . . . . . .     0%
Tibialis post. . . . . . . . . . . . .      3%
   bei gleichzeitiger Unterschenkelfraktur 50%
```

Gefäßnaht.

Der Gefäßquerschnitt wird durch 3 Fadenschlingen dreieckförmig gestaltet. Die Naht erfolgt unter Auskrempelung der Intima beider Wundränder (im Gegensatz zu der Magen-Darmnaht). Nur wenn die Intimaflächen sich gegenseitig berühren, erfolgt eine Heilung ohne Thrombenbildung.

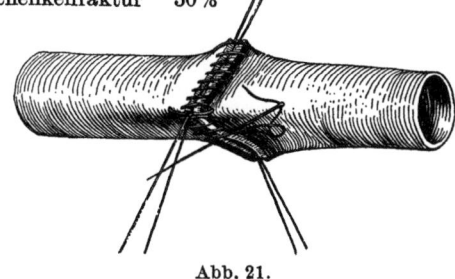

Abb. 21.

Venen.

Die *Verblutungsgefahr* ist mit Ausnahme der Verletzungen der großen Stammvenen gering. Verletzungen der großen Vene können zu einer Luftembolie führen. Der negative Venendruck führt bei offenem Gefäßlumen zu einer Luftaspiration herzwärts.

Prophylaxe der Luftembolie.

1. Kompression des proximalen Venenstumpfes.
2. Tieflagerung der Verletzungsstelle. Sie soll tiefer liegen als das Herz. Auf diese Weise wird der Venendruck durch den Druck der Blutsäule Herz-Gefäßverletzungsstelle positiv.
3. Überdruckatmung. Sie führt zu einer Abflußstauung im venösen Kreislauf.

Unterbindung der Venen.

Ernährungsstörungen bei Unterbrechung des Venenstromes werden nur selten beobachtet. Die Unterbindung der V. jugularis int. hat in vereinzelten Fällen zu Gehirnstörungen geführt.

Anzeigestellung für die Unterbindung von Venen.

1. Verletzungen.
2. Gleichzeitige Mitunterbindung bei der Ligatur der Arterie jug. int + A. carotis communis.
3. Varicen des Unterschenkels. Ligatur der V. saphena magna und stückweise Resektion bei positivem Ausfall des TRENDELENBURGschen Zeichens.
4. Pyämie. Durch die Unterbrechung des Venenstromes soll der weitere Abfluß von infektiösem Material in dem Kreislauf verhindert werden.

Die Unterbindung kommt in Frage bei:

a) Eitriger otogener Sinusthrombose. Der Erfolg der Jugularis int.-Unterbindung ist in bezug auf die Verhütung weiterer Metastasen nicht immer eindeutig.

b) Septischer Angina. Die Ligatur der V. jug. interna ist stets auszuführen, wenn pyämische Metastasen nachweisbar sind, und die thrombosierte Vene als dicker druckempfindlicher Gefäßstrang fühlbar ist.

c) Oberlippenfurunkel. Der Aufstieg der Infektion nach dem Sinus cavernosus und den Meningen kann durch die Unterbindung der V. angularis vielleicht verhütet werden. Sind gleichzeitig Anzeichen einer absteigenden Ausbreitung der Infektion vorhanden, so muß auch die V. jug. int. unterbunden werden.

d) Thrombophlebitische Prozesse im Bereich der Regio facialis. Unterbindung der V. jug. int., bei weiteren septischen Schüben auch Unterbindung der V. jug. ext. (V. facialis communis).

e) Thrombophlebitischer Prozesse im Gebiete der Extremitäten. Unterbindung der V. cephalica am Arm, der V. saphena magna (oder der V. femoralis) am Bein bei septischen Zuständen, die ihren Ausgangspunkt in der Peripherie nehmen.

f) **Mesenterialer Pyämie** bei Appendicitis. Klinisch hauptsächlich gekennzeichnet durch Schüttelfröste, Ikterus und Bakteriämie. Unterbunden wird die V. ileocolica vor dem Eintritt in die V. mesenterica sup., und zwar
bei Appendicitis mit wiederholten Schüttelfrösten;
Eiternachweis in den Venen des Mesenteriolum;
postoperativem Auftreten von Schüttelfrösten;
schwerem Allgemeinzustand ohne Schüttelfröste und ohne daß eine fortschreitende Peritonitis, Abscesse oder ein Empyem nachweisbar wären.

Leberabscesse im Anschluß an eine Appendicitis haben stets eine schlechte Prognose.

g) **Puerperaler Pyämie.** Ein- oder beidseitige Unterbindung der V. spermatica und hypogastrica oder iliaca communis. Hat die Thrombosierung bereits auf die V. cava inf. übergegriffen, so muß auch diese unterbunden werden. Die Ausschaltung der V. cava inf. wird in den meisten Fällen ertragen.

A. meningea media.

Sie nimmt ihren Ursprung aus der A. maxillaris int. (A. carotis ex.), gelangt durch das Foramen spinosum in das Schädelinnere

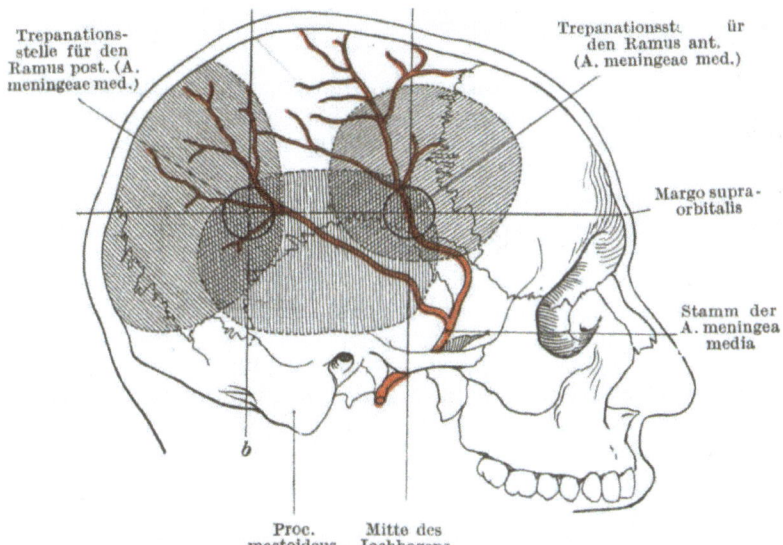

Abb. 22. Lokalisation der A. meningea media und ihrer Äste nach dem KRÖNLEINschen Schema. Die schraffierten Gebiete entsprechen der häufigsten Ausbreitung der extraduralen Hämatome: Regio fronto-temporalis, temporo-parietalis und parieto-occipitalis.

und verläuft hier in den Gefäßfurchen des Schädelknochens, zwischen diesem und der Dura mater. Sie versorgt die ganze Parietalseite des Schädels.

Die A. meningea media oder einer ihrer Äste können bei der Gewölbefraktur verletzt werden. Die Folge ist ein epidurales Hämatom. Klinisch finden sich die Zeichen des zunehmenden Hirndruckes: *Bewußtlosigkeit* nach vorausgegangenem *freiem* oder verhältnismäßig freiem *Intervall; stark gespannter* und zunehmend *langsam werdender Puls* (Vagusreizung). *Herdsymptome* (können durch den allgemeinen Hirndruck überlagert sein).

Das freie Intervall ist nicht selten durch die noch fortbestehende Commotio cerebri verschleiert. Die genaue Beobachtung des Pulses weist uns auf die Blutung hin: der Puls wird zusehends härter und

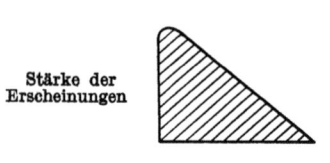
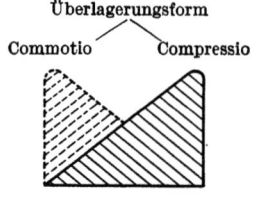

Stärke der Erscheinungen

Commotio
Erscheinungen abnehmend

Compressio
Erscheinungen zunehmend

Abb. 23.

langsamer. Geht die Pulsfrequenz unter 60, dann muß in der Mehrzahl der Fälle sofort eingegriffen werden. Bisweilen wird die Pulsverlangsamung durch Hirnquetschung oder durch anderweitige Verletzungen verdeckt.

Auf welcher Seite muß der Schädel eröffnet werden? Die Herdsymptome können durch den allgemeinen intrakraniellen Druck überlagert sein.

Wir achten auf:
1. Halbseitige Lähmungen oder halbseitige epileptiforme Krampfanfälle (Sitz des Hämatoms: Gegenseite).
2. Starr erweiterte Pupille (Seite der Blutung!).
3. Verlauf der Frakturlinien im Röntgenbild (möglichst plattennahe Seitenaufnahme des Kopfes). Wird die Gefäßfurche der A. meningea media durch eine Frakturlinie gekreuzt, dann sitzt die Gefäßverletzung wahrscheinlich an dieser Stelle. Wir gehen hier ein.

Der Schädel wird eröffnet, das Hämatom ausgeräumt, und das blutende Gefäß umstochen. Nicht selten ist es aber inzwischen bereits zu einer Thrombosierung des verletzten Gefäßes gekommen. Man begnügt sich in diesen Fällen mit der Ausräumung des Hämatoms.

Anhang: Klinische Herddiagnose.

Wichtig bei Schädeltrauma ist vor allem die *vordere Zentralwindung*. Ihre Verletzung führt zu einer *gekreuzten motorischen*

Lähmung (Monoplegie) oder zu entsprechenden *motorischen Reizerscheinungen*. Die Reihenfolge der Lokalisationen innerhalb der vorderen Zentralwindung ist leicht zu merken: sie verläuft umgekehrt wie am Körper. Die Großzehe hat ihren Sitz im obersten Teil der Windung.

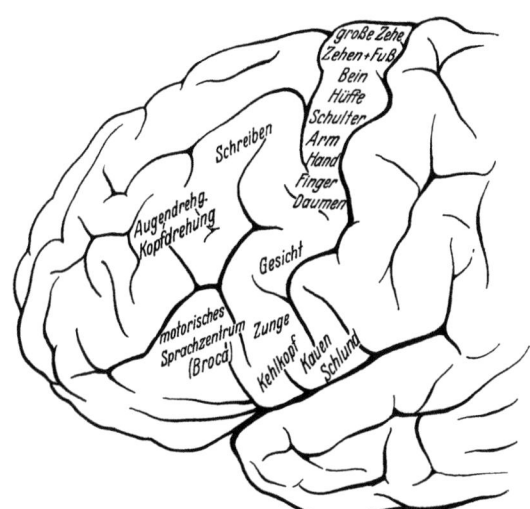

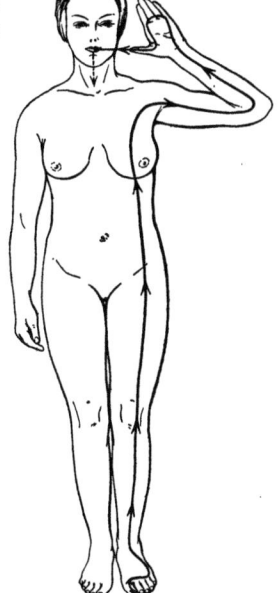

Abb. 24. Lokalisation der Rindengebiete.

Abb. 25. Reihenfolge der Lokalisationen am Körper nach LEXER.

Scharf abgegrenzte Monoplegien (M. cruralis, brachialis, facialis): Sitz im Rindenzentrum.
    Hemiplegie: tiefer gelegener Herd.
    Herd im Hirnschenkel: Hemiplegie der anderen Seite,
                           Oculomotoriuslähmung der gleichen Seite
                             (H. alternans sup.).
    Herd im kaudalen Teil der Brücke: Hemiplegie der anderen Seite,
                             Facialislähmung der gleichen
                             Seite (H. alternans inf.).

Die zentrale Facialislähmung betrifft nur den unteren Ast (bilaterale Innervation des oberen Astes). Die Stirn kann gerunzelt, das Auge geschlossen werden.

Für die Lokalisation der verschiedenen Rindenzentren vor der Operation sind zahlreiche Schemata angegeben worden (KRÖNLEIN, KOCHER-DE QUERVAIN, MATTI).

Fixpunkte sind Glabella und Protuberantia occipitalis ext. Ein Meßband über diese beiden Fixpunkte rings um den Schädel herumgeführt bildet die Äquatoriallinie. Die Enden werden mit einer KOCHER-Klemme fixiert. Ein zweites Band geht von der Glabella zu der Protuberantia occ. ext. über die Mitte der Schädelkuppe: sagittaler Meridian. Die Mitte des Meridians ist der Scheitelpunkt S. Jetzt teilen wir die halbe Äquatoriallinie (Glabella—Protuberantia occ. ext. der einen Seite) in 3 gleiche Teile und verbinden die Teilungsstellen mit dem Scheitelpunkt. Die vordere Verbindungslinie entspricht dem Sulcus praecentralis, hinter ihm liegen die motorischen Zentren. Der hintere untere Teil des hinteren Meridians bildet die Grenze zwischen Schläfen- und Hinterhauptslappen.

Schädelverletzungen mit Herderscheinungen von seiten der eingedrückten Rindenstelle verlangen eine sofortige Operation.

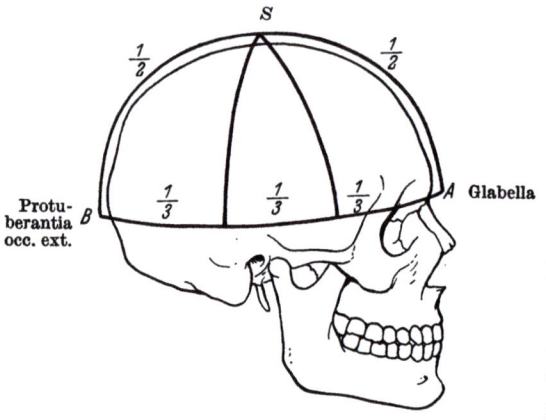

Abb. 26. Schema nach KOCHER-DE QUERVAIN.

Gefäßunterbindungen am Hals.

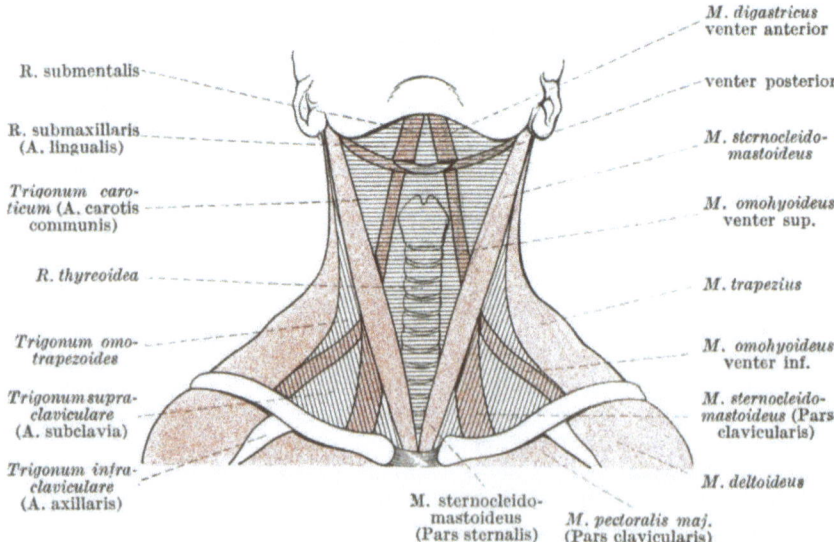

Abb. 27. Topographie der Halsdreiecke.

A. carotis communis.

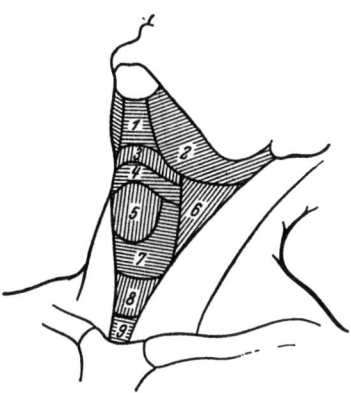

Abb. 28. *Mittleres Halsdreieck:* zwischen den beiden Kopfnickern, Basis Unterkieferrand, Spitze Fossa jugularis.

1 Regio submentalis.
2 R. submaxillaris.
3 R. hyoidea.
4 R. subhyoidea.
5 R. laryngea.
6 Trigonum caroticum.
7 R. thyreoidea.
8 R. suprasternalis.
9 Fossa jugularis.

Seitliches Halsdreieck: zwischen dem M. sternocleidomast. und dem Vorderrand des M. trapezius, Spitze am Proc. mastoideus, Basis an der Clavicula.

Hautschnitte am Hals.

Der Schnitt soll nach Möglichkeit in die Spalt- und Faltenrichtung gelegt werden. Je stärker der Hautschnitt von dieser Richtung abweicht, um so häßlicher gestaltet sich die spätere Narbe. Von den *Normalschnitten* nach KOCHER aus, die mit den

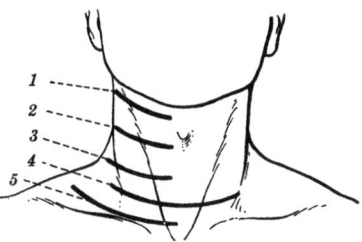

1 Normalschnitt für das obere seitliche Halsdreieck: Entfernung der Glandula submaxillaris, tuberkulöser Lymphome, Unterbindung der Aa. carotis int., ext., lingualis.
2 Normalschnitt für die Unterbindung der A. carotis comm.
3 Normalschnitt für die Unterbindung der A. vertebralis und der A. thyreoidea inf.
4 Kragenschnitt nach KOCHER für Kropfoperationen.
5 Normalschnitt zur Unterbindung der A. subclavia. Das hintere Drittel dieses Hautschnittes wird für die Freilegung des N. phrenicus (auf dem M. scalenus ant.) verwendet.

Abb. 29. Normalschnitte nach KOCHER für Operationen am Hals.

Spalt- und Faltenlinien des Halses verlaufen, lassen sich die meisten Halsoperationen vornehmen. Nur ganz ausnahmsweise sind bei der ausgedehnten Freilegung der Halsorgane, besonders der großen Gefäße, *Bogen-* bzw. *Winkelschnitte* erforderlich.

A. carotis communis.

Ursprung der A. carotis communis.
Rechts: A. anonyma,
Links: Aorta.

Die A. carotis comm. ist die am häufigsten verletzte Halsarterie. Offene Schnittwunden führen beinahe immer zu sofortiger Verblutung, Stich- und

Schußwunden mit engem Kanal öfter zu Hämatom mit späterer Bildung eines falschen, seltener eines wahren Aneurysma.

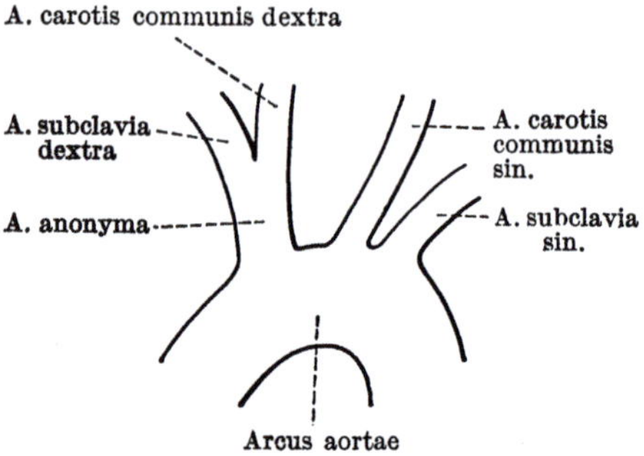

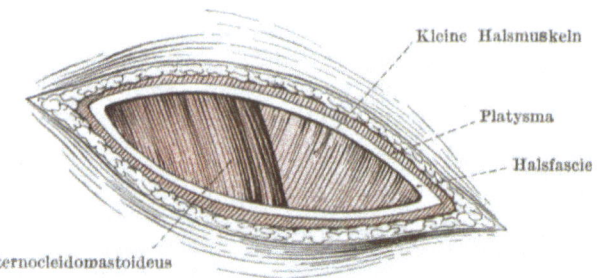

Abb. 30. Ursprung der A. carotis communis.

Technik der Unterbindung.

Lagerung des Kopfes: Nackenstück, Drehung des Kopfes nach der anderen Seite.

Richtung und Höhe des Hautschnittes: quer in der Spaltrichtung der Haut auf der Höhe des Ringknorpels oder Tuberculum carot. vert. VI. (s. Abbildung 29).

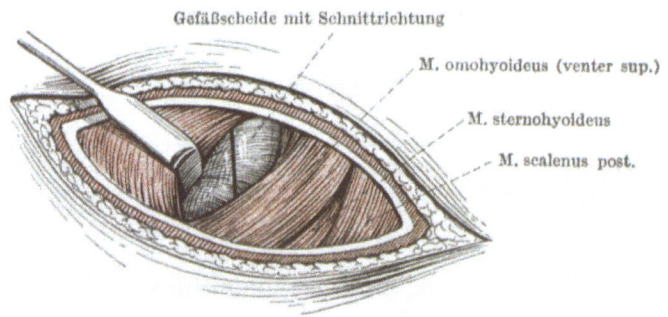

Abb. 31. Haut, Unterhautfettgewebe, Platysma und Halsfascie sind in der Spaltrichtung der Haut durchtrennt.

Abb. 32. Der M. sternocleidomastoideus ist stark nach außen abgezogen. In der Tiefe erscheint die Gefäßscheide.

Gang der Freilegung.

Haut, Unterhautfettgewebe, Platysma und Fascie werden durch einen queren Schnitt durchtrennt.

Der vordere Rand des M. sternocleidomastoideus wird genau dargestellt und hierauf der Muskel mit einem tiefgreifenden stumpfen Haken stark nach außen abgezogen. In der Tiefe erscheint die Gefäßscheide unter dem vom inneren Kopfnickerrande und M. omohyoideus gebildeten, nach oben offenen Winkel.

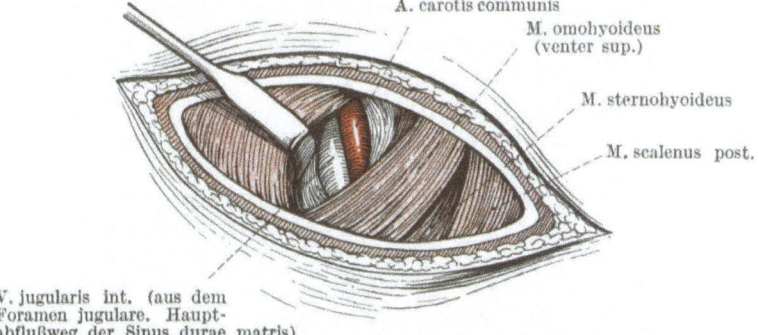

Abb. 33. Gefäßscheide längsgespalten. A. carotis comm. und V. jugularis int. sichtbar.

Durch die Gefäßscheide schimmert die etwas nach vorn-außen von der Arterie gelegene V. jug. int. durch. Über der Arterie in der Gefäßscheide verläuft der *Ramus descendens n. hypoglossi*, hinter Arterie und Vene der *N. vagus*.

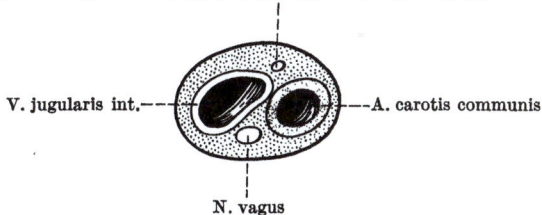

Abb. 34. Gefäßnervenstrang des Halses (Querschnitt).

Die Unterbindung der A. carotis communis ist in 30—50% der Fälle von cerebralen Störungen (Erweichung) gefolgt. Die Gesamtmortalität beträgt 50%.

Ursachen der hohen Mortalität:
1. *Versagen des Kollateralkreislaufes* (ältere Leute mit Arteriosklerose, Herzinsuffizienz, Lues).
2. *Thrombose* und *Embolie* von der Unterbindungsstelle ausgehend. Um eine stärkere Intimaschädigung zu vermeiden, wird die Unterbindung statt wie üblich mit Zwirn mit einem Fascienstreifen vorgenommen.

Bessere Prognose der Unterbindung:
1. *Jüngere Leute.* Grenzalter: 40. Vor dem 40. Lebensjahr genügt der Kollateralkreislauf im allgemeinen den Anforderungen. Jenseits der 40 ist die Prognose immer zweifelhaft.
2. *A. carotis communis* bereits *vor* der Unterbindung *längere Zeit eingeengt.*

Ursachen ⟨Aneurysma
         ⟨Kompression durch Tumor.

Der Kollateralkreislauf wird gebildet von:
  A. vertebralis (aus A. subclavia).
  A. carotis int. der anderen Seite.
Sitz des Kollateralkreislaufes: *Circulus arteriosus Willisi.*
(Umschließt: Chiasma, Tuber cinereum, Corpora mamillaria.)

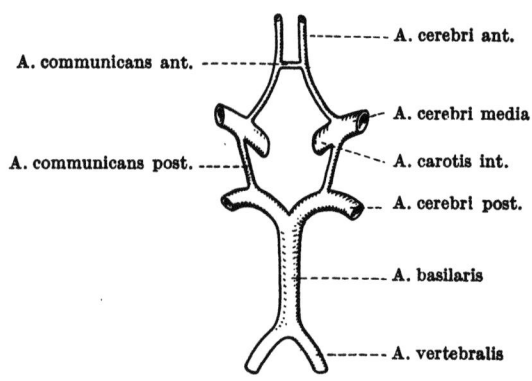

Abb. 35. Circulus arteriosus Willisi.

A. carotis externa und interna.

Die A. carotis communis teilt sich auf der Höhe des Schildknorpels in die Carotis interna und externa. Die Freilegung und Unterbindung erfolgt von dem gleichen Normalschnitt aus wie die A. carotis communis.

Unterscheidung der beiden Carotiden: Die A. carotis int. gibt keine Seitenzweige ab, während die A. carotis ext. sofort nach ihrem Ursprung die folgenden Äste abgibt.

Nach vorn:
  1. A. thyreoidea superior (1. Ast).
  2. A. lingualis.
  3. A. maxillaris externa.

Nach medial:
  4. A. pharyngea ascendens.
Nach hinten:
  5. A. sternocleidomastoidea.
  6. A. occipitalis.
  7. A. auricularis posterior.
Endäste:
  8. A. temporalis superficialis.
  9. A. maxillaris interna.

Alle Blutungen im Bereiche des Kopfes außer den orbitalen und intrakraniellen Blutungen können durch die Unterbindung der A. carotis externa beherrscht werden (A. carotis externa: Carotis facialis).

Die Carotis ext. wird prophylaktisch unterbunden bei größeren Operationen an Kiefer, Nase und Gesicht. Sie muß unterbunden werden bei Blutungen nach Tonsillektomie (A. tonsillaris).

Die Unterbindung der A. carotis externa ist im allgemeinen gefahrlos, während für die Unterbindung der A. carotis interna die gleichen Gesichtspunkte gelten wie für die A. carotis communis.

A. thyreoidea superior

nimmt ihren Ursprung aus der A. carotis ext., unterhalb des großen Zungenbeinhornes und verläuft bogenförmig nach abwärts zur Schilddrüse.

Hautschnitt. Normale Schilddrüse: Zungenbein; vergrößerte Schilddrüse: oberer Rand des Schildknorpels. Schnittrichtung: horizontal; Länge des Schnittes: vorderer Rand des M. sternocleidomastoideus bis Mitte Zungenbein.

Nach der Spaltung von Haut, Platysma und Halsfascie stößt man nach hinten auf den vorderen Rand des M. sternocleidomastoideus, nach vorn auf den M. omohyoideus. Die Muskeln werden auseinandergezogen, die V. facialis ant. nach oben gedrängt. In der Tiefe findet sich die A. thyreoidea superior. Wichtig ist es, gleichzeitig den oberen Pol der Schilddrüse freizulegen. Nur auf diese Weise läßt sich mit Sicherheit feststellen, ob wirklich der Stamm der A. thyreoidea sup. vorliegt oder nur ein Ast derselben.

Die Unterbindung der A. thyr. sup. als selbständiger Eingriff kommt in Frage bei Basedow zur Herabsetzung der Blutversorgung. Nach durchschnittlich 8—10 Tagen wird die Strumektomie angeschlossen. Bei Hyperthyreosen läßt sich die A. thyreoidea sup. als vergrößertes und stark pulsierendes Gefäß meist ohne Schwierigkeiten durch die bedeckenden Weichteile durchfühlen.

A. lingualis.

(Prophylaktische Unterbindung bei Zungen-Ca.)

Die A. lingualis geht auf der Höhe des großen Zungenbeinhornes von der *A. carotis ext.* ab, verläuft eine kurze Strecke oberhalb des Zungenbeins und geht dann *unter* dem M. *hyoglossus* in die Regio lingualis.

Vena lingualis
N. hypoglossus } verlaufen im Gegensatze zu der Arterie *auf* dem M. hyoglossus und gehen in der Lücke zwischen diesem Muskel und dem M. mylohyoideus in die Regio lingualis.

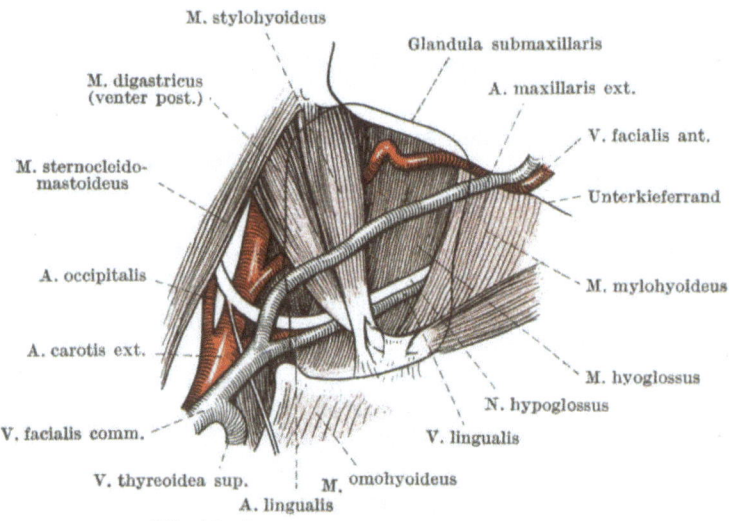

Abb. 36. Gegend der Glandula submaxillaris.

Die Lingualis-Unterbindung setzt sich zusammen aus:
1. Freilegen der Hinterfläche der Glandula submax.
2. Aufsuchen der Digastricussehne.
3. Freilegen der Art. lingualis.

Lagerung des Kopfes. Schulterstütze, Kopf etwas nach der anderen Seite gedreht.

Hautschnitt. Bogenförmig nach unten, Endpunkte fingerbreit über dem Zungenbein, Scheitelpunkt direkt über dem Zungenbein.

1. *Freilegen der Hinterfläche der Glandula submaxillaris.* Haut, subcutanes Fettgewebe, Platysma sind durchtrennt. Jetzt wird die Fascie über der Submaxillardrüse an ihrem unteren Rande gespalten.

Hauptsächlichster Fehler: der Schnitt wird in der Mitte der Wunde ausgeführt, wodurch man mitten auf die Drüse gelangt, statt an den unteren Rand. Der richtige Schnitt verläuft parallel zum unteren Hautrande, diesem direkt anliegend. Nur auf diese Weise

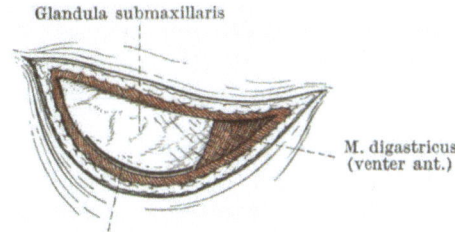

Abb. 37. Die Vorderfläche der Submaxillarisdrüse ist freigelegt.

gelingt es, die Drüse vollständig nach oben zu klappen, und die Hinterfläche darzustellen. Ist der untere Rand der Submaxillarisdrüse freigelegt, so setzt man einen scharfen Haken ein und zieht die Drüse möglichst stark nach oben. Die bindegewebigen Stränge

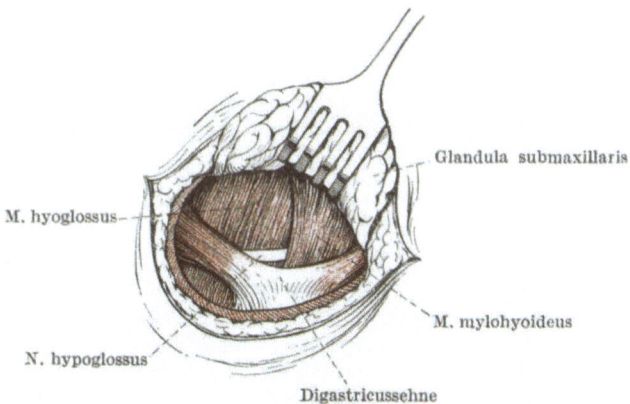

Abb. 38. Die Submaxillarisdrüse ist an ihrer Hinterfläche abgelöst und nach oben umgeklappt.

die sich an der Hinterfläche der Drüse anspannen, werden mit der Schere durchtrennt. Hier macht der Anfänger sehr oft einen 2. Fehler: er präpariert die Hinterfläche der Drüse nicht genügend frei, die Luxation der Drüse ist unvollständig. Im besten Falle bekommt er den Ansatz des M. stylohyoideus zu Gesicht, nur selten die Digastricussehne, dagegen nie den N. hypoglossus.

2. Die Submaxillardrüse ist soweit abgelöst und nach oben umgeklappt, daß sowohl Digastricussehne als auch N. hypoglossus und V. lingualis sichtbar sind.

3. *Freilegen der A. lingualis.* Man hat 2 Möglichkeiten: entweder geht man *unterhalb* der Digastricussehne durch den M. hyoglossus ein oder *oberhalb* der Digastricussehne.

a) Untere Unterbindung (MALGAIGNE-ROSER). Unterhalb der Digastricussehne und direkt über dem hinteren Ende des großen

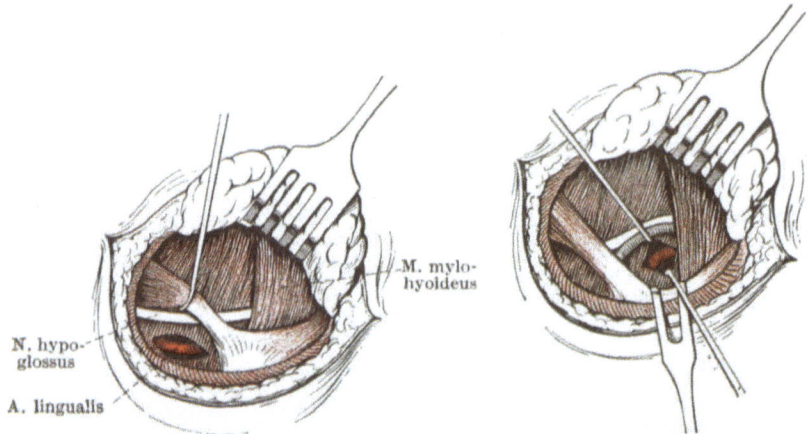

Abb. 39. Untere Unterbindung der A. lingualis.

Abb. 40. Obere Unterbindung der A. lingualis.

Zungenbeinhornes werden die Fasern des M. hyoglossus quer durchtrennt. In der Tiefe erscheint die A. lingualis.

b) Obere Unterbindung (PIROGOFF-HUETER). Die Digastricussehne wird mit einem Zweizinker-Haken stark nach unten gezogen, der N. hypoglossus und die Vena lingualis nach oben. In dem jetzt freiwerdenden Zwischenraum wird der M. hyoglossus sichtbar. Der Muskel wird in der Faserrichtung gespalten und die Muskelränder mit Einzinker-Häkchen auseinandergezogen. In der Tiefe wird die A. lingualis sichtbar.

A. subclavia

reicht von der Abgangsstelle (rechts A. anonyma, links Arcus aortae) bis zu der Kreuzung mit der Clavicula.

Verlauf. Ursprung hinter dem Manubrium sterni → Pleurakuppe → über die 1. Rippe zwischen M. scalenus ant. und M. scalenus medius (Scalenusschlitz) → unter die Clavicula.

A. subclavia.

Die V. subclavia verläuft vor dem M. scalenus anterior über die
1. Rippe, die A. subclavia im Sulcus subclavius zwischen M. scalenus
ant. und medius.

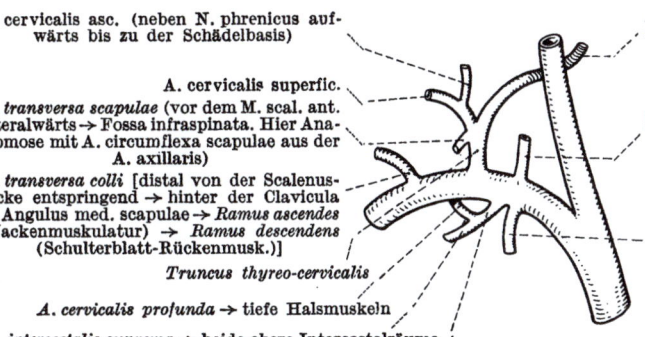

A. cervicalis asc. (neben N. phrenicus aufwärts bis zu der Schädelbasis)

A. cervicalis superfic.
A. transversa scapulae (vor dem M. scal. ant. lateralwärts → Fossa infraspinata. Hier Anastomose mit A. circumflexa scapulae aus der A. axillaris)
A. transversa colli [distal von der Scalenuslücke entspringend → hinter der Clavicula → Angulus med. scapulae → *Ramus ascendens* (Nackenmuskulatur) → *Ramus descendens* (Schulterblatt-Rückenmusk.)]
Truncus thyreo-cervicalis

A. cervicalis profunda → tiefe Halsmuskeln

A. intercostalis suprema → beide obere Intercostalräume
Truncus costo-cervicalis am hinteren Rande der A. subclavia neben der 1. Rippe

A. thyreoidea inf. (Kreuzungsstelle mit der A. carotis comm.)

A. vertebralis (Foramina transversaria ab VI. → Membrana atlanto-occ. → For. magn.-A. basilaris → A. cerebri post.)

A. mammaria interna [vor der Pleurakuppe → hinter Sternoclaviculargelenk → am late.alen Sternumrande → 6.—7. Rippenknorpel → Endäste: *A. musculo-phrenica* (lateral) und *A. epigastrica sup.* (medial). Anastomose mit A. epigastrica inf. auf Nabelhöhe]

Abb. 41. Äste der A. subclavia dextra.

Die Technik der *Subclavia*-Unterbindung setzt sich zusammen aus:
1. Freilegen des Hinterrandes des M. sternocleidomastoideus;
2. Freilegen des Hinterrandes des M. scalenus anterior;
3. Aufsuchen der A. subclavia.

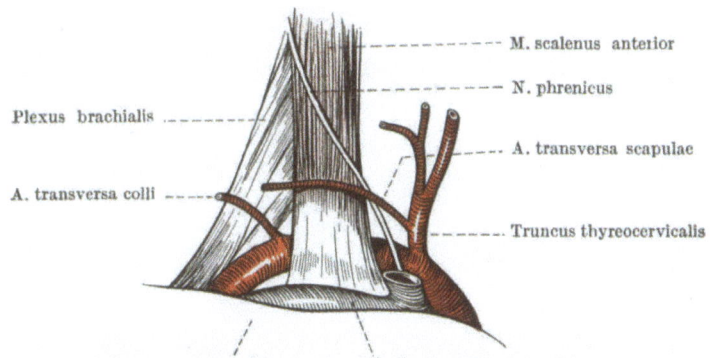

Abb. 42. Mm. sternocleidomastoideus und omohyoideus sind entfernt.

Lagerung. Nackenstück, Kopf nach der anderen Seite gedreht.

Hautschnitt. Parallel und fingerbreit über der Clavicula. Nach vorn bis 2 Querfinger über den Hinterrand des M. sternocleidomast. medianwärts, nach hinten bis zum Trapeziusrande. Schnittlänge 8—10 cm.

Durchtrennung von Haut, Fettgewebe, Platysma und Nn. supraclaviculares (versorgen oberer Brustteil bis 2. Rippe und Schulter). Die V. jugularis externa erscheint unter dem Platysma am Hinterrande des M. sternocleidomastoideus. Sie muß geschont werden

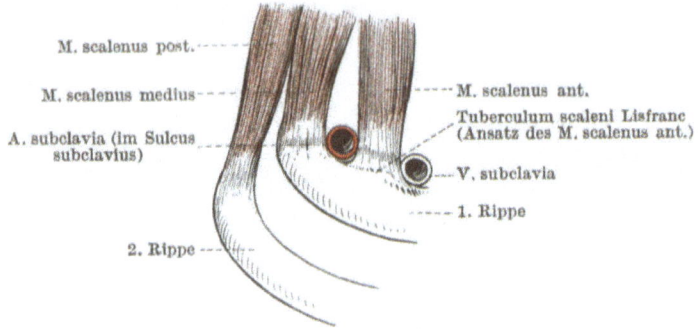

Abb. 43. Scalenuslücke. (Die Mm. scaleni heben die 1. und 2. Rippe.)

(Gefahr der Luftembolie!). Entweder schiebt man sie vorsichtig nach vorn ab, oder sie wird doppelt unterbunden. Ebenso dürfen

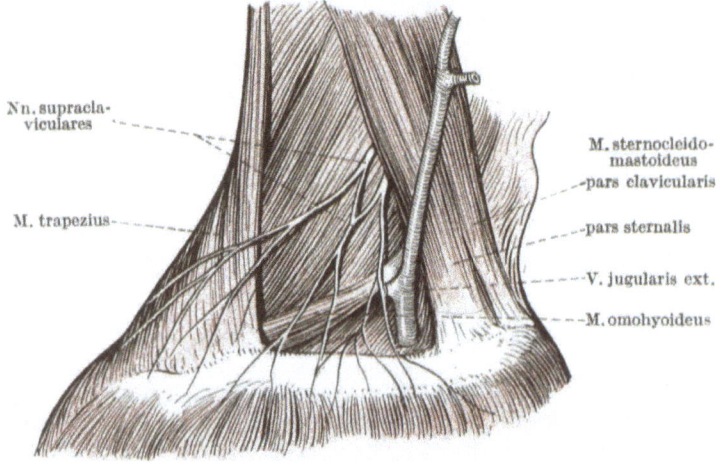

Abb. 44. Seitliches Halsdreieck.

die zahlreichen anderen Venen an dieser Stelle aus dem gleichen Grunde nicht verletzt werden. Parallel zum Hautschnitt aber direkt am unteren Wundwinkel, über der Clavicula, wird jetzt die Fascie über dem M. sternocleidomast. und weiter nach hinten durchtrennt, das Fettgewebe stumpf abgeschoben, bis im hinteren Wundwinkel der untere Bauch des M. omohyoideus erscheint. In dem jetzt deutlich sichtbaren Dreieck, gebildet von Clavicula, M. omohyoideus und M. sternocleidomastoideus, in der Tiefe des vorderen-unteren Wundwinkels, liegt die A. subclavia.

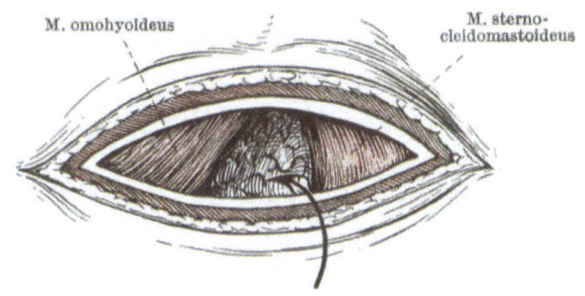

Abb. 45. Dreieckförmiger Spaltraum zwischen M. sternocleidomastoideus, M. omohyoideus und Clavicula.

Ist das Dreieck sauber dargestellt, so geht man mit dem Zeigefinger in der Richtung des Pfeiles in die Tiefe und sucht das Tuberculum scal. bzw. den sehnigen Ansatz des M. scalenus anterior.

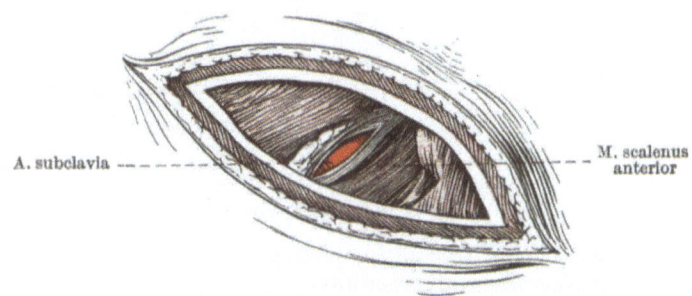

Abb. 46. A. subclavia hinter dem M. scalenus ant.

Hinter dem Tuberculum liegt die A. subclavia, vor dem Tuberculum die V. subclavia.

Die Tiefe des Dreieckes ist vom Fettgewebe gesäubert, der Hinterrand des M. sternocleidomastoideus zur besseren Übersicht in der Tiefe leicht eingeschnitten.

Die Gefäßscheide ist eröffnet, in der Tiefe wird die A. subclavia sichtbar. Weiter nach vorn der M. scalenus anterior.

Bei der Freilegung der A. subclavia kann links der *Ductus thoracicus*, rechts der *Ductus lymphaticus dexter* verletzt werden. Sie münden in den Angulus venosus (V. jug. int. → V. subclavia) ein.

Der *Ductus thoracicus* sammelt die Lymphe aus folgenden Gebieten:
:   untere Extremitäten,
    Becken,
    Bauchwand,
    Eingeweide des Bauches,
    linke Seite der oberen Körperhälfte.

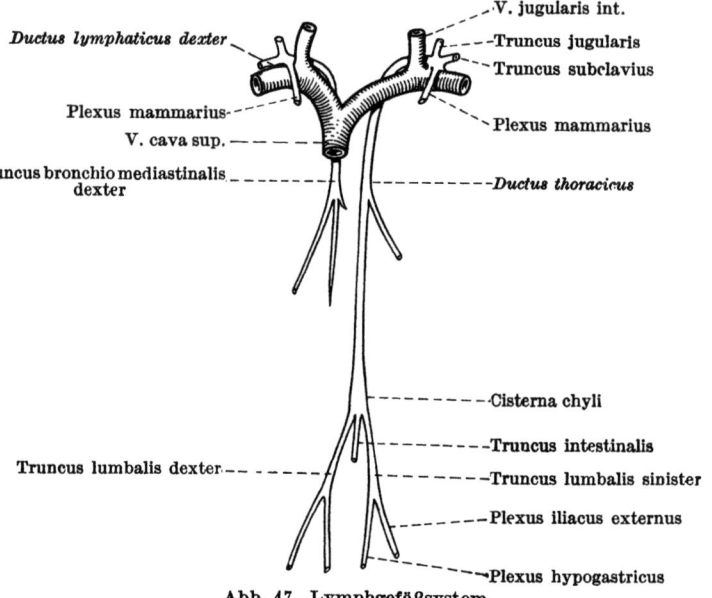

Abb. 47. Lymphgefäßsystem.

Sammelgebiet des *Ductus lymphaticus dexter:*
rechte obere Extremität,
rechte Seite des Kopfes und Halses,
rechte Hälfte der Brustwand,
rechte Lunge,
Teil des Herzens und der Leber.

A. axillaris

reicht als Fortsetzung der A. subclavia vom unteren Rande der Clavicula bis zum unteren Rande des M. pectoralis major. Sie ist vom Plexus brachialis begleitet.

Die Unterbindung am Orte der Wahl erfolgt an 2 Stellen:
a) infraclaviculäre Unterbindung (MOHRENHEIMsche Grube),
b) axilläre Unterbindung.

a) Infraclaviculäre Unterbindung.

Lagerung. Oberkörper erhöht, Arm der betreffenden Seite mäßig abduziert.

Hautschnitt. An der Clavicula beginnend in der Rinne zwischen M. deltoideus und M. pectoralis maj. nach unten verlaufend. Länge 8—10 cm.

Gang der Freilegung.
1. Darstellung des Spatium deltoideo-pectorale;
2. Freilegen des oberen Randes des M. pectoralis minor;
3. Aufsuchen der Arterie.

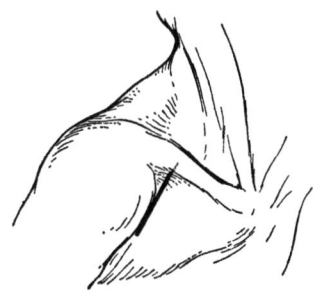

Abb. 48. Hautschnitt bei der infraclavicularen Unterbindung der A. axillaris.

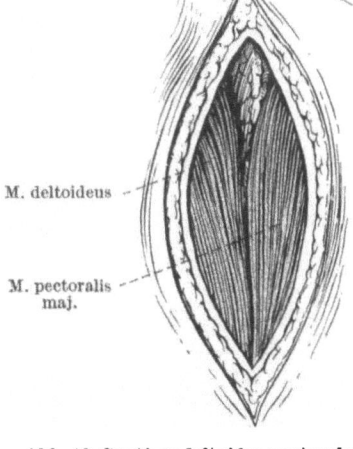

Abb. 49. Spatium deltoideo-pectorale.

Das Spatium deltoideo-pectorale ist freigelegt. Die beiden Muskeln werden mit einem stumpfen Instrument vorsichtig auseinandergedrängt. Hierauf setzt man 2 tiefe LANGENBECK-Haken in den Spalt und zieht die beiden Muskeln unter ständigem Tiefergreifen so lange auseinander, bis in der Tiefe die querverlaufenden Fasern des M. pectoralis minor erscheinen. Oberflächlich von diesem Muskel erscheint zunächst die V. cephalica, die vorsichtig nach medial abgeschoben wird. Im oberen Wundwinkel verläuft ein Ast der A. thoraco-acromialis.

Nach oben vom freien Rande des M. pectoralis minor und nach der Tiefe läßt sich jetzt, nachdem die Haken bis auf den Muskel nachgeführt sind, eine Fettgewebszone erkennen. Unter dieser Fettschicht liegen: Plexus brachialis, der meistens zuerst sichtbar wird, A. axillaris und ganz medial V. axillaris. Das Fettgewebe wird mit 2 anatomischen Pinzetten stumpf auseinandergedrängt.

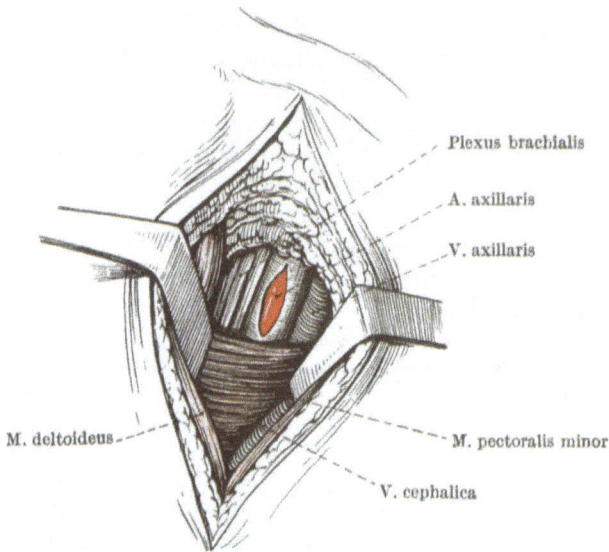

Abb. 50. Die A. axillaris ist freigelegt.

Topographische Verhältnisse der Axilla.

Die Achselhöhle hat die Form einer Pyramide und wird von folgenden Muskeln gebildet:

vorn: M. pectoralis major
hinten: M. subscapularis
M. latissimus dorsi
M. teres major
seitlich: Oberarm (kurzer Bicepskopf, M. coracobrachialis)
innen: M. serratus anterior.

Die *A. axillaris* verläuft, vom *Plexus brachialis* umgeben, schräg lateral durch die Achselhöhle, an die Wandungen der Achselhöhle folgende Äste abgebend:

A. *thoracalis suprema* (nach vorn) Mm. pectoralis maj. et minor, M. serratus ant.
A. *thoracoacromialis* (nach vorn) über den oberen Rand des M. pectoralis min.
Ramus acromialis → Acromion → Ramus acromialis der A. transversa scapulae → Rete acromiale
Ramus deltoideus → M. deltoideus
Rami pectorales → Mm. pectorales

A. axillaris.

A. thoracalis lateralis mit dem N. thoracalis longus auf dem M. serratus ant.

Rami mammarii externi → Brustdrüse

A. subscapularis (nach hinten) teilt sich in:

A. thoracodorsalis: verläuft parallel dem äußeren Scapularande → M. latissimus dorsi und M. serratus ant.

A. circumflexa scapulae → um die Scapula nach dorsal. Mm. teretes und M. infraspinat. Anastomose mit A. transversa scap.

A. circumflexa humeri ant. vor dem Collum chir. verlaufend → Anastomose mit:

A. circumflexa post. vor dem Caput longum m. tricipitis und unter dem M. teres minor an die Hinterfläche des Collum chirurgicum. Äste an diese Muskeln, M. deltoideus, Schultergelenk.

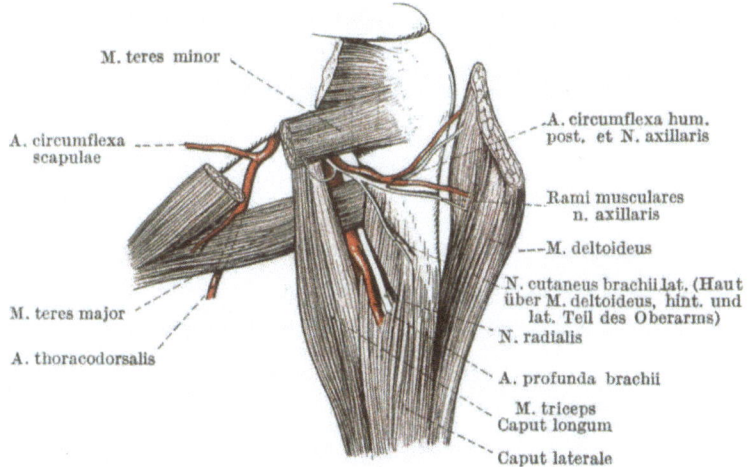

Anastomosenverhältnisse.

Unterbindung der A. axillaris *oberhalb* des Abganges der Aa. circumflexae humeri et subscapularis: keine Gangrän des Armes.

Unterbindung der A. axillaris *unterhalb* dieser Abgangsstellen: Gefahr der Gangrän.

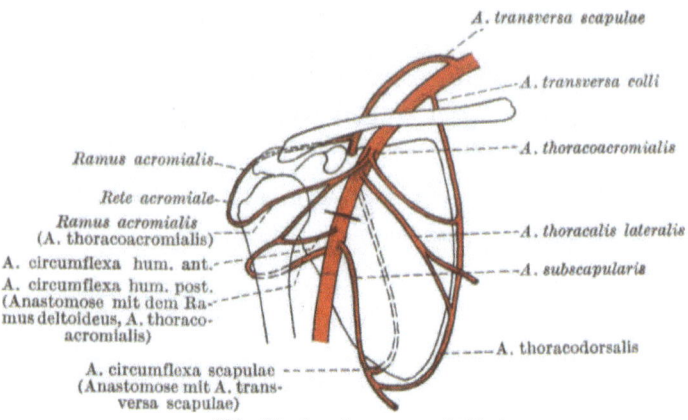

Abb. 52. Anastomosenverhältnisse.

A. transversa scapulae → A. circumflexa scapulae (a. subscapularis)
A. transversa colli → A. thoracodorsalis (a. subscapularis)
A. thoraco-acromialis → Aa. circumflexae humeri
A. thoracalis lateralis → A. thoracodorsalis (a. subscapularis).

Plexusverhältnisse.

Rami anteriores CV (CIV)—C8+Th I: *Plexus brachialis*. Geht zwischen M. scalenus ant. et medius hindurch in die Fossa supraclavicularis, unter der Clavicula in die Achselhöhle. Jeder Ramus ant. teilt sich in einen vorderen und hinteren Ast.

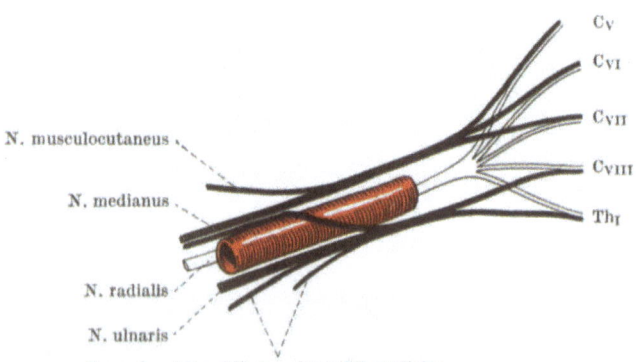

Abb. 53. Plexusverhältnisse.

Rami anteriores C_V—C_{VII}: *Fasciculus lateralis* (lat. von der A. axillaris).
Rami anteriores C_{VIII}—Th_I : *Fasciculus medialis* (med. von der A. axill.).
Rami posteriores C_V—Th_I : *Fasciculus posterior* (hinter der A. axill.).

Fasciculus lateralis: N. musculocutaneus. Obere Wurzel N. medianus.
Fasciculus medialis: N. ulnaris. N. cutaneus brachii med. N. cut. antibrachii med., untere Wurzel des N. medianus.
Fasciculus posterior: N. radialis. N. axillaris.

b) Axilläre Unterbindung.

Lagerung. Arm maximal abduziert, in stärkster Außenrotation.

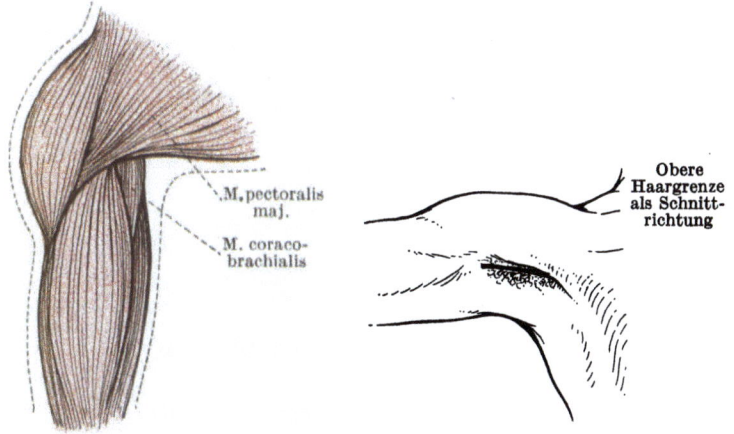

Abb. 54. Oberarm, Vorderfläche.　　Abb. 55. Hautschnitt.

Hautschnitt. Am Hinterrande des M. coracobrachialis. Er läßt sich bei maximaler Abduktion des Armes direkt unter dem schräg zum Oberarm verlaufenden M. pectoralis maj. durchpalpieren. Bevor man den Hautschnitt setzt, muß der M. coracobrachialis genau lokalisiert werden. Gelingt dies wegen des Fettpolsters nicht, so nimmt man als Schnittrichtung die obere (vordere) Grenze der Achselhaare.

Nach Durchtrennung von Haut, Fettgewebe und Fascie erscheint der Rand des *M. pectoralis maj.* Dieser wird mit einem stumpfen Haken nach oben gezogen, und nun geht man genau senkrecht in die Tiefe und stößt auf den *M. coracobrachialis.* Dringt man, statt genau senkrecht nach hinten, gegen unten-innen in die Tiefe, so verliert man sich in der Achselhöhle. Ist der M. coracobrachialis dargestellt, so wird jetzt die Fascie längs gespalten, der Muskel nach oben gezogen, der untere Fascienrand gegen sich. Jetzt stößt man zunächst auf einen dünnen Nerv: N. *musculo-*

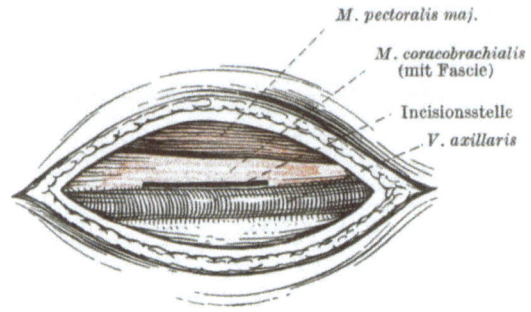

Abb. 56. Der M. pectoralis major ist nach oben abgezogen, es erscheint der M. coracobrachialis.

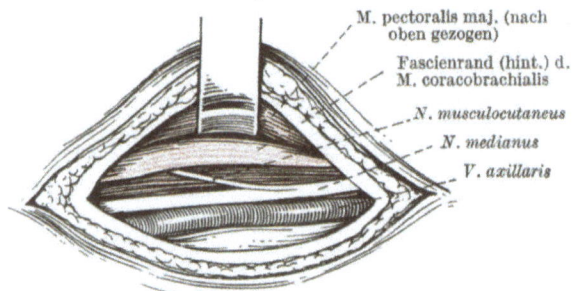

Abb. 57. Die Fascie des M. coracobrachialis ist gespalten, der N. medianus ist freigelegt.

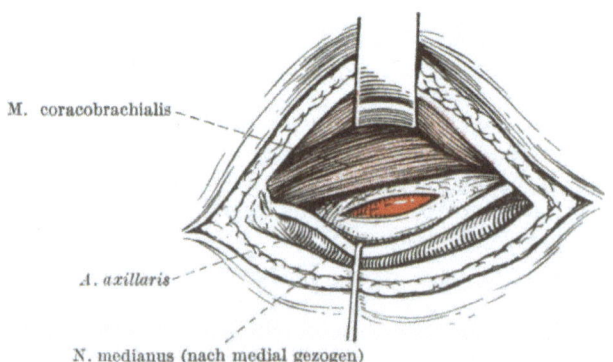

Abb. 58. Hinter dem N. medianus ist die A. axillaris sichtbar.

cutaneus (M. coracobrachialis) und direkt hinter diesem dünnen Nervenstrang auf einen dicken Nerv: N. medianus.

Der freigelegte N. medianus wird mit einem Nervenhäkchen (Schielhaken) medialwärts gezogen. Direkt unter dem N. medianus erscheint die *A. axillaris*.
Liegt die Arterie nicht unter dem Nerven, dann hat man diesen samt der Arterie medialwärts gezogen. In diesem Falle muß genau revidiert werden, was mit Häkchen gefaßt wurde.

Wichtige Punkte bei der Unterbindung der A. axillaris:
1. Hautschnitt am Hinterrande des M. coracobrachialis.
2. Genau senkrecht in die Tiefe vordringen.
3. M. coracobrachialis sauber darstellen.
4. N. medianus sorgfältig isolieren und erst dann medialwärts ziehen.

A. brachialis

ist der fortgesetzte Stamm der A. axillaris. Sie reicht vom unteren Rande des M. pectoralis major bis zur Ellenbeuge, wo sie sich unter dem Lacertus fibrosus in die A. radialis und A. ulnaris teilt. Der Verlauf im Sulcus bicipitalis medialis macht das Aufsuchen der A. brachialis scheinbar zu einem leichten Eingriff. Die zahlreichen Gefäße und Nerven im Sulcus bic. med.

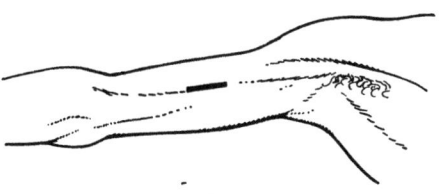

Abb. 59. Hautschnitt.

führen aber sehr leicht zu Verwechslungen, so daß es ratsam ist, sich in jedem Falle genau an die Vorschriften zu halten.

Der A. brachialis verläuft am inneren Rande des M. biceps. Grundbedingung für das sichere Auffinden der Arterie ist die Freilegung des inneren Bicepsrandes!

Lagerung. Der Arm ist abduziert und stark supiniert.
Hautschnitt. In der Mitte des Vorderarmes über dem Sulcus bic. medialis. Man überzeugt sich zuvor genau von der Lage des Sulcus und achtet darauf, daß sich die Haut nicht verschiebt.

1. Freilegung des medialen Bicepsrandes. Nach Durchtrennung der Haut und des Unterhautfettgewebes stößt man auf die Fascia brachii. Bevor diese eingeschnitten wird, überzeugt man sich nochmals von der genauen Lage des medialen Bicepsrandes.

Die Fascie wird in der ganzen Ausdehnung des Hautschnittes längs gespalten. Es erscheint der mediale Bicepsrand.

2. Aufsuchen des N. medianus. Der Biceps wird mit einem stumpfen Haken vom Sulcus abgehoben. Es erscheint entweder ein dünner Nerv: N. cut. antebrachii medialis, oder ein sehr dicker

Nerv: *N. medianus.* Er ist in eine dünne Fascie eingehüllt, die längsgespalten wird. Stößt man zunächst auf den N. antebrachii med., dann muß man unter gleichzeitig stärkerem Abheben des Biceps etwas weiter in die Tiefe vordringen.

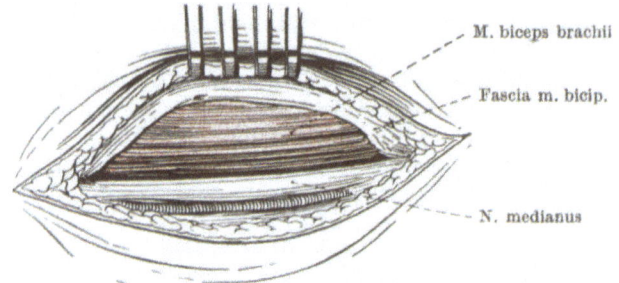

Abb. 60. Der N. medianus ist freigelegt.

3. **Aufsuchen der Arterie.** Der N. medianus ist durch Längsspaltung der dünnen Fascie des Gefäßnervenbündels freigelegt. Er wird mit einem kleinen stumpfen Häkchen (Schielhaken) nach

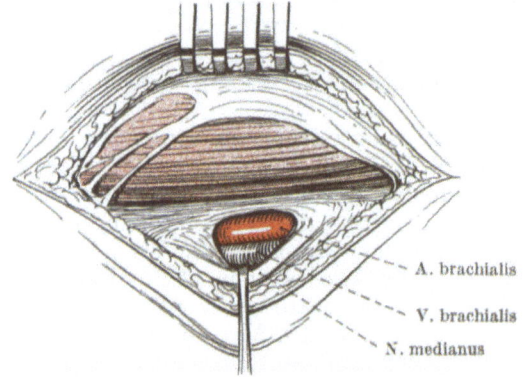

Abb. 61. Die Fascie des Gefäßnervenbündels ist eröffnet.

innen-unten gezogen. Unmittelbar dem Nerven anliegend kommt die Arterie zum Vorschein. Findet man jedoch die Arterie an dieser Stelle nicht, dann hat man sie mit dem Medianus beiseite gezogen. Man prüft den Inhalt des Hakens.

Stößt man am medialen Bicepsrand sofort auf eine Arterie, statt auf den N. medianus, dann handelt es sich nicht um die A. brachialis, sondern um die A. radialis. Legt man weiter den N. medianus frei, so findet man an seinem Innenrande eine zweite Arterie:

A. ulnaris. Es handelt sich in diesem Falle um eine hohe Teilung der A. brachialis.

Wird der Bicepsrand nicht genau freigelegt, so kann der N. ulnaris, der sich in der Mitte des Oberarms bereits vom Gefäßnervenbündel getrennt hat, mit dem N. medianus verwechselt werden. Bei gleichzeitig starker Ausbildung der A. collateralis ulnaris wird diese als A. brachialis angesehen.

Wird die Unterbindung der A. brachialis unterhalb des Abganges der *A. profunda brachii* (dicht unterhalb des M. teres major) vorgenommen, so sind keine Ernährungsstörungen zu erwarten.

A. cubitalis.

Topographische Verhältnisse der *Fossa cubiti:*
Boden der Fossa cubiti: M. biceps,
M. brachialis,
M. supinator.
Mediale Wand: M. pronator teres,
M. flexor carpi radialis,
M. carpi ulnaris.
Laterale Wand: M. brachioradialis,
M. ext. carpi radialis long. et brevis.

Gefäße und *Nerven:*
A. cubitalis (brachialis)
N. medianus } > aus dem Sulcus bicipitalis medialis.

A. cubitalis: Verläuft über die Bicepssehne, unter dem Lacertus fibrosus, teilt sich hier in *A. ulnaris* und die *A. radialis.*
A. ulnaris: Geht zwischen den oberflächlichen und tiefen Beugern nach vorn. Gibt kurz nach ihrem Ursprung ab: *A. recurrentes* ulnares (vord. und hintere), A. interossea communis (A. recurrens interossea).
A. radialis: Geht zwischen M. brachioradialis und M. pronator teres (weiter distal M. flexor carpi rad.) nach vorn. (A. recurrens radialis.)
N. medianus: Geht in der Fossa cubiti an die ulnare Seite der A. cubitalis — unter den Lacertus fibrosus — über die A. ulnaris, durch den M. pronator teres (zwischen den beiden Köpfen) zwischen die oberflächlichen und tiefen Beuger.
N. ulnaris: Verlauf zunächst medial von der A. brachialis, dann durch das Septum intermusculare mediale — Sulcus N. ulnaris zwischen Epicondylus medialis und die Olecranon — durch den M. flexor carpi ulnaris — Sulcus ulnaris.
N. radialis: Zunächst hinter der A. axillaris — zwischen Caput longum und Caput mediale des M. triceps vor der A. profunda brachii und A. collateralis lateralis zur Rückseite des Oberarms im Sulcus radialis distalwärts — durch Septum intermusculare laterale und Ursprung des

M. brachioradialis — zwischen M. brachioradialis und M. brachialis — Fossa cubiti. Vor der Capitulum radii Teilung in Ramus *profundus* und Ramus *superficialis*.
Ramus profundus: Durchbohrt M. supinator — dorsalwärts in die Loge der Strecker.
Ramus superficialis: — Unter den M. brachioradialis — zwischen M. brachioradialis und M. extensor carpi radialis longus — radialer Rand des Vorderarms — zwischen Radius und Sehne des M. brachioradialis nach dorsal — Dorsum manus.

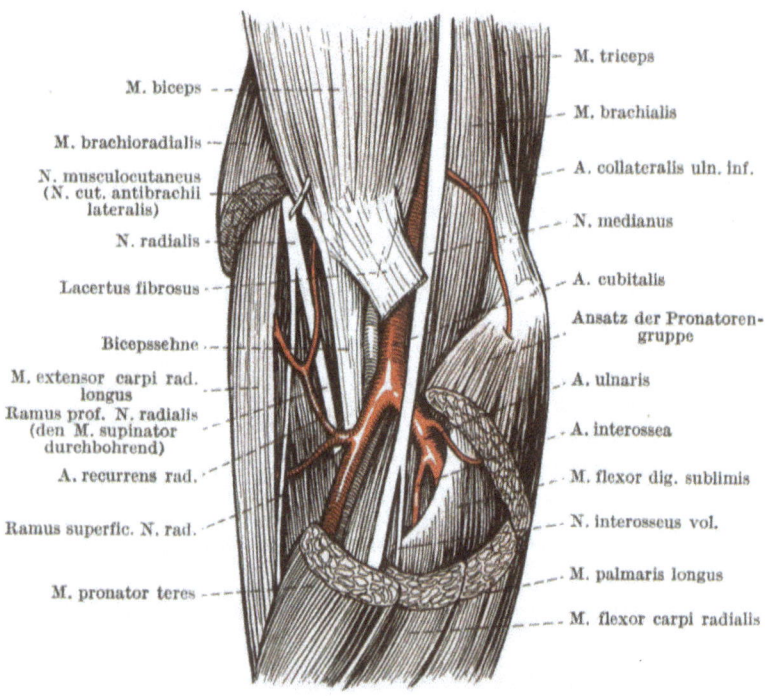

Abb. 62. Fossa cubiti.

Unterbindung der A. cubitalis.

Lagerung. Arm leicht abduziert und stark *supiniert*.

Hautschnitt. Schräg zu der Armachse, von medial-oben nach lateral-unten, den Lacertus fibrosus durchtrennend. Endpunkte: oben: Sulcus bicipitalis medialis, unten: Außenrand der tiefsten noch fühlbaren Stelle der Bicepssehne.

Durchtrennung von Haut, Fettgewebe und Fascie mit Lacertus fibrosus. Die V. mediana cubitis wird doppelt unterbunden und durchtrennt.

Nach der Durchtrennung der Fascie finden sich folgende Möglichkeiten:
1. Man stößt direkt auf die A. cubitalis mit der Begleitvene.
2. Man stößt zuerst auf einen dicken Nervenstrang: N. medianus. In diesem Falle ist man zu weit medial.

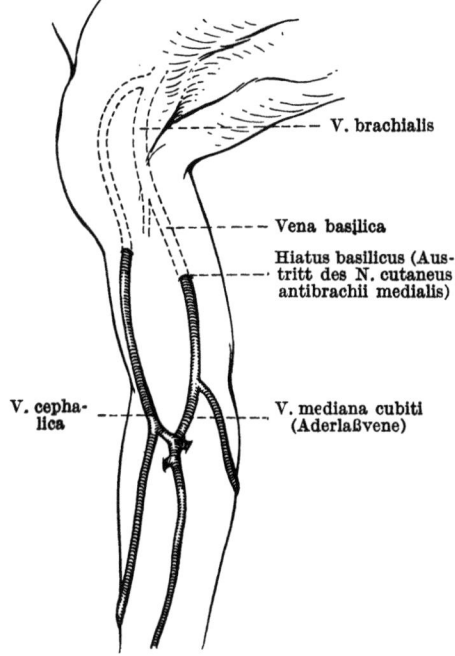

Abb. 63. Armvenen.

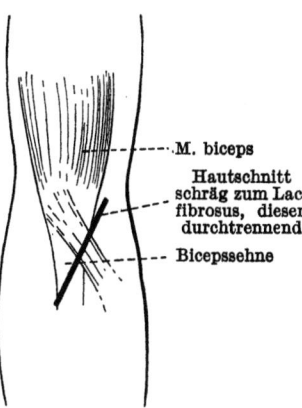

Abb. 64. Hautschnitt.

Geht man jetzt vorsichtig lateralwärts so stößt man zunächst auf die V. cubitalis und nach außen von ihr auf die A. cubitalis.
3. Man stößt auf Muskel: M. pronator teres. In diesem Falle ist man zu weit medial-unten. Man sucht hier nicht weiter, sondern geht in den oberen Wundwinkel, durchtrennt hier den Lacertus fibrosus schräg von medial-oben nach lateral-unten. Unter dem Lacertus etwas lateralwärts findet sich die gesuchte Arterie.

Anastomosenverhältnisse.

Erfolgt die Unterbindung der A. brachialis unterhalb des Abganges der A. profunda brachii und A. collateralis uln. sup., so ist die Ernährung der distalen Teile durch den Kollateralkreislauf gewährleistet.

Gefäßunterbindungen.

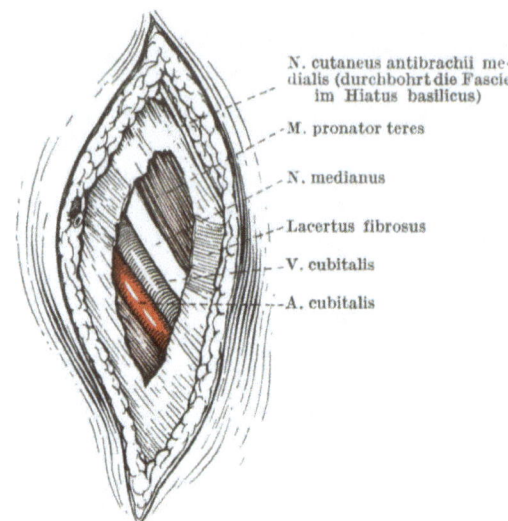

Abb. 65. A. und V. cubitalis, N. medianus sind freigelegt.

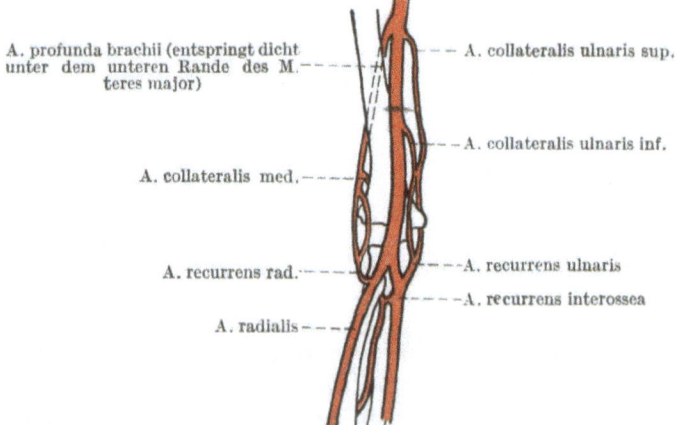

Abb. 66. Anastomosenverhältnisse im Bereiche des Oberarms und Ellenbogens.

A. profunda brachii ⟨ → A. collateralis medialis → A. recurrens interossea
→ A. recurrens radialis

A. collateralis uln. sup. et inf. ──────→ A. recurrens ulnaris

A. radialis

verläuft zunächst zwischen *M. pronator teres* und *M. brachioradialis*, weiter distal zwischen *M. flexor carpi radialis* und *M. brachioradialis*, gelangt zwischen *Proc. styloides radii* und *Os naviculare* auf das Dorsum manus zum ersten *Spatium intermetacarpale*. Hier wendet sie sich zwischen den Köpfen des *M. interosseus dorsalis I* zur Hohlhand. Sie endet im *Arcus volaris profundus*.

Die Arterie ist an ihrer radialen Seite teilweise vom *Ramus superficialis, N. radialis* begleitet. Dieser geht im distalen Drittel zwischen der Sehne des M. brachioradialis und dem Radius nach dem Dorsum und teilt sich in die *Nn. digitales dorsales*.

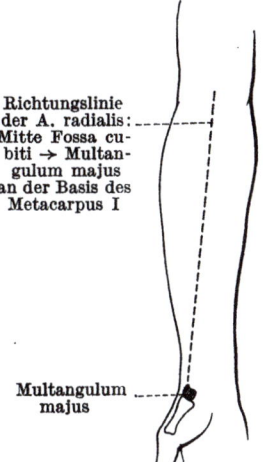

Richtungslinie der A. radialis: Mitte Fossa cubiti → Multangulum majus an der Basis des Metacarpus I

Multangulum majus

Abb. 67. Richtungslinie der A. radialis.

Unterbindung der A. radialis im proximalen Drittel des Vorderarmes.

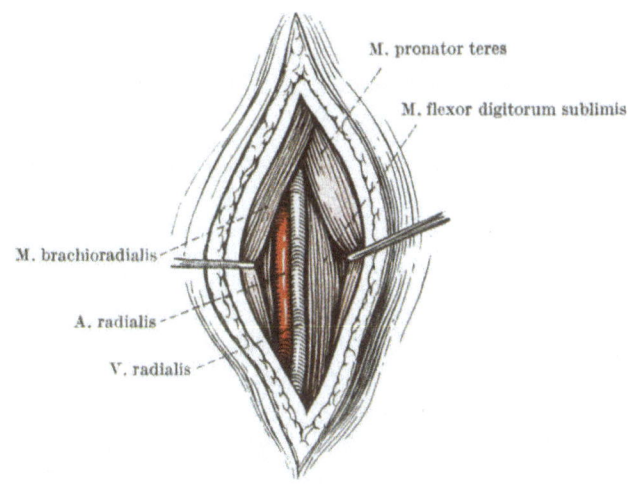

Abb. 68. A. und V. radialis sind freigelegt.

Unterbindung der A. radialis oberhalb des Handgelenkes.

Die Arterie verläuft hier zwischen den Sehnen des Flexor carpi radialis und des M. brachioradialis. Durch stärkste Volarflexion

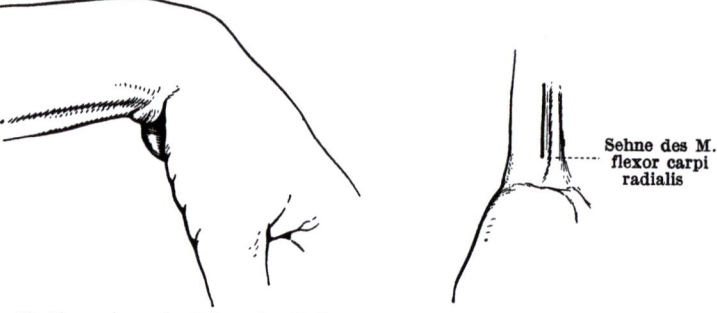

Abb. 69. Vorspringende Sehne des M. flexor carpi radialis.

Abb. 70. Hautschnitt (am radialen Rand der Sehne des Flexor carpi radialis).

der Hand läßt sich die stark vorspringende Sehne des M. flexor carpi radialis leicht feststellen. Radial von der Sehne findet sich die Arterie (Pulsstelle!), ulnar die Sehne des M. palmaris longus.

Orientiert man sich vor Anlegen des Hautschnittes zunächst genau über die Lage dieser Sehne, so kann man beim Aufsuchen der Arterie nicht fehlgehen.

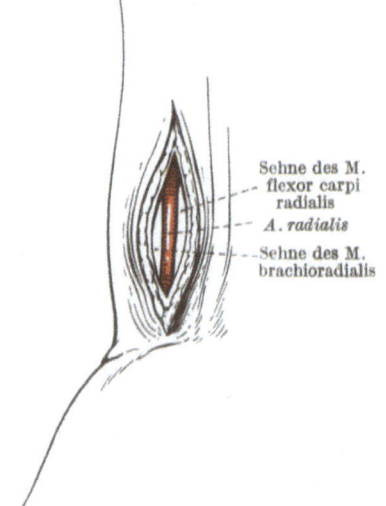

Abb. 71. A. radialis zwischen den beiden Sehnen.

A. ulnaris

geht am oberen Rande des M. pronator in die Tiefe unter die Pronatorengruppe, verläuft weiter auf dem M. flexor digit. prof. zwischen M. flexor digit. subl. und M. flexor carpi ulnaris, gelangt dann auf dem Lig. carpi transversum und unter dem Lig. carpi volare, dem Os pisiforme anliegend, zur Hohlhand. Hier teilt sie sich in einen stärkeren *Ramus volaris superficialis* und einen schwächeren *Ramus volaris profundus*. Kurz nach ihrem Ursprung gibt sie ab:

Aa. recurrentes ulnares und A. interossea communis (Teilung in A. interossea dorsalis mit A. recurrens interossea und A. interossea volaris). Unbeständiger Ast aus der A. interossea volaris: A. mediana: Begleitarterie des N. medianus.

Der *N. ulnaris*, vom Sulcus nervi ulnaris herkommend, tritt zwischen den Ursprüngen des M. flexor carpi ulnaris durch und legt sich in der Mitte des Vorderarmes an die ulnare Seite der A. ulnaris. Proximal vom Handgelenk, in einem Abstande von etwa 5 cm, teilt er sich in einen *Ramus dorsalis manus* und in einen *Ramus volaris manus*.

Richtungslinie der A. ulnaris: Epicondylus medials → Os pisiforme.

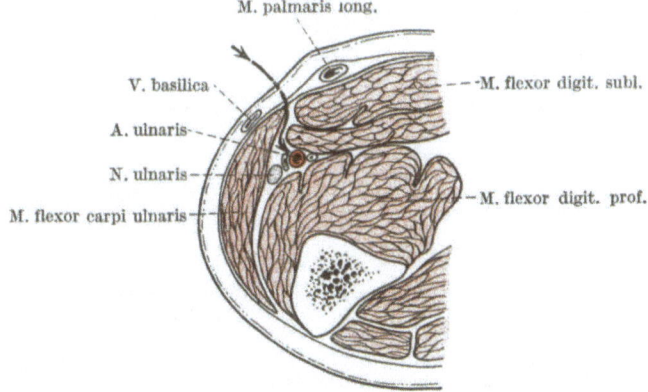

Abb. 72. Vorderarmquerschnitt (Grenze oberes-mittleres Drittel).

Unterbindung der A. ulnaris an der Grenze des oberen zum mittleren Drittel.

Die Arterie liegt hier ziemlich tief zwischen dem M. flexor digit. subl. und dem M. flexor digit. prof. Nach Durchtrennung der Fascie geht man zwischen M. flexor carpi ulnaris und M. flexor digitorum sublimis in die Tiefe und findet die Arterie nach Abschieben des M. flexor digit. subl. radialwärts. Ulnar von der Arterie liegt der N. ulnaris.

Hautschnitt. Auf der Richtungslinie, an der Grenze vom oberen zum medialen Drittel. Sicherer geht man, wenn man die Hand stark volar flektiert, am Os pisiforme den Ansatz der Sehne des Flexor carpi ulnaris feststellt und nun mit den Fingerspitzen an der radialen Seite der Sehne langsam tastend proximalwärts fährt bis man auf die Schnitthöhe gelangt.

Bevor man in die Tiefe geht, muß das feine Septum zwischen den beiden Muskeln eindeutig festgestellt sein. Häufig wird das Septum zu weit radial, gegen die Mitte zu, gesucht.

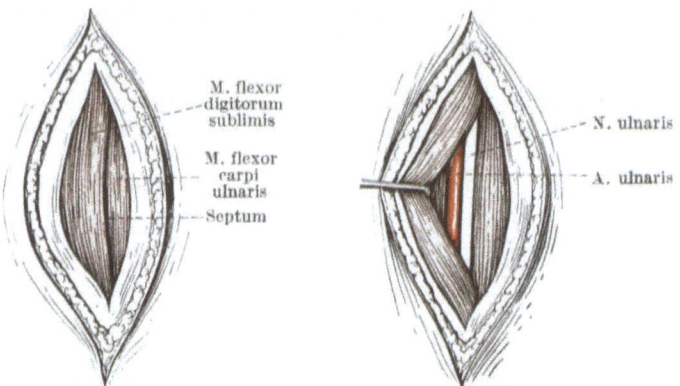

Abb. 73. Das Septum zwischen M. flexor carpi uln. und M. digit. subl. ist sichtbar.

Abb. 74. Der M. flexor digit. subl. ist nach radial abgezogen, in der Tiefe erscheinen auf dem M. flexor digit. prof., N. und A. ulnaris.

Unterbindung der A. ulnaris oberhalb des Handgelenkes.

Die A. ulnaris liegt wesentlich tiefer als die A. radialis. Zu ihrer Freilegung müssen oberflächliche *und* tiefe Fascie durchtrennt werden.

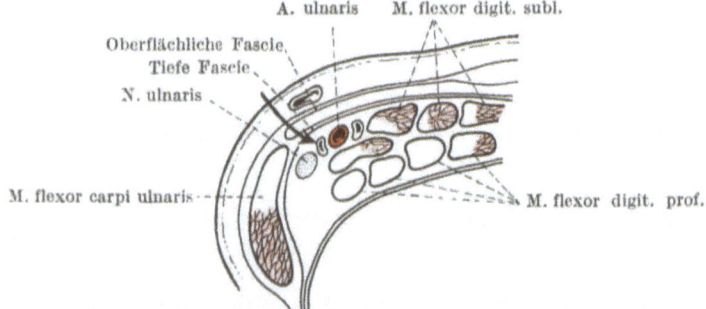

Abb. 75. Lage von A. u. N. ulnaris oberhalb des Handgelenkes.

Hautschnitt. Orientierungspunkt: Os pisiforme. Incision unmittelbar am radialen Rande des *Os pisiforme*. Der Schnitt geht über das Handgelenk nach distal.

Die oberflächliche Fascie wird am radialen Rand des Os pisiforme und der Sehne des M. flexor carpi ulnaris längs gespalten, und das Os pisiforme mit der oberflächlichen Fascie stark nach ulnar gezogen. In der Tiefe erscheint die *tiefe* Fascie. Diese Fascie wird

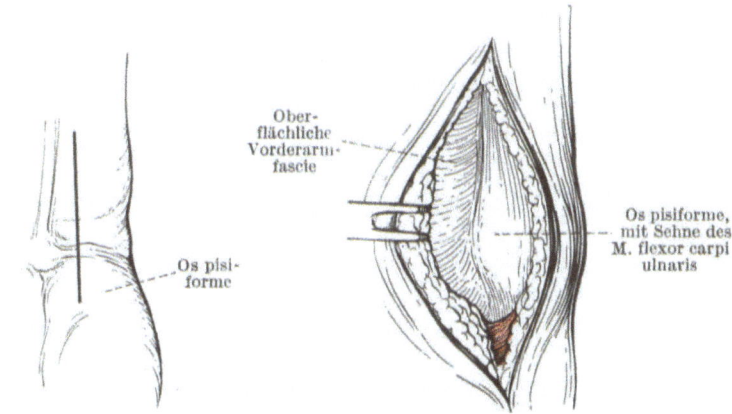

Abb. 76. Hautschnitt. Abb. 77. Die oberflächliche Vorderarmfascie ist freigelegt.

ebenfalls in der Längsrichtung gespalten. Unter der Fascie erscheinen: medial die A. ulnaris, lateral der N. ulnaris.

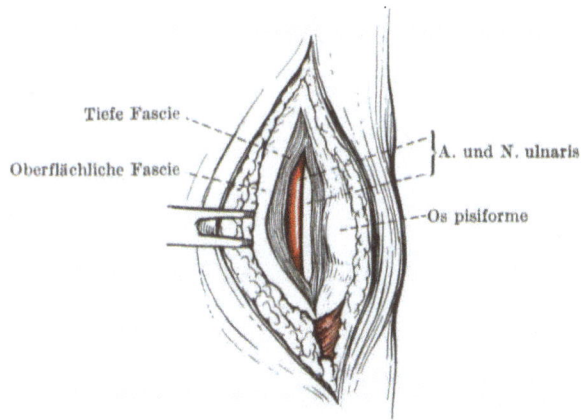

Abb. 78. Die tiefe Vorderarmfascie ist gespalten, A. und N. ulnaris werden sichtbar.

Unterbindung des oberflächlichen und tiefen Hohlhandbogens.

Arcus volaris superficialis. Endast der *A. ulnaris* + *Ramus volaris superficialis a. radialis.*

Lage. Zwischen Aponeurosis palmaris und Sehnen des Flexor digit. subl.

Der Ramus volaris sup. a. radialis geht vor dem Übergang der A. radialis auf den Handrücken ab und gelangt unter dem M. abductor pollicis brevis in den Arcus vol. sup.

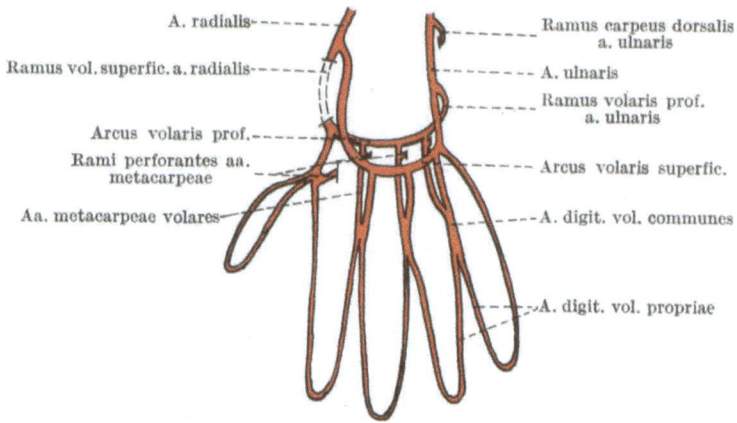

Abb. 79. Oberflächlicher und tiefer Hohlhandbogen.

Arcus volaris profundus. Endast der *A. radialis* + *Ramus volaris prof. a. ulnaris.*

Lage. Auf den Basen der Mittelhandknochen, dorsal von den Beugesehnen.

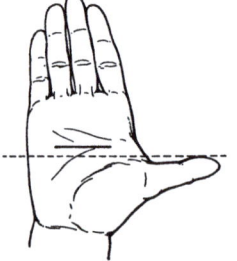

Abb. 80. Lage des Hautschnittes.

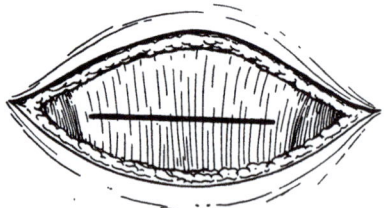

Abb. 81. Aponeurosis palmaris. Schnittführung.

Der Ramus volaris prof. a. ulnaris geht mit dem Ramus prof. n. ulnaris zwischen Mm. flexor brevis und abductor dig. V in die Tiefe.

Nach der Unterbindung des Arcus volaris superfic. wird die Versorgung der Finger durch den Arcus vol. prof. gewährleistet.

Daumen und radiale Seite des Zeigefingers werden durch die A. metacarpea vol. I aus dem tiefen Hohlhandbogen versorgt,

ebenso die ulnare Seite des Kleinfingers aus dem tiefen Hohlhandbogen.
Durch die Rami perforantes aus den Aa. metacarpeae volares erfolgt eine Verbindung mit den Aa. metacarpeae dorsales.

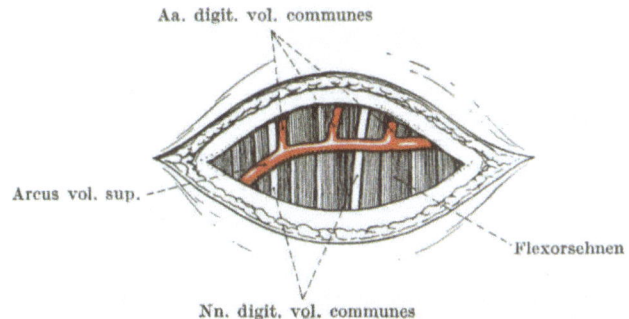

Abb. 82. Der oberflächliche Hohlhandbogen ist freigelegt.

Unterbindung des Arcus volaris superficialis.

Hautschnitt. Der Daumen wird stark abduziert und an seinem oberen Rande eine horizontale Linie gezogen. Die Mitte zwischen dieser Linie und der mittleren Hohlhandfurche ergibt die Schnittrichtung. Endpunkte: radialer Rand Metacarpus III — ulnarer Rand Metacarpus IV.

Nach Durchtrennung von Haut und Unterhautfettgewebe wird die Aponeurosis palmaris sichtbar. Sie wird quer durchtrennt. Unmittelbar unter der Aponeurose liegt der Arcus volaris superficialis.

Unterbindung des Arcus volaris profundus.

Hautschnitt. Von der Trennungslinie des Thenar und Hypothenar — Richtung Zeigefingerbasis. Spaltung von Haut, Unterhautfettgewebe und Fascia palmaris. Im proximalen Wundwinkel wird der M. opponens pollicis sichtbar. Er wird eingeschnitten, ebenso das etwas tiefer gelegene Lig. carpi volare. Unter dem Lig. erscheint der dünne Muskelbauch des M. lumbricalis I und daneben die Sehne des Flexor dig. subl. (Index). Man geht jetzt am radialen Rande des Lumbricalis I in die Tiefe und stößt auf querverlaufende Fasern: M. adductor pollicis. Der Muskel wird in der Faserrichtung gespalten. In der Tiefe erscheint der Arcus volaris profundus.

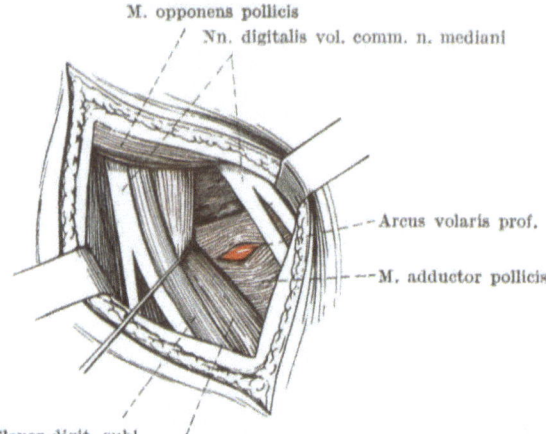

Abb. 83. Der M. adductor pollicis ist in der Faserrichtung gespalten, in der Tiefe wird der Arcus vol. prof. sichtbar.

Unterbindung der A. radialis in der Tabatière.

Die Tabatière wird gebildet von den Sehnen des M. abductor pollicis longus und M. extensor poll. brevis einerseits, der Sehne des M. extensor pollicis longus anderseits.

Hautschnitt. Vom Proc. styl. radii über die Sehne des Extensor pollicis long. nach dem 1. Intercarpalraum.

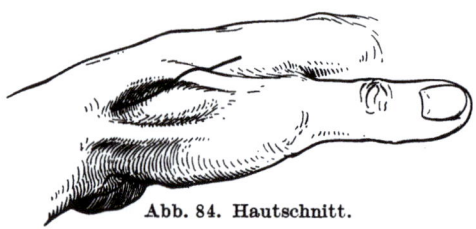

Abb. 84. Hautschnitt.

Im Unterhautfettgewebe finden sich: *Vena cephalica pollicis* und *Nn. digitales dorsales* (aus dem Ramus superficialis N. rad.). Nach Spaltung der Fascie stößt man auf die Extensor longus-Sehne, und direkt unter dieser in Fettgewebe eingebettet verläuft die A. radialis.

Rete carpi dorsale (auf den dorsalen Bändern).

Ramus carpeus dorsalis a. radialis
Ramus carpeus dorsalis a. ulnaris   } Aa. metacarpeae dorsales II—IV.
A. interossea volaris
A. interossea dorsalis

A. metacarpea dorsalis I entspringt aus dem Stamm der A. radialis.

A. radialis in der „Tabatière".

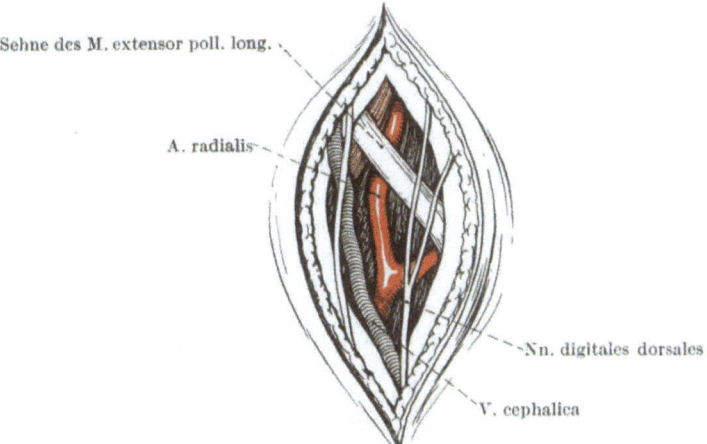

Abb. 85. A. radialis in der „Tabatière".

Lig. carpi transversum. Inseriert an den Eminentiae carpi und vervollständigt den Sulcus carpi zum Canalis carpi: Durchtritt der Sehnen der Mm. flexores digit. und flexor poll. longus sowie des N. medianus.
Lig. carpi volare. Durch Querzüge verstärkte Fascia antibrachii.

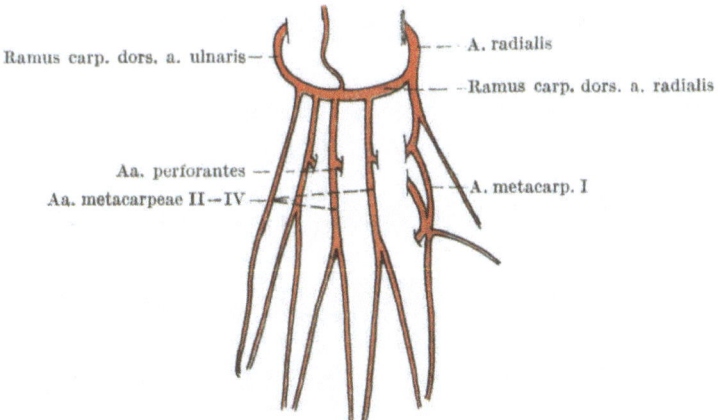

Abb. 86. Rete carpi dorsale.

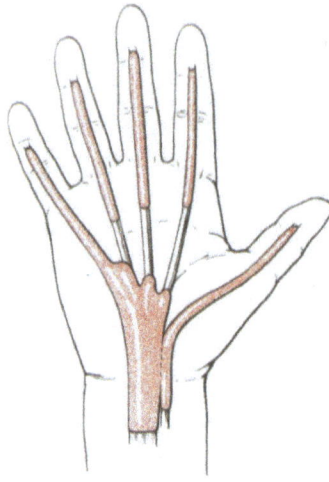

Abb. 87. Sehnenscheiden der Beuger.

Zwischen den beiden Ligamenta verlaufen: Vasa ulnaria + Ramus volaris manus n. ulnaris.

Sehnenscheiden der Beuger. Gemeinsame Sehnenscheide der Flexores digit. subl. et prof. vom prox. Rand des Lig. carpi transversum bis in den Canalis carpi reichend. Die Sehnenscheide des Kleinfingers ist eine direkte Fortsetzung. Die Daumensehne hat eine gesonderte Scheide, die aber häufig mit der gemeinsamen Scheide der Flexoren in Verbindung steht (V-Phlegmone). Zeige-, Mittel- und Ringfinger haben außerdem noch gesonderte Sehnenscheiden, die proximal bis an das Grundgelenk reichen.

Sehnenscheiden der Strecker.
Das Lig. carpi dorsale bildet 6 Fächer für den Durchtritt der Strecksehnen. Vom proximalen Rande des Lig. carpi dorsale bis

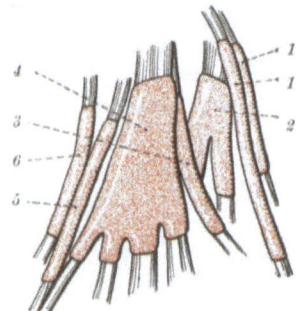

Abb. 88. Sehnenscheiden am Dorsum manus.
Sehnenfächer: *1* Mm. abductor pollic. long. und extensor pollicis brevis, *2* Mm. extensores carpi radiales, *3* M. extensor pollicis longus, *4* Mm. extensor digit. comm. + extensor ind. propr., *5* M. extensor digiti quinti prop., *6* M. extensor carpi ulnaris.

zur Mitte des Metacarpus sind die Sehnen in Sehnenscheiden eingehüllt.

Freilegung der 3 Nervenstämme des Armes.
N. radialis.
a) Oberarm, oberes Drittel.
Der N. radialis tritt zwischen Caput longum und Caput mediale M. tricipis zur Rückseite des Oberarmes. Er ist begleitet von der A. profunda brachii.
Hautschnitt. In der Mitte der Oberarmrückseite und etwas schräg gegen den Epicondylus lat. abwärts verlaufend. Oberer Endpunkt: Unterer Rand des M. deltoideus.

Freilegung der 3 Nervenstämme des Armes.

Durchtrennung von Haut, Unterhautfettgewebe und Fascie. Im oberen Wundwinkel stellt sich der M. deltoideus ein, nach unten von diesem, längsverlaufend der M. triceps. Nachdem das Septum zwischen den beiden Tricepsköpfen festgestellt ist (nicht früher!), geht man an dieser Stelle stumpf in die Tiefe. Es erscheint der N. radialis, nach hinten-lateral die A. profunda brachii.

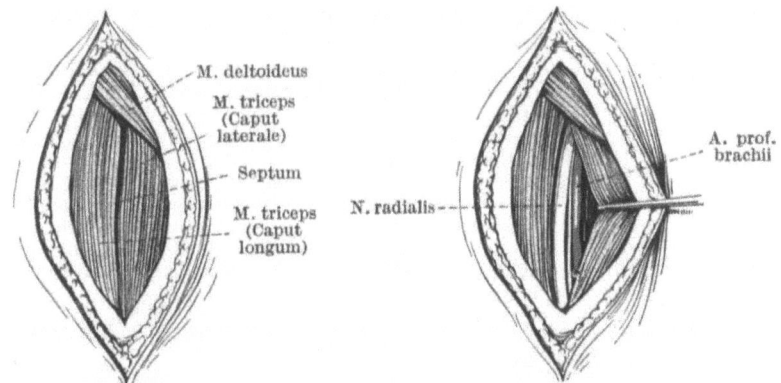

Abb. 89. Septum zwischen den beiden Tricepsköpfen.   Abb. 90. N. radialis und A. profunda brachii sind freigelegt.

b) Oberarm, unteres Drittel.

Nach Durchbohrung des Septum intermusculare lat. verläuft der Nerv zwischen M. brachialis und M. brachioradialis gegen die Fossa cubiti.

Hautschnitt. Der Unterarm wird in Beugestellung gebracht und der M. biceps am äußeren Rande an der Grenze des Überganges des Muskels in die Sehne abgetastet. Geht man jetzt mit den Fingerspitzen weiter nach lateral-dorsal unter dauerndem Hin- und Herschieben der Unterlage, so stößt man auf den M. brachialis. An seinem Hinterrande erfolgt der Hautschnitt, der nach unten eine leicht bogenförmige nach innen verlaufende Richtung nimmt. Der untere Endpunkt liegt etwa 2 Querfinger nach innen vom Epicondylus lat. Nach LEXER läßt sich die Schnittrichtung auf eine sehr einfache Weise feststellen: die radiale Kante des stumpfwinklig gebeugten Vorderarmes wird gradlinig nach rückwärts verlängert. Die Verlängerungslinie am Oberarm entspricht der Verlaufsrichtung des N. radialis.

Durchtrennung von Haut, Unterhautfettgewebe, Fascie. Ist man jetzt im Unklaren über die vorliegenden Muskeln, so dringt man stumpf nach medial bis an die Bicepssehne vor. Der nächstfolgende Muskel nach außen ist der M. brachialis und der nachfolgende der M. brachioradialis. Zwischen diesen beiden Muskeln geht man in die Tiefe und findet den N. radialis begleitet von der A. recurrens radialis.

Bei Frakturen des Humerus wird der N. radialis oft mitverletzt, am häufigsten im unteren Drittel (suprakondyläre Frakturen). Die Freilegung wird notwendig, wenn der Nerv durch das primäre Trauma verletzt wird (Riß oder Anspießung durch Fragment), oder er muß nachträglich freigelegt werden, wenn er in Callusmassen oder schwieliges Narbengewebe eingelagert ist. Die primäre Naht des N. radialis ergibt günstige Heilungsaussichten. Zeit bis zur Wiederherstellung der Nervenfunktion mindestens 6 Monate.

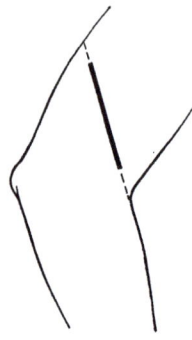

Abb. 91. Feststellung der Schnittrichtung nach LEXER.

N. ulnaris verläuft am *Oberarm* medial von der A. brachialis und wird wie diese freigelegt.

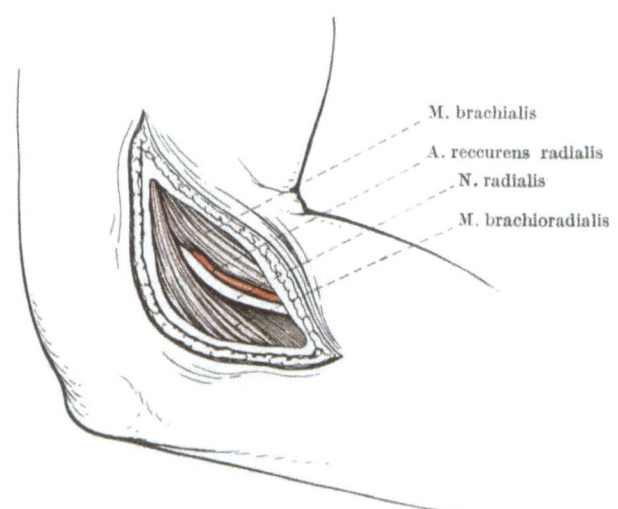

Abb. 92. N. radialis und A. recurrens radialis sind freigelegt.

Freilegung am *Ellbogen*. Der N. ulnaris geht von dem Sulcus bicipitalis med. hinter das Septum intermusculare mediale zum Sulcus nervi ulnaris zwischen Epicondylus med. und Olecranon.

Weiter verläuft er zwischen den Ursprüngen des Flexor carpi ulnaris auf die Beugeseite.

Hautschnitt. Bogenförmig, entsprechend dem Verlaufe des Sulcus n. ulnaris. Nach Durchtrennung von Haut, Unterhautfettgewebe und Fascie kommt der Nerv sofort zu Gesicht, von der A. collat. uln. sup. begleitet.

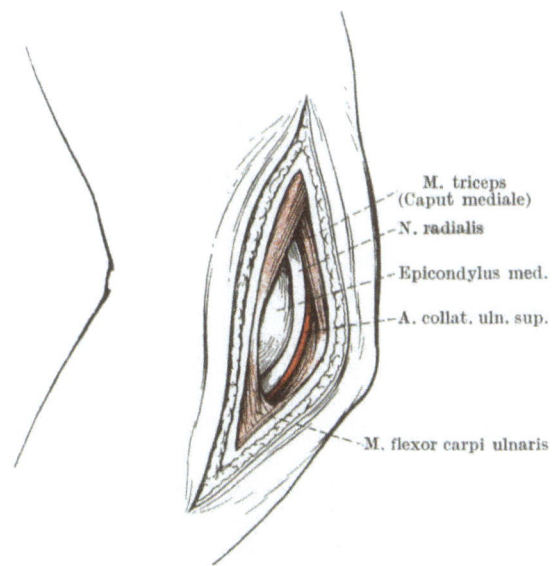

Abb. 93. N. ulnaris und A. collat. uln. sup. im Sulcus n. ulnaris.

Der Nerv wird hier aufgesucht bei habitueller Luxation des Nerven oder bei Schädigung nach Fraktur des Epicondylus lateralis. Verlagerung des Nerven nach vorn vor den Epicond. medialis in die Pronatorengruppe.

Unterarm. Der N. ulnaris verläuft hier zwischen M. flexor carpi ulnaris und M. flexor digit. subl. neben der Arterie distalwärts. Die Freilegung erfolgt in der gleichen Weise wie diejenige der A. ulnaris. Die Prognose der Radialisnaht ist gut, schlecht dagegen diejenige der Medianusnaht. Zwischen beiden steht die Prognose der Ulnarisnaht.

N. medianus verläuft am Oberarm im Sulcus bicipitalis medialis, lateral von der A. brachialis, überkreuzt dann im weiteren Verlaufe die Arterie und liegt ihr in der Fossa cubiti medial an. Er geht dann unter dem Lacertus fibrosus durch den M. pronator teres, weiterhin zwischen M. flexor digit. subl. und M. flexor dig. prof. handgelenkwärts. Er tritt unter dem Lig. carpi transversum im Canalis carpi in die Hohlhand.

Wegen seiner oberflächlichen Lage im vorderen Drittel des Vorderarmes wird der Nerv hier ziemlich häufig verletzt (quer verlaufende Schnittwunden, Suicidversuch).

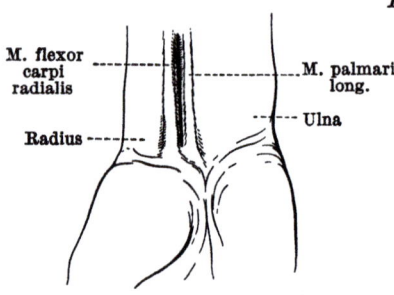

Abb. 94. Hautschnitt für die Medianusfreilegung.

Hautschnitt. Zwischen den Sehnen des M. flexor carpi radialis und M. palmaris longus. (Faust volar flektieren!) Nach Durchtrennung von Haut, Unterfettgewebe und Fascie stößt man auf die beiden Sehnen. In der Tiefe zwischen den beiden Sehnen erscheinen die Sehnen des Flexor digit. sublimis. Zieht man diese Sehnen auseinander, so stößt man unmittelbar auf den N. medianus.

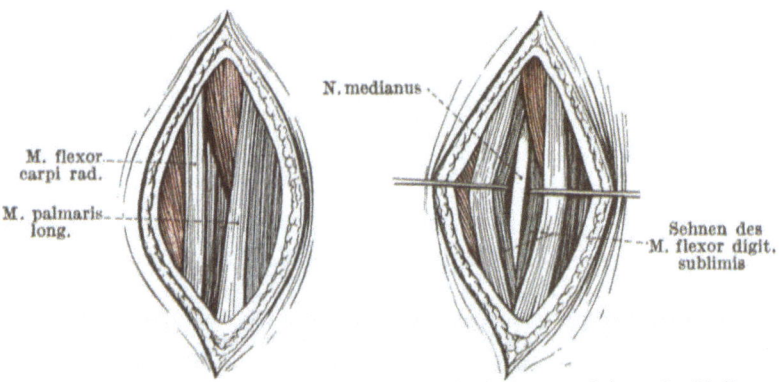

Abb. 95. Die Sehnen der Mm. palmaris long. und flexor carpi rad. sind freigelegt.

Abb. 96. Zwischen den Sehnen des M. flexor digit. subl. erscheint der N. medianus.

A. iliaca communis.

Die A. aorta abdominalis teilt sich auf der Höhe des *4. Lendenwirbels* (Nabelhöhe) in die beiden Aa. iliacae communes. Die Venae iliacae communes liegen beiderseits medial von der Arterie. Die beiden Arterien ziehen am Innenrande des M. psoas major lateral- und abwärts bis vor die *Articulatio sacro-iliaca*. Hier Teilung in die *A. hypogastrica* und die *A. iliaca externa*.

Kurz vor ihrer Teilung wird die A. iliaca communis vom *Ureter* überkreuzt.

Hautschnitt. Spina il. ant. sup.—Tuberculum pubicum, 3 Querfinger oberhalb des Leistenbandes und mit diesem parallel verlaufend.

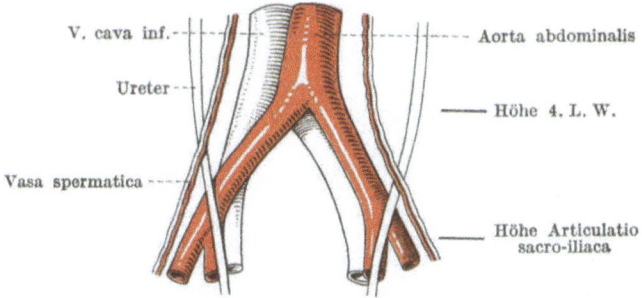

Abb. 97. Teilungsstelle der Aorta abd.

Haut und subcutanes Fettgewebe werden durchtrennt, A. und V. epigastrica sup. unterbunden und ebenfalls durchtrennt. Darstellung der Aponeurose des M. obliquus externus.

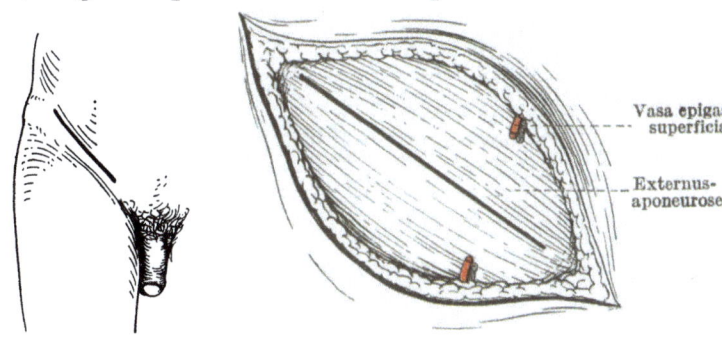

Abb. 98. Hautschnitt für die Freilegung der A. iliaca comm.

Abb. 99. Die Externusaponeurose ist freigelegt.

Jetzt werden durchtrennt: Externusaponeurose, Mm. obliquus int., transversus, Fascia transversa. Letztere muß sehr sorgfältig gespalten werden, denn sie ist sehr dünn und liegt dem Peritonaeum dicht an.

Nachdem das Peritonaeum dargestellt ist, geht man mit den beiden Zeigefingern unter den unteren Rand der Fascia transversa und schiebt das Peritonaeum vorsichtig nach innen ab. Gelingt dies nicht ohne weiteres, dann faßt man den freien Fascienrand mit einer Pinzette und hebt ihn hoch, gleichzeitig mit dem Griffteil des Messers das Peritonaeum abschiebend. Auf diese Weise gelangt man zunächst zum Leistenband und weiter der seitlichen Beckenwand nach in die Tiefe auf das gesuchte Gefäß. Bei diesem

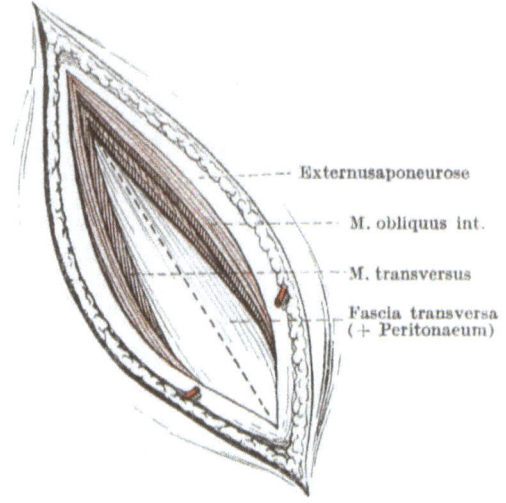

Abb. 100. Die Fascia transversa ist sichtbar.

Vorgehen wird der Ureter stets mit dem Peritonaeum abgeschoben Er muß also am Peritonaeum, nicht auf den Gefäßen gesucht werden

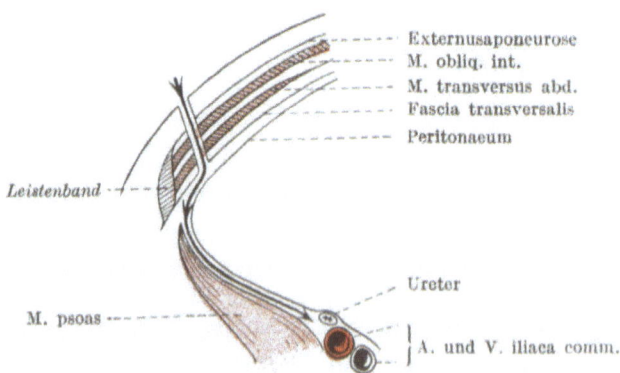

Abb. 101. Weg der Freilegung der A. iliaca comm.

Vorsicht bei der Ablösung der A. iliaca communis dextra. Die darunterliegende V. cava inf. reißt sehr leicht ein.

Anzeigestellung zur Unterbindung der A. iliaca communis:

A. iliaca communis.

a) Endgültige Unterbindung. Verletzungen
Aneurysma
der Aa. iliaca ext.,
hypogastrica,
femoralis, glutaeae.

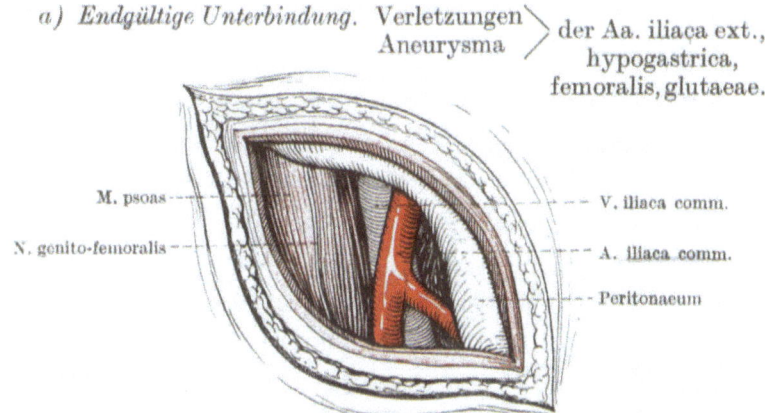

Abb. 102. Das Peritonaeum ist abgeschoben, die Vasa il. comm. werden sichtbar.

b) Vorübergehende Unterbindung. Exarticulatio interileo-abdom.
Exarticulatio femoris
Embolektomie.

Bei Unterbindung der A. iliaca communis kommt es in 3—6% zur Gangrän. Mortalität 6%.

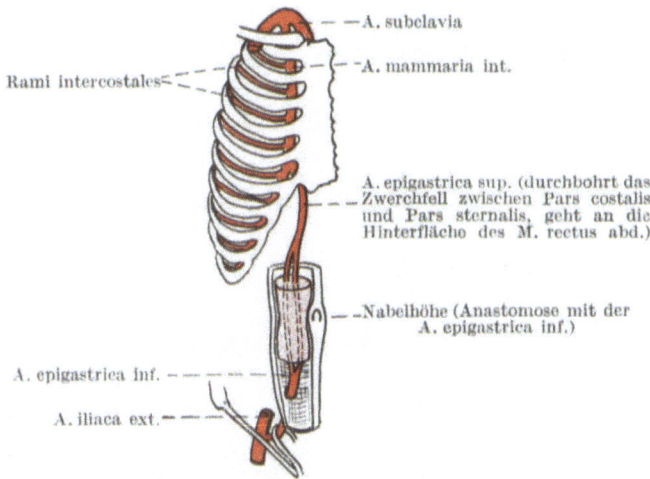

Abb. 103. Kollateralkreislauf A. mammaria int. — A. epigastrica inf.

Der Kollateralkreislauf, der nach der Unterbindung der A. iliaca communis die Blutversorgung des Beckens und der unteren Extremität übernimmt, wird folgendermaßen gebildet:

I. A. *mammaria interna* (A. subclavia)
   ↓
   A. epigastrica sup.
   ↓
   A. epigastrica inf. = Aa. lumbales (Aorta abdominalis)
   ↓
   A. iliaca externa (längster Kollateralkreislauf des Körpers!)
II. A. *haemorrhoidalis sup.* (A. mesenterica inf. — Aorta abd.)
   ↓
   Aa. haemorrhoidalis media et inf.
   ↓
   A. hypogastrica
III. Aa. *lumbales* (Aorta abdominalis) (Rami anteriores)

| A. epigastrica inf. | A. iliolumbalis | A. circumflexa il. prof. |
| (A. iliaca ext.) | (A. hypogastrica) | (A. iliaca ext.) |

IV. A. *sacralis media* (Aorta abdominalis)

Rami sacrales   A. lumbalis ima
   ↓   ↓
A. sacralis lat. A. iliolumbalis

A. hypogastrica

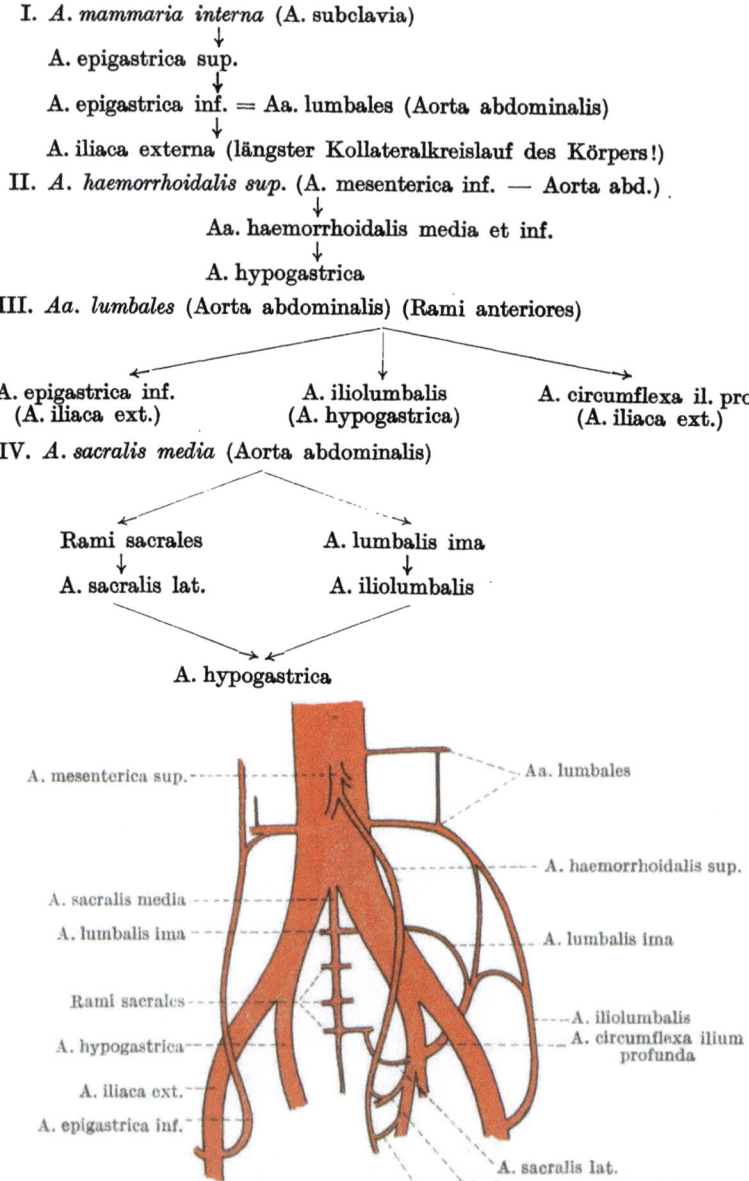

Abb. 104. Kollateralkreislauf im Gebiete der A. iliaca comm.

A. iliaca externa.

Der Verlauf der A. iliaca externa entspricht von außen einer Linie, die von der Medianlinie 3 cm unterhalb des Nabels zur Mitte des Leistenbandes geht.

Die Freilegung der A. iliaca externa erfolgt in der gleichen Weise wie diejenige der A. iliaca communis.

Hautschnitt. Parallel und etwas oberhalb des Leistenbandes.
1. Durchtrennung von Haut, Unterhautfettgewebe, Ligatur der A. epigastrica superficialis.
2. Durchtrennung der Externusaponeurose, der Mm. obliquus internus, transversus, der Fascia transversa.
3. Stumpfes Abschieben des Peritonaeums.

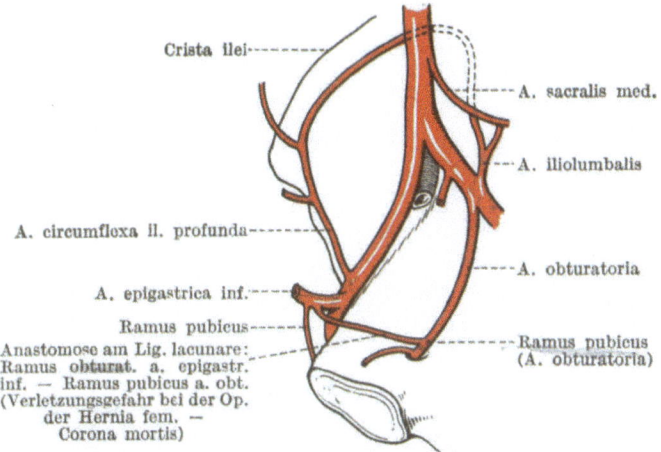

Abb. 105. Kollateralkreislauf nach Unterbindung der A. iliaca ext.

Zur Erhaltung des Kollateralkreislaufes muß die Unterbindung oberhalb des Abganges der beiden Arterien: A. circumflexa ilium profunda und A. epigastrica inf. vorgenommen werden.

Kollateralkreislauf.

1. A. mammaria int. → A. epigastrica sup. → A. epigastrica inf.
2. A. obturatoria (A. hypogastrica) → A. epigastrica inf. (Ramus pubicus).
3. A. iliolumbalis → A. circumflexa il. prof.

Die Unterbindung der A. iliaca externa führt in 12—13% zu Gangrän der unteren Extremität.

A. hypogastrica.

Die Unterbindung erfolgt ebenfalls extraperitoneal mit der gleichen Technik wie sie bei der Unterbindung der A. iliaca communis und externa angegeben wurde.

Die Unterbindung erfolgt bei: Aneurysmen, Blutungen (durch Verletzung oder durch septische Prozesse) der A. hypogastrica und der Glutaealarterien; Tumoren des Beckens, des Uterus, der Blase; schwere atonische Blutungen des Isthmus uteri, Placenta praevia.

Der Kollateralkreislauf ist so gut ausgebildet, daß keine Gangrängefahr besteht.

Muskeln des Oberschenkels.

I. Vordere Gruppe.

M. sartorius
M. quadriceps femoris } Insertion: Unterschenkel.

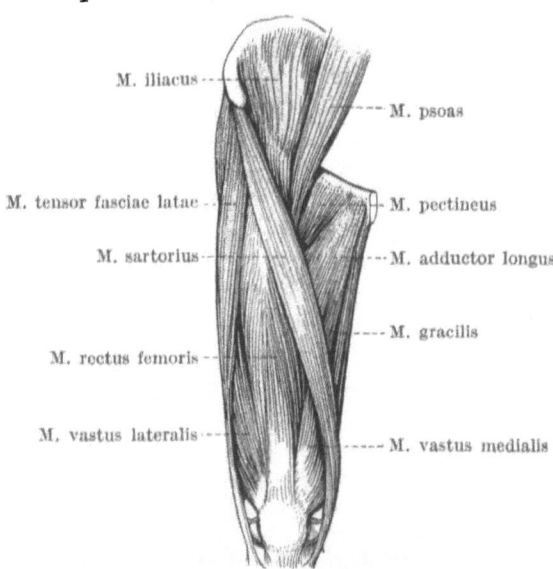

Abb. 106. Muskeln des Oberschenkels. Vordere Gruppe.

4 Köpfe. 3 eingelenkige: Vasti
          1 zweigelenkiger: M. rectus femoris (ausgesprochene Atrophieneigung).

Gemeinsame Sehne: Lig. patellae.

Innervation. N. femoralis.

Muskeln des Oberschenkels.

Funktion. *Sartorius* beugt den Unterschenkel und rollt ihn einwärts.
Quadriceps streckt den Unterschenkel.

II. Mediale Gruppe.

1. Schicht
   - M. gracilis
   - M. pectineus
   - M. adductor longus

2. Schicht M. adductor brevis

3. Schicht
   - M. adductor magnus
   - M. adductor minimus

Insertion: Oberschenkel.

Innervation. N. obturatorius
(M. pectineus N. obt. + N. femoralis).

Funktion. Adduktion und Beugung des Oberschenkels.
Mm. pectineus, adductor longus, brevis, minimus rollen den Oberschenkel außerdem nach auswärts, der M. gracilis nach einwärts.

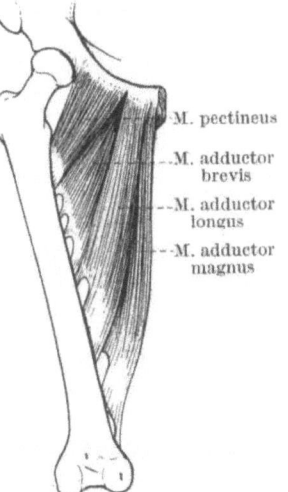

Abb. 107. Muskeln des Oberschenkels. Mediale Gruppe.

III. Hintere Gruppe.

M. biceps femoris
M. semitendinosus
M. semimembranosus
} Insertion am Unterschenkel.

Semitendinosus, Semimembranosus, Gracilis gehen um den Condylus med. herum und inserieren mit dem Pes anserinus an der Tuberositas tibiae.

Innervation. Tibialisportion des N. ischiadicus
(Caput breve m. bic. N. peronaeus).

Funktion. Beugen den Unterschenkel gegen den Oberschenkel, strecken den Oberschenkel im Hüftgelenk. M. biceps außerdem Auswärtsroller des Unterschenkels. Mm. semitend. und semimembr. Einwärtsroller.

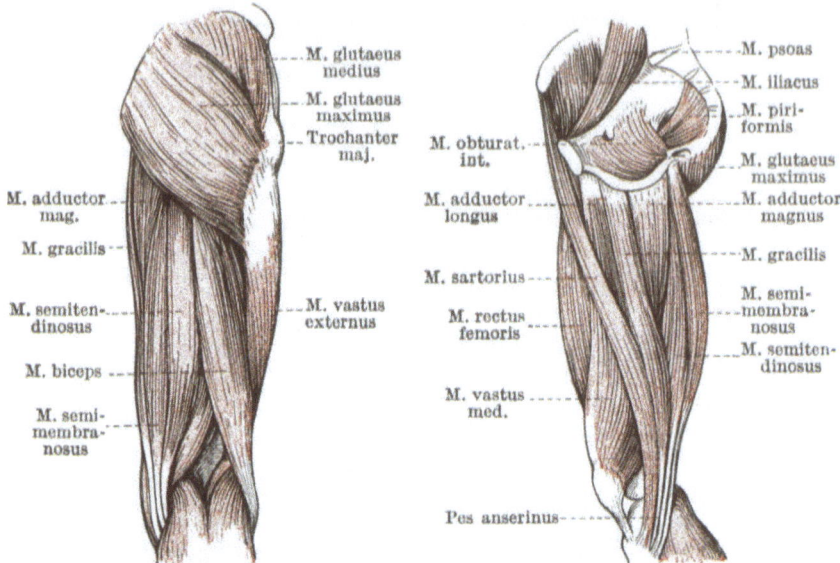

Abb. 108. **Muskeln des Oberschenkels.** Hintere Gruppe.
Abb. 109. **Muskeln des Oberschenkels.** Hintere Gruppe.

A. femoralis.

Als Fortsetzung der A. iliaca ext. von der Lacuna vasorum bis zum Hiatus tendineus adductorius.

Lage im { oberen Teil: Fossa ileopectinea
unteren Teil: Adductorenkanal.

Die Unterbindung der A. femoralis erfolgt an 3 Stellen:
1. Direkt unterhalb des Leistenbandes: *obere* Ligatur.
2. An der Spitze des SCARPAschen Dreieckes: *mittlere* Ligatur.
3. Im Adductorenkanal: *untere* Ligatur.

1. Obere Ligatur.

Die Arterie liegt hier in der *Fossa ileopectinea*.
Begrenzung der Fossa:
   Oben: Lig. inguinale
   Lateral: M. sartorius
   Medial: M. adductor longus
   Boden: Fascia ileopectinea
   Dach: Fascia lata.

Die Spitze des Dreieckes mündet direkt in den Adductorenkanal.

Die A. femoralis gibt während des Verlaufes im SCARPAschen Dreieck folgende Äste ab:

Oberflächliche: A. circumflexa il. superfic.
A. epigastrica superfic.
A. pudenda ext.

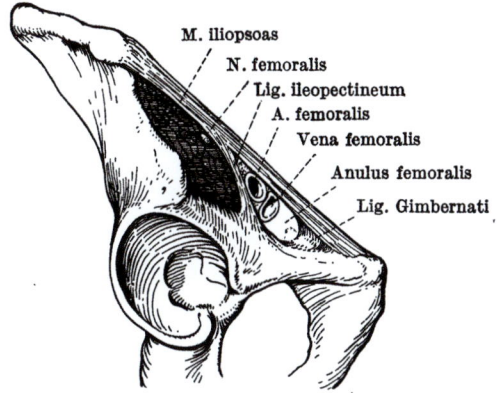

Abb. 110. Lacuna vasorum und Lacuna musculorum.

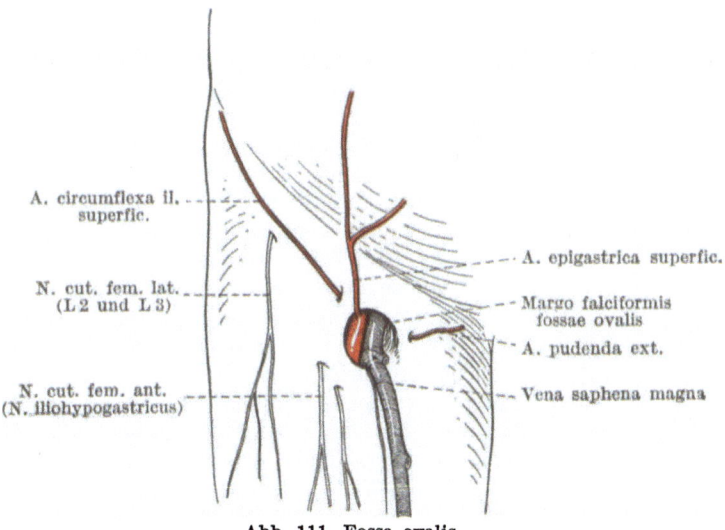

Abb. 111. Fossa ovalis.

Tiefe: A. profunda femoris (entspringt 3 cm unterhalb des Leistenbandes). Gibt folgende Äste ab:
A. circumflexa femoris medialis und lat.
Aa. perforantes I, II, III.

Die oberflächlichen Äste treten in der Umgebung der *Fossa ovalis* durch die Fascia lata.

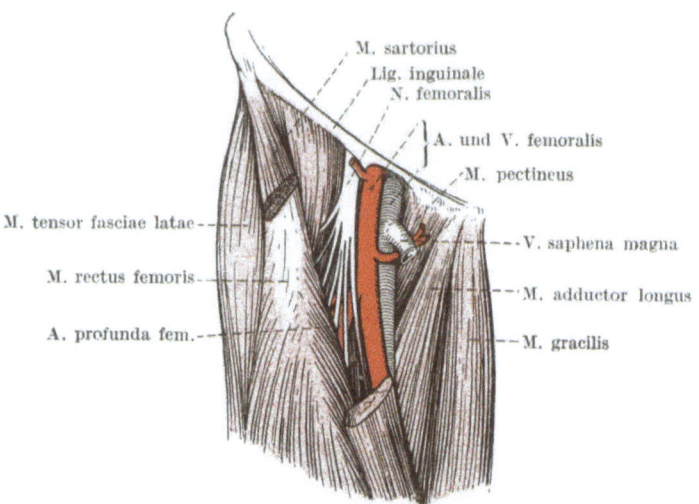

Abb. 112. Fossa ileopectinea.

Fossa ovalis. Lücke im oberflächlichen Blatt der Fascia lata (äußerer Schenkelring). Die Lücke ist bedeckt von der *Lamina cribrosa*.

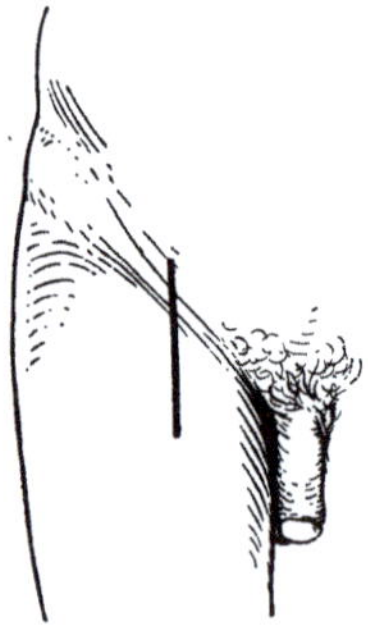

Die Fossa ovalis bildet den äußeren Zugang zu der Fossa ileopectinea.

Hautschnitt. Mitte Spina il. ant. sup. — Tub. pubicum, 1 cm nach medial davon liegt die Arterie. Der Hautschnitt wird in der Achse des Oberschenkels geführt, fingerbreit oberhalb des Leistenbandes beginnend.

1. Durchtrennung von Haut und Fettgewebe. Wichtig als Orientierungspunkt ist der untere Rand des Leistenbandes. Er wird nach der Spaltung der Haut zunächst dargestellt. Dann dringt man möglichst stumpf durch das Fettgewebe in die Tiefe, bis die Fascia lata erscheint.

Abb. 113. Hautschnitt für die Freilegung der A. femoralis.

Sie wird mit einem Tupfer vom Fettgewebe gesäubert und dann sorgfältig in der Längsrichtung gespalten.

Man stößt jetzt:
1. direkt auf die Arterie, oder
2. auf die Vene. In diesem Falle ist man zu weit medial. Die Arterie wird von einem neuen Fascienschnitt etwas lateral vom 1. Einschnitt freigelegt.

3. Man stößt auf Muskelfasern und einen Nervenstrang. In diesem Falle ist man in die Lacuna musculorum gelangt, ist also zu weit lateral. Neuer Einschnitt in die Fascie weiter medial.

Die Gangrängefahr der unteren Extremität nach Unterbindung der A. femoralis ist verschieden je nach dem Orte der Unterbindung.

Unterbindung { oberhalb des Abganges der A. profunda fem. 21%, unterhalb 10%.

Bei der Unterbindung der A. femoralis unterhalb des Abganges der A. profunda femoris ist also die Gangrängefahr doppelt so groß.

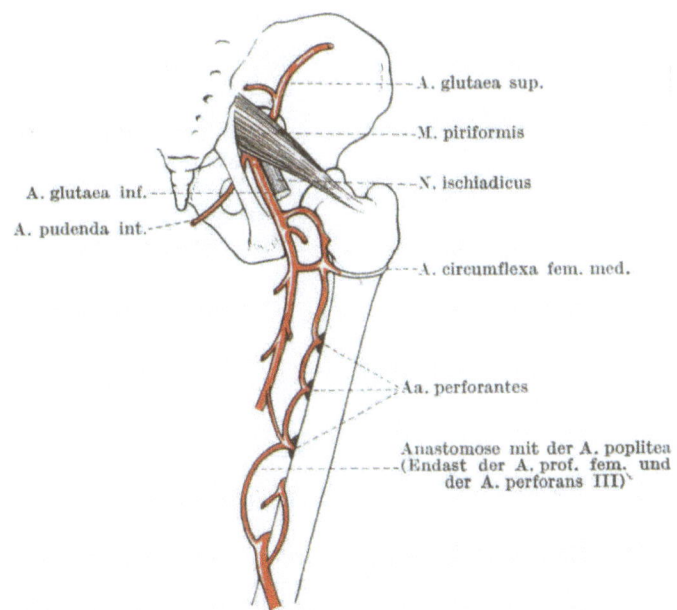

Abb. 114. Kollateralkreislauf nach Unterbindung der A. femoralis im SCARPAschen Dreieck.

Kollateralkreislauf bei der *oberen* Unterbindung (über der A. profunda femoris).

A. glutaea inferior → Aa. circumflexa femoris medialis, perforantes → A. poplitea.

Untere Ligatur. Anastomose der A. perforans III (Endast der A. prof. fem.) mit A. poplitea.

Ligatur der V. femoralis.

Die Freilegung erfolgt in der gleichen Weise wie diejenige der A. femoralis.

Gangrän der unteren Extremität nach der isolierten Unterbindung der V. femoralis in 5% der Fälle.

Mittlere Ligatur

an der Spitze des SCARPAschen Dreieckes, kurz vor dem Eintritt der Arterie in den Adductorenkanal.

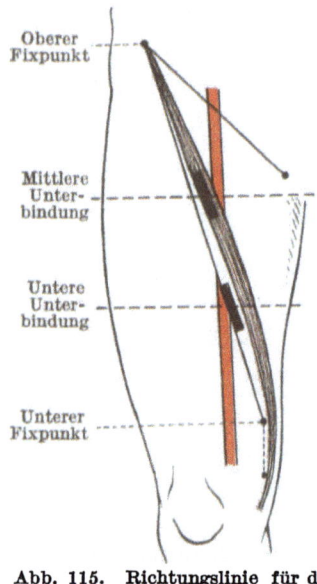

Abb. 115. Richtungslinie für die Unterbindung der A. femoralis (mittlere und untere Unterbindung).

Richtungslinie zur Feststellung des Hautschnittes: Spina il. ant. sup., Punkt handtellerbreit oberhalb des Cond. med. femoris. Die Linie durch die beiden Fixpunkte wird in drei gleiche Teile geteilt. Der obere Kreuzungspunkt ergibt den Mittelpunkt des Hautschnittes. Er wird vorteilhaft 2 cm nach medial von der Richtungslinie angelegt.

Gegenseitiges Verhalten von
 A. femoralis,
 M. sartorius und
 Richtungslinie:

Mittlere Ligatur. A. femoralis am medialen Sartoriusrande.

Untere Ligatur. A. femoralis am lateralen Rand des Sartorius.

Lage des Beines. Leicht abduziert und außenrotiert.

Hautschnitt. In einer Ausdehnung von etwa 12 cm. Die Haut wird während der Durchtrennung auf der Unterlage gut fixiert, damit die weitere Schnittrichtung in der Ebene des Hautschnittes bleibt. Die am medialen Wundrand erscheinende V. saphena magna wird nach medial abgeschoben. Bevor die Fascia lata eingeschnitten wird, muß sie in der ganzen Ausdehnung des Hautschnittes sauber dargestellt werden. Das noch haftende Fett wird mit einem Tupfer sauber entfernt, die Fascie hierauf genau besichtigt. Man kann jetzt bereits durch die Fascie hindurch den Faserverlauf der Muskulatur erkennen. Die in der Längsrichtung verlaufenden Muskelfasern entsprechen dem M. sartorius, die schräg nach oben-innen gehenden Fasern dem M. adductor longus. Genau an der

Grenze dieser beiden Muskeln, am medialen Sartoriusrande, wird die Fascie eingeschnitten.

Gelangt man nach der Spaltung der Fascie statt auf den dünnen Sartorius auf einen dicken Muskelbauch mit schräg nach oben-innen verlaufenden Muskelfasern, dann ist man zu weit lateral (M. vastus med.). In diesem Falle faßt man den medialen Fascienrand mit einer Pinzette und geht dem Fascienrand nach in die Tiefe und nach hinten. Der Sartorius wird genau dargestellt, vor allem die Hinterfläche vollständig freigelegt, und dann der Muskel stark nach außen gezogen. Unter dem Muskel erscheint ein mit

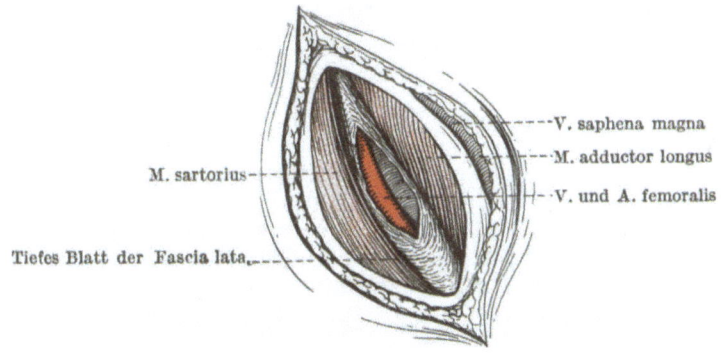

Abb. 116. A. femoralis im Adductorenkanal.

Fett und Fasciengewebe ausgefülltes Spatium. Geht man in diesem Spatium stumpf in die Tiefe, so stößt man auf das tiefe Blatt der Fascia lata. Die Fascie wird vorsichtig längs gespalten, worauf die Arterie sofort sichtbar wird. Neben der Arterie findet sich der N. saphenus magnus (Hautnerv). Der nach medial an die Gefäße angrenzende Muskel ist der M. adductor longus.

Untere Ligatur.
Vorgehen:
1. Freilegen des Sartorius-Außenrandes;
2. Eröffnung des Adductorenkanals.

Hautschnitt. In der Richtungslinie, Mittelpunkt an der Kreuzung der Richtungs- mit der unteren Dreiteilungs-Linie.
Lage des Beines. Mäßig abduziert, starke Außenrotation.
1. Durchtrennung von Haut und Fettgewebe. Abschieben der V. saphena magna medialwärts.
2. Freilegen und Säubern der Fascia lata. Faserverlauf prüfen:
    a) Längsverlaufende Fasern: M. sartorius.
    b) Schräg nach innen-oben verlaufende Fasern: M. vastus medialis. Weiter medial suchen.

3. Spaltung der Fascie und Freipräparieren des Sartorius-*Außen*randes. Bevor letzterer nicht genau dargestellt ist, darf man nicht weiter gehen.

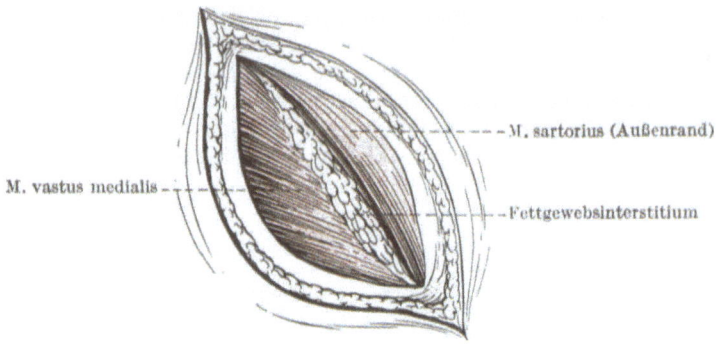

Abb. 117. Das Fettgewebsinterstitium ist freigelegt.

4. Der Sartorius wird mit einem scharfen Haken stark nach innen, der Vastus medialis nach außen gezogen. Es wird ein mit Fettgewebe ausgefülltes Interstitium sichtbar.

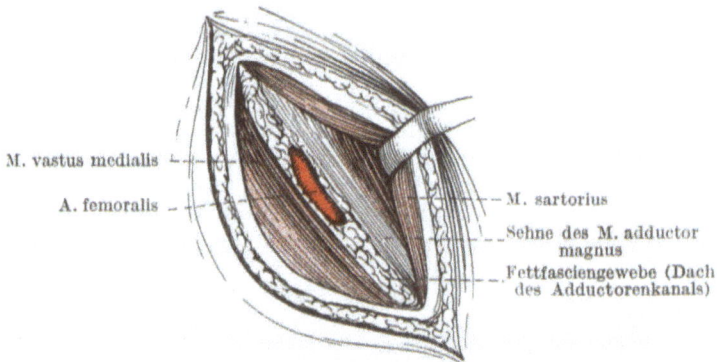

Abb. 118. Das Dach des Adductorenkanals ist in der Längsrichtung gespalten.

5. Unter fortgesetztem Zug an den beiden Wundhaken dringt man in diesem Interstitium in die Tiefe. Man stößt auf einen breiten Fascienstreifen: Sehne des M. adductor magnus. Nach lateral schließt sich eine Fettgewebsschicht an, welche die queren Faserzüge von der Adductorfascie zum Vastus medialis bedeckt (Dach des Adductorenkanals). Hier findet sich häufig ein Nerv: N. saphenus magnus. Er verläßt an dieser Stelle den Adductorenkanal.

6. Der Nerv wird isoliert, hochgehoben und die darunterliegende Fett-Fascienschicht gespalten, und damit der Adductorenkanal eröffnet. Ist der Nerv nicht sichtbar, so wird die Fett-Fascienschicht in der Mitte längs gespalten. Nicht die Adductorensehne spalten, sondern lateral davon eingehen!

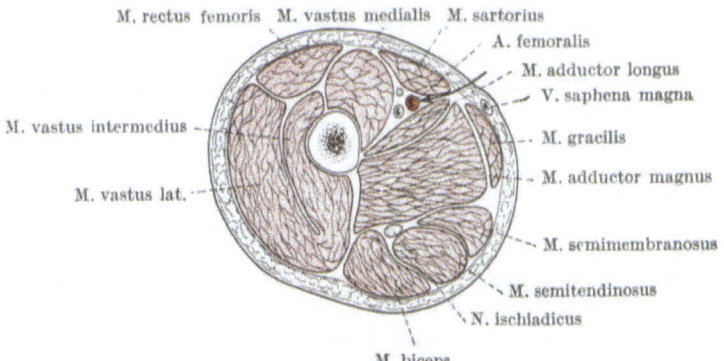

Abb. 119. Querschnitt auf der Höhe der mittleren Ligatur (M. sartorius lateralwärts ziehen).

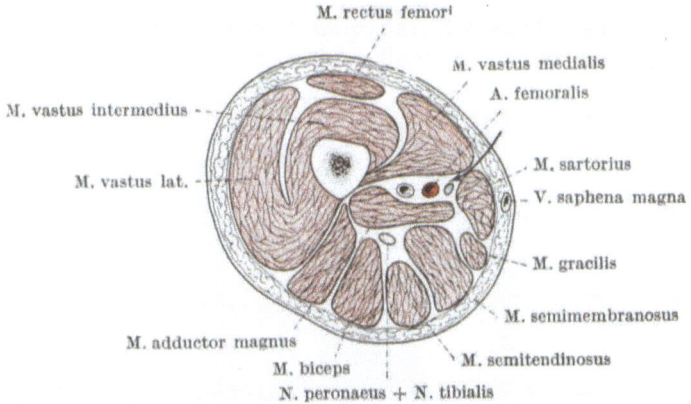

Abb. 120. Querschnitt auf der Höhe der unteren Ligatur (M. sartorius medialwärts ziehen).

Ligatur der V. saphena magna.

(Operation nach TRENDELENBURG.)

Zweck der Unterbindung: Ausschaltung des auf der V. saphena lastenden hydrostatischen Druckes.

Die Indikation zur Operation ist abhängig vom Ausfall des TRENDELENBURGschen Zeichens.

Saegesser, Operationslehre.

Am hochliegenden Bein wird die V. saphena magna durch Daumendruck verschlossen. Bei liegendem Daumen wird das Bein wieder in die senkrechte (stehende) Haltung gebracht.

2 Möglichkeiten:

1. Trotz der senkrechten Beinlage füllt sich die Vene nicht: TRENDELENBURG +, d. h. die Erweiterung der Vene ist die Folge einer Klappeninsuffizienz. Die Höhe der Blutsäule, die uneingeschränkt auf der Venenwand lastet, ist durch die Klappeninsuffizienz bedeutend größer geworden. Der erhöhte Druck führt zu einer Erweiterung der Vene.

2. Trotz des zentralen Venenverschlusses füllt sich die Vena saphena nach Senkrechtstellung des Beines: TRENDELENBURG negativ, d. h. es erfolgt eine Blutzufuhr aus den Querverbindungen mit den tieferen Venen und dem oberen Saphenaabschnitt. In diesem Falle ist die alleinige Ligatur der V. saphena magna nutzlos.

Hautschnitt. 1 cm nach innen von der Mitte Spina il. ant. sup.-Tub. pubicum, 6 cm senkrecht nach unten verlaufend. Im Unterhautfettgewebe findet sich die Vene. Die Vene wird doppelt ligiert und ein Stück reseziert.

A. poplitea

als Fortsetzung der A. femoralis vom Austritt aus dem Adductorenschlitz bis unter den Sehnenbogen des M. soleus. Sie verläuft im

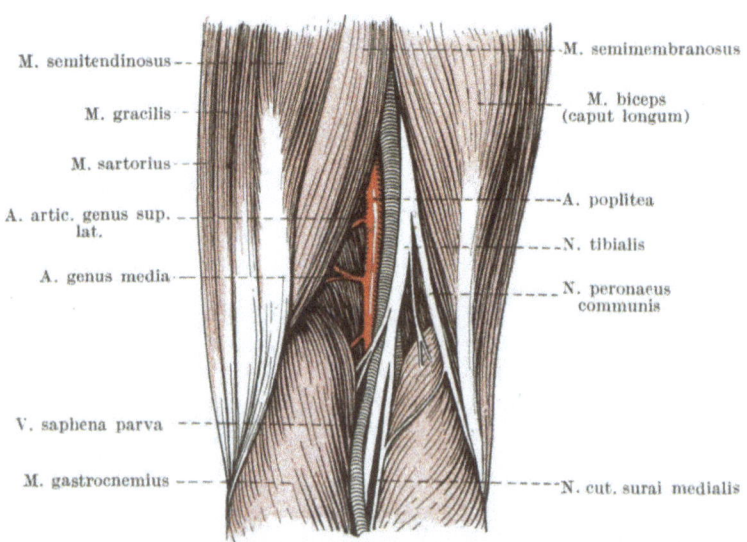

Abb. 121. Fossa poplitea.

A. poplitea.

oberen Drittel auf dem Planum popliteum, im mittleren Drittel der hinteren Kapselwand anliegend, im distalen Drittel auf dem M. popliteus.

Gefäß-Nervenverhältnisse.

1. N. tibialis verläuft ziemlich genau in der Mitte der Fossa poplitea senkrecht nach unten. Er liegt dicht unter der Fascie.

2. Vena femoralis verläuft parallel zum N. tibialis, aber tiefer und medial vom N. tibialis.

3. A. femoralis liegt medial von der Vene und tiefer. Arterie und Vene liegen in einer gemeinsamen Gefäßscheide.

Ligatur der A. poplitea.

Lagerung in Bauchlage.

Schnitt. Senkrecht verlaufender Schnitt in der Mitte zwischen den beiden Kondylen.

Nach Durchtrennung der Haut und des Unterhautfettgewebes stößt man auf die Fascia poplitea. Sie wird längs gespalten, wobei die V. saphena parva nach lateral abgeschoben wird. In dem reichlich vorhandenen Fett der Fossa stößt man zunächst auf den N. tibialis. Er wird vorsichtig mit einem Faden umschlungen und die Fadenenden mit einer KOCHER-Klemme fixiert. Die Klemme läßt man nach lateral herunterhängen. Medial vom Nerv dringt man vorsichtig in die Tiefe und stößt auf die V. femoralis. Verfolgt man jetzt die straffen Bindegewebszüge nach medial unten, so stößt man auf die A. femoralis.

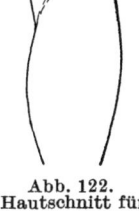

Abb. 122.
Hautschnitt für die Freilegung der A. poplitea.

Kollateralkreislauf.

Er wird gebildet durch die Aa. articulares genus.

Die *Gangrängefahr* nach Unterbindung der A. poplitea ist sehr groß: 35—40% der Unterbindungen führen zu einem Absterben des Unterschenkels.

Trotz der reichlich vorhandenen Kollateralen ist die Gangrängefahr also sehr hoch.

Ursachen.

Bei *Verletzungen* (Luxation des Unterschenkels nach hinten) werden sehr oft die Kollateralen mitverletzt, denn sie entspringen sämtliche, auch die A. genus suprema, in der Fossa poplitea. Aber auch bei einem höheren Abgang wären die Aussichten nicht viel besser, weil sich im Anschluß an die Verletzung der A. poplitea ein unter starker Spannung stehendes Hämatom ausbildet, das zur Kompression der Gefäße führt.

Bei der *Unterbindung* der Arterie in der Fossa poplitea fehlen Bluterguß und Läsion der Kollateralen und trotzdem ist der Kollateralkreislauf meistens ungenügend. Die Ursache liegt in einer schwächeren Entwicklung und in einer geringeren Anpassungsfähigkeit der Kollateralgefäße. Es handelt sich hier ausschließlich um kleine Kapsel- und Sehnengefäße. Anpassungsfähig im Sinne einer plötzlichen Übernahme einer größeren Blutmenge sind nur

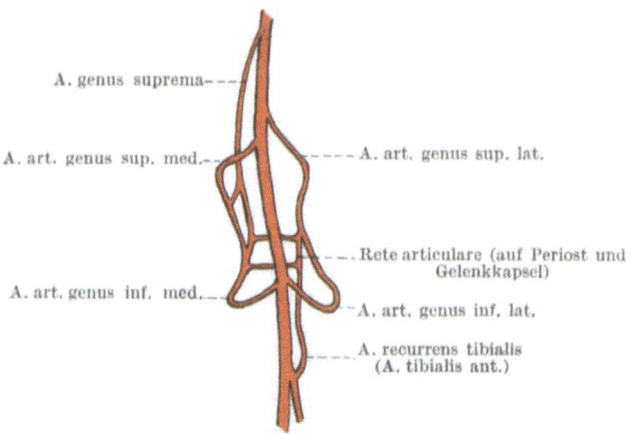

Abb. 123. Kollateralkreislauf in der Fossa poplitea.

Kollateralen die unter normalen Verhältnissen größere Muskelpartien versorgen.

Die Unterbindung der A. poplitea muß also, wenn irgendwie möglich, vermieden werden. An ihre Stelle tritt heute die frühzeitige Gefäßnaht.

Die A. poplitea liegt der hinteren Gelenkkapsel besonders in der Höhe der Tibiakondylen direkt an. Bei unvorsichtigem Vorgehen kann die Arterie an dieser Stelle verletzt werden.

Muskeln des Unterschenkels.

Vordere ⎫
Seitliche ⎬ Gruppe
Hintere ⎭

Vordere Gruppe. M. tibialis ant. ⎫
  M. ext. hallucis long. ⎬ N. peronaeus
  M. ext. digit. longus ⎪ profundus
  M. peronaeus tertius ⎭

Funktion. Alle 4 Muskeln bewirken eine *Dorsalflexion* des Fußes.

M. tib. ant. ⎫
M. ext. hall. long. ⎬ + Supination und Adduktion

Muskeln des Unterschenkels.

M. ext. digit. long. } + Abduktion.
M. peronaeus tertius }

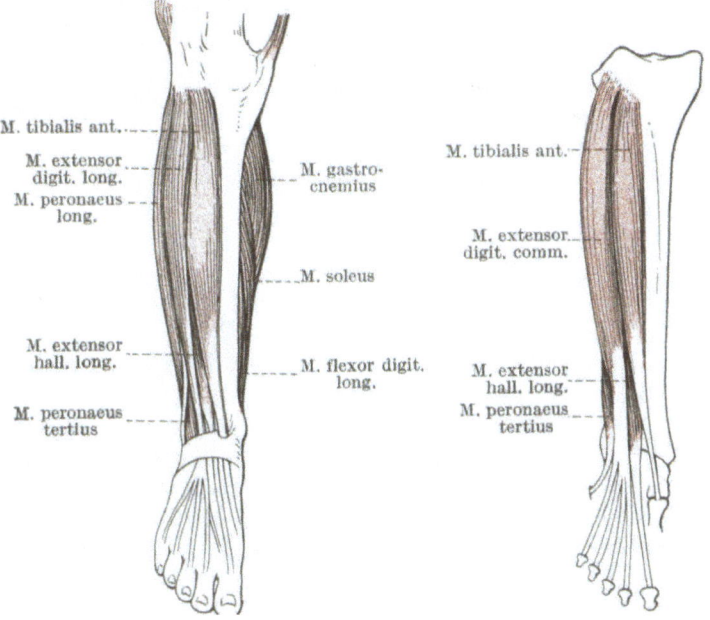

Abb. 124. Vordere Gruppe.   Abb. 125. Vordere Gruppe.

Seitliche Gruppe.

M. peronaeus longus (Fibula — Cuneiforme I, Os metatarsale I + II).

M. peronaeus brevis (Fibula — Tuberositas ossis metatrs. V.) Innervation: *N. peronaeus sup.*

Funktion. Beide Muskeln pronieren und abduzieren den Fuß. Der Peronaeus longus nimmt auch an der Plantarflexion teil.

Hintere Gruppe (N. tibialis).

a) Oberflächlich. M. *gastrocnemius* }
                  M. *soleus*   } Achillessehne (Tuber calcanei)
                  M. *plantaris* }

Der Triceps surae bewirkt Plantarflexion und Supination des Fußes.

Der M. gastrocnemius beugt außerdem den Unterschenkel.

M. plantaris: Plantarflexion des Fußes.

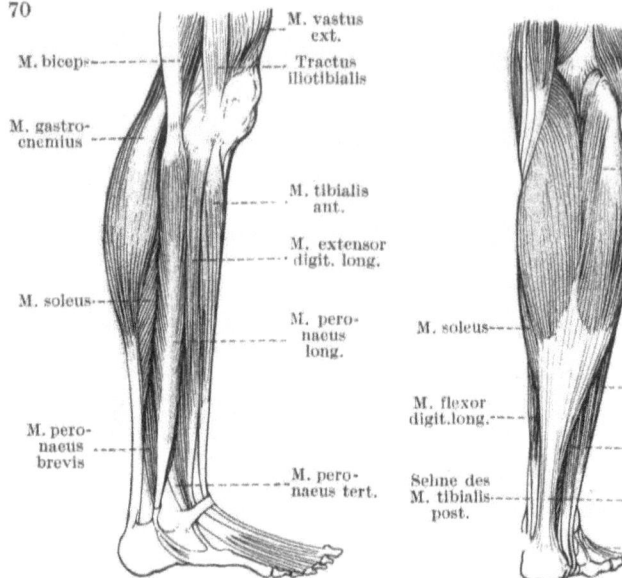

Abb. 126. Seitliche Gruppe.

Abb. 127. Hintere Gruppe (oberflächliche Schicht).

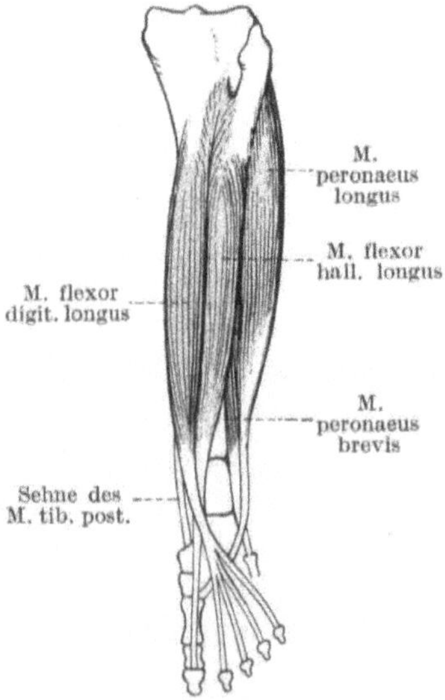

Abb. 128. Hintere Gruppe (tiefe Schicht).

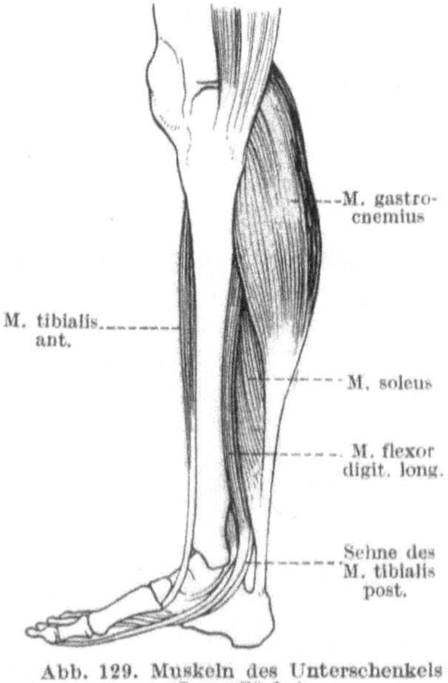

Abb. 129. Muskeln des Unterschenkels (Innenfläche).

b) Tief. *M. tibialis posterior* (Tub. ossis nav., Cuneif. I, II, III).
　　　　M. flexor digitorum long. (Endphalange 2—5).
　　　　M. flexor hallucis long. (Endphalange Großzehe).
Funktion. M. tib. post. adduziert und supiniert den Fuß;
　　　　M. flexor dig. long. Beugen der Endphal. 2—5;
　　　　M. flexor hall. long. Beugen der Endphal. 1.

Gefäße.

An der Vorderseite ziehen die Gefäße auf der Membrana interossea gegen den Fuß, an der Rückseite zwischen Triceps surae und den Beugern.

Die A. poplitea teilt sich unter dem Sehnenbogen des M. soleus in die *A. tibialis ant.* und *post.*

A. tibialis anterior

geht oberhalb der Membrana interossea nach vorn und unmittelbar auf ihrer Vorderfläche fußwärts.

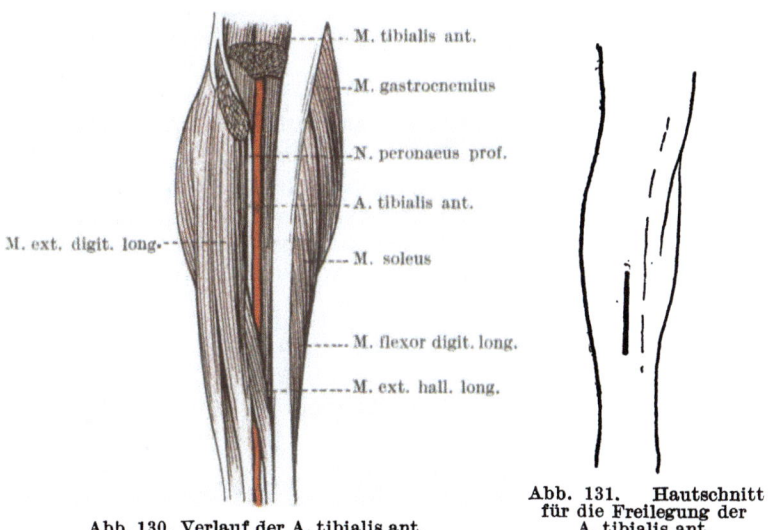

Abb. 130. Verlauf der A. tibialis ant.

Abb. 131. Hautschnitt für die Freilegung der A. tibialis ant.

Im oberen Teil liegt sie zwischen M. tib. ant. und M. extensor digit. long., im unteren Teil zwischen M. tib. ant. und M. ext. hall. long. Die Arterie ist begleitet vom N. peronaeus profundus.

Unterbindung in der Mitte des Unterschenkels.
Lagerung des Beines. Mittelstellung.
Schnittrichtung. Parallel zu der äußeren Tibiakante, daumenbreit lateralwärts von derselben. Länge 8 cm.

Bei muskelschwachem Unterschenkel ist der Hautschnitt näher an der Tibiakante, bei muskelstarkem weiter von der Tibiakante entfernt anzulegen.

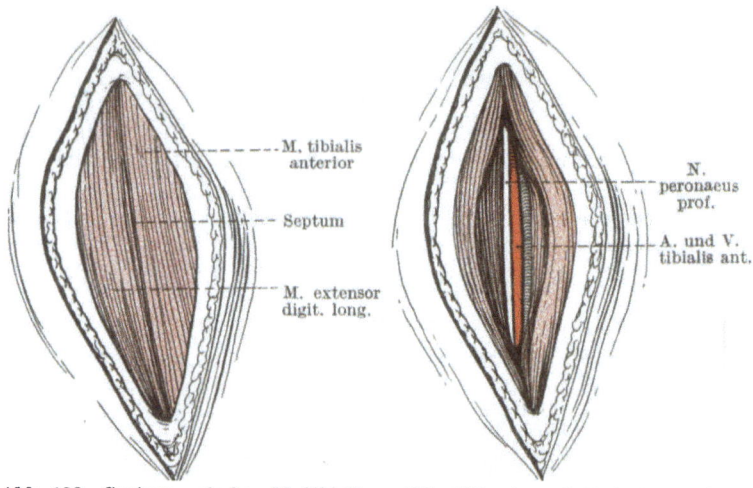

Abb. 132. Septum zwischen M. tibialis ant. und M. extensor digit. long.

Abb. 133. A. und V. tibialis ant. und N. peronaeus prof. sind freigelegt.

Durchtrennung von Haut, Unterhautfettgewebe und Unterschenkelfascie. Sehr wichtig ist jetzt, das feine Septum zwischen M. tibialis ant. und M. extensor dig. long. festzustellen. Bevor dieses Septum genau gefunden ist, soll man nicht in die Tiefe gehen.

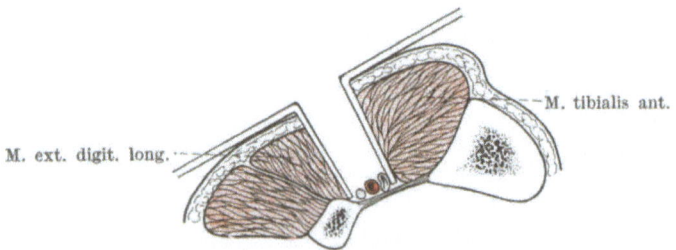

Abb. 134. Weg der Freilegung der A. tibialis ant.

Das Septum wird der Länge nach gespalten und dann nach beiden Seiten ein LANGENBECK-Haken eingeführt. Unter allmählichem Tiefergreifen und starkem Zug seitwärts gelangt man auf Vene, Arterie und Nerv. Sehr oft ist das Gefäßnervenbündel mit einer Fettschicht bedeckt. Nach Ablösen dieser Schicht mit der Pinzette findet man sogleich das gesuchte Gefäßnervenbündel.

A. tibialis posterior

beginnt am Sehnenbogen des M. soleus, verläuft zunächst auf dem M. tibialis post., weiter distal zwischen M. flexor digit. longus und M. flexor hallucis long., geht dann um den medialen Knöchel unter das Lig. laciniatum und teilt sich in die A. planatris medialis und lateralis.

Hauptast der A. tibialis post.: *A. peronaea*, verläuft zwischen M. tibialis post. und M. flexor hall. long.

Die A. tibialis post. ist begleitet vom *N. tibialis*.

Die Unterbindung erfolgt bei *außenrotiertem* Unterschenkel.

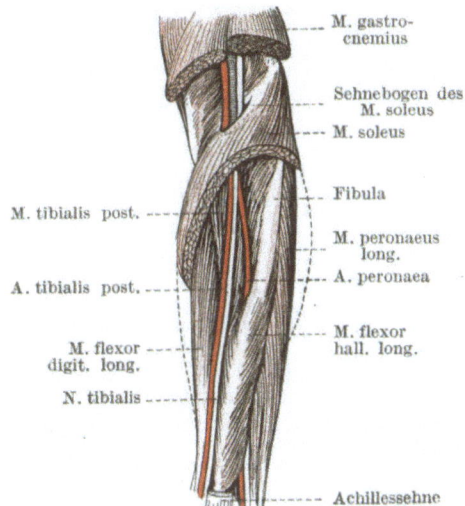

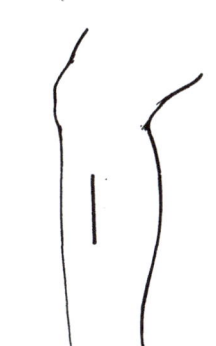

Abb. 135. Verlauf der Aa. tibialis post. und peronaea.

Abb. 136. Hautschnitt für die Freilegung der A. tibialis post.

Hautschnitt. 1 cm nach medial von der *medialen* Tibiakante Mitte Unterschenkel 8 cm langer Hautschnitt.

Durchtrennung von Haut, Unterhautfettgewebe und Fascia cruralis superfic. Im Unterhautfettgewebe finden sich die V. saphena magna und der N. saphenus. Sie werden stumpf abgeschoben.

Der M. soleus wird an seiner Insertionsstelle an der Tibiakante scharf abgelöst und mit einem Haken nach hinten gezogen. Durch allmähliches Tiefergreifen kommt man auf die tiefe Unterschenkelfascie. Diese wird längs gespalten. Gegen die Tibia hin wird der M. flexor hallucis sichtbar und anschließend die Fasern des M. tibialis posterior. Diesem Muskel anliegend finden sich A. und Vv. tibiales post. + N. tibialis.

Das Gefäßnervenbündel läßt sich leicht finden, wenn man nach Ablösen des M. soleus genau senkrecht in die Tiefe geht. Hält man sich zu nahe der Tibia, so kommt man in oder vor die Fasern des

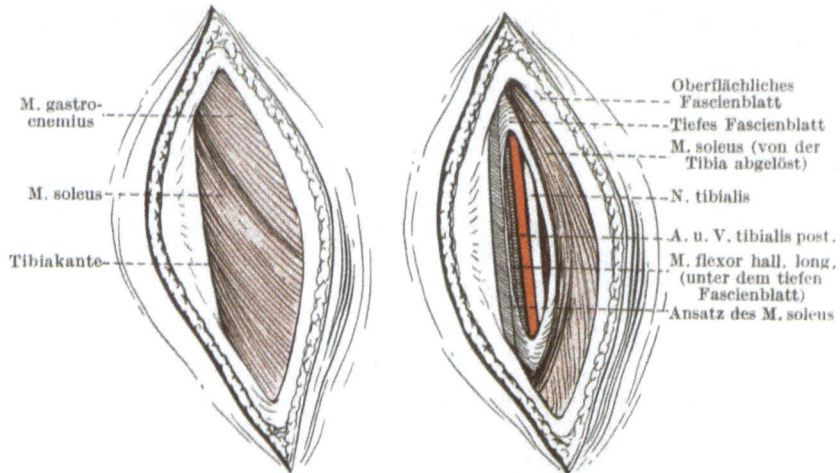

Abb. 137. Im oberen Wundwinkel ist der M. gastrocnemius sichtbar, weiter nach distal der M. soleus.

Abb. 138. A. tibialis post. und N. tibialis unter der tiefen Unterschenkelfascie sichtbar.

M. flexor hallucis longus. Geht man zu weit nach hinten, so verliert man sich im M. soleus.

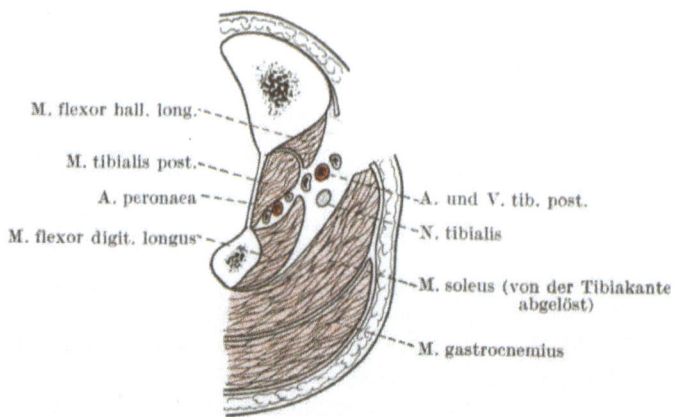

Abb. 139. Weg der Freilegung der A. tibialis post.

Aus der Abb. 139 ist genau ersichtlich, daß die Auffindung des Gefäßnervenbündels leicht ist unter der Voraussetzung, daß man, nach Ablösen des M. soleus, genau senkrecht in die Tiefe vordringt.

Gangrängefahr.

Gangrän nach Unterbindung der A. tibialis ant. 0%
A. tibialis post. 3,5%
Ausgedehnte Kollateralen sichern also die weitere Blutversorgung in ausreichendem Maße.
Hauptkollateralen:
A. peronaea → Ramus communicans → A. tibialis post.
Aa. malleolares ant. (med. und lat.) aus der A. tibialis ant. →
Aa. malleolares post. (med. und lat.) aus der A. tibialis post.
Aa. metacarpeae (A. dorsalis pedis) → Rami perforantes (A. tib. post.).
A. dorsalis pedis → Ramus plantaris prof. → A. plantaris lateralis (Arcus plantaris).

A. dorsalis pedis

verläuft zwischen den Sehnen des M. extensor hall. longus und brevis zum Spatium interosseum I. Hier teilt sie sich in einen dorsalen und plantaren Ast. Letzterer, der *Ramus plantaris profundus*, bildet mit der A. plantaris lateralis den *Arcus plantaris*.

Der Fuß wird in starke Plantarflexion gebracht. Hautschnitt an der äußeren Seite der Sehne des M. extensor hallucis long. Nach Durchtrennung der Haut, des Unterhautfettgewebes, der Fascie und des Lig. cruciatum findet man die Arterie, dem Skelet dicht aufliegend.

Die Arterie ist begleitet vom N. peronaeus profundus.

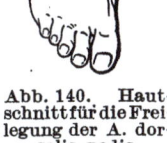

Abb. 140. Hautschnitt für die Freilegung der A. dorsalis pedis.

A. tibialis posterior. Unterbindung am medialen Knöchel.

Die Arterie verläuft hier im mittleren Fach des Lig. laciniatum.
Fuß stark nach außen rotiert.

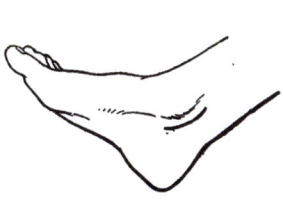

Abb. 141. Hautschnitt für die Freilegung der A. tibialis post.

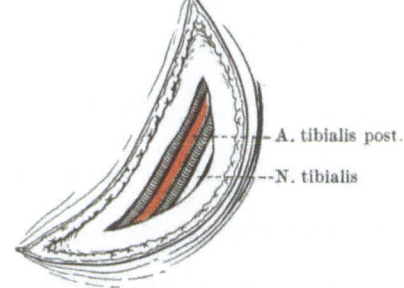

Abb. 142. Die A. tibialis post. mit ihren Begleitvenen und der N. tibialis sind freigelegt.

Hautschnitt. Bogenförmig um den Malleolus internus, daumenbreit hinter der Malleolenspitze.
Durchtrennung von Haut, Unterhautfettgewebe, Fascie, Lig. laciniatum. Die Arterie wird jetzt mit ihren Begleitvenen sichtbar. Nach hinten gegen die Achillessehne findet sich der *N. tibialis*. Das weiter gegen den Malleolus int. hin gelegene Fach der Sehnen der Mm. tibialis post., flexor hallucis long., flexor digit. longus darf nicht eröffnet werden.

Freilegung der Nerven.

N. femoralis. Freilegung im Trigonum femorale. Längsschnitt daumenbreit außerhalb der Leistenbandmitte. Spaltung der Fascia lata und der Scheide des M. ileopsoas. Der M. ileopsoas wird mit einem stumpfen Haken nach lateral gezogen. An der medialen Seite des Muskels liegt der dicke Nervenstamm.

N. obturatorius. Der Nerv wird intrapelvin-extraperitoneal freigelegt. Schnittführung wie bei der Freilegung der A. iliaca ext. Parallel zum Leistenband und oberhalb diesem Durchtrennung von Haut, Unterhautfettgewebe, Externusaponeurose, Mm. obliquus int. und transversus, Fascia transversa. Zwischen der Fascia transversa und dem Peritonaeum dringt man stumpf gegen die seitliche Beckenwand vor. Am absteigenden Schambeinast findet sich der Nerv. Für die STOFFELsche Operation wird er auch ausserhalb des Beckens zwischen Aductor longus und brevis aufgesucht.

N. saphenus. Freilegung nach Austritt aus dem Canalis adductorius, am hinteren Rand des M. sartorius. Hautschnitt vom Condylus med. femoris senkrecht nach oben. Nach Durchtrennung von Haut, Unterhautfettgewebe und Fascia stößt man auf die senkrecht verlaufenden Fasern des M. sartorius. An seinem hinteren Rande findet sich die Sehne des M. gracilis. Sie wird nach hinten gezogen, der Sartorius nach vorn. In der Tiefe wird der N. saphenus sichtbar, begleitet von der A. suprema genu.

N. ischiadicus. Freilegung am unteren Rande des M. glutaeus maximus.

Hautschnitt von der (unteren) Gesäßfalte senkrecht abwärts, in der Mitte zwischen Tuber ischiadicum und Trochanter major. Durchtrennung von Haut, Unterhautfettgewebe und Fascia. Man stößt auf ein längs verlaufendes feines Muskelspatium, lateral begrenzt vom M. biceps, medial vom M. semitendinosus. Im oberen Wundwinkel die schräg nach außen-unten verlaufenden Fasern des M. glutaeus max. Man dringt stumpf in das Interstitium vor und findet in einiger Tiefe des N. ischiadicus.

N. tibialis. Freilegung in der Fossa poplitea. Vorgehen wie bei der Freilegung der A. poplitea. Der Nerv liegt oberflächlich und lateral von der Arterie.

Freilegung am Unterschenkel. Der Nerv verläuft hier mit der A. tibialis posterior, an der lateralen Seite.

N. peronaeus communis. a) Freilegung hinter der Bicepssehne. In leichter Beugestellung des Unterschenkels tastet man die Bicepssehne durch und führt an ihrem hinteren Rande einen Schnitt, der bis zum Capitulum fibulae geht. Nach Durchtrennung von Haut, Unterhautfettgewebe und Fascie wird die Sehne des M. biceps dargestellt (Hinterrand!). Mit einem stumpfen Haken wird die Sehne nach oben gezogen. Direkt unter der Sehne findet sich der N. peronaeus communis.

b) Freilegung am Collum fibulae. Schrägschnitt unterhalb des Fibulaköpfchens. Nach Durchtrennung von Haut, Unterhautfettgewebe, Fascie stößt man auf den M. peronaeus longus. Die Fasern werden in der Richtung des Hautschnittes durchtrennt. Direkt unter dem Muskel, dem Collum fibulae aufliegend, findet sich der N. peronaeus communis. Etwas weiter nach distal teilt sich der Nerv in die beiden Endäste.

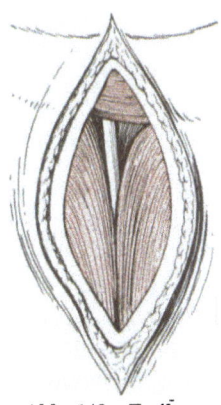

Abb. 143. Freilegung des N. ischiadicus am unteren Rande des M. glutaeus max.

N. peronaeus profundus verläuft mit der A. tibialis ant. und wird wie diese freigelegt.

N. peronaeus superficialis verläuft zunächst zwischen den beiden Köpfen des M. peronaeus longus, weiter distal zwischen M. peronaeus longus und M. extensor digitorum longus. Im unteren Drittel des Unterschenkels durchbricht der Nerv die Fascia cruris und geht zur Haut des Unterschenkels und des Fußrückens. Die Haut der einander zugekehrten Flächen der Großzehe und der 2. Zehe ist vom N. peronaeus prof. versorgt!

Anhang: Sehnenscheiden am Fuß.

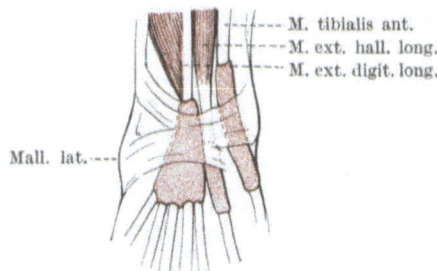

Abb. 144. Sehnenscheiden am Dorsum pedis.

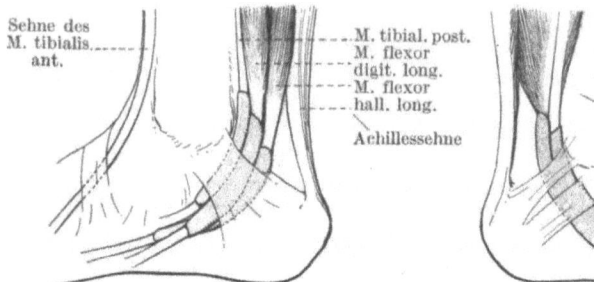

Abb. 145. Sehnenscheiden an der inneren Fußseite.

Abb. 146. Sehnenscheide der Mm. peronaei.

III. Amputationen.

Unter Amputation versteht man die Absetzung eines Gliedes in seiner Kontinuität an der Stelle der Wahl, die durch die Ausdehnung der Verletzung oder Erkrankung bestimmt ist.

Sie kommt in Frage bei
1. Arteriosklerotischer Gangrän des Greises und bei Diabetes;
2. Gangrän nach Embolie;
3. Gangrän durch Erfrierung;
4. Stromnekrose (elektrische Verbrennung);
5. Gangrän bei BÜRGERscher und RAYNAUDscher Krankheit;
6. Schweren phlegmonösen Prozessen;
7. Zertrümmerungsfrakturen;
8. Tuberkulose;
9. großen Ulcera des Unterschenkels;
10. Tumoren.

Die Festlegung der Grenze des gut lebensfähigen Gewebe kann Schwierigkeiten machen. Oft gelingt es durch die Zirkulationsprüfung nach MOSKOWICZ, SANDROCK, HOTZ (s. Abschnitt: Gefäße) oder durch die vergleichende Bestimmung der oszillometrischen Ausschläge nach PACHON die Grenze zu erkennen. Ergibt auch die Zirkulationsprüfung keinen sicheren Anhalt, dann richtet man sich am Unterschenkel nach dem Puls der Poplitea: ist er gut nachweisbar, dann wird im Unterschenkel, sonst im Oberschenkel abgesetzt.

1. Arteriosklerotische Gangrän.

Bei *trockener* Zehengangrän kann die spontane Demarkation abgewartet werden, bei höher hinaufreichender Gangrän wird je nach dem Ausfall der Zirkulationsprüfung abgesetzt. Beschränkt sich die feuchte Gangrän noch auf die Zehen oder den Fuß, dann kann versucht werden, durch Abziehen der Oberhaut und austrocknende Verbände, die feuchte Form in die trockene überzuführen. Gelingt dies in kurzer Zeit nicht, so muß amputiert werden.

Erstreckt sich die feuchte Gangrän bereits auf den Unterschenkel, dann wird ohne vorherige konservative Versuche, sogleich oberhalb der Oberschenkelkondylen abgesetzt. Diese Einstellung hat durch die Insulinbehandlung bei arteriosklerotischem Brand des Diabetikers keine Änderung erfahren. Dagegen ist durch die Verabreichung von Insulin das Operationsrisiko kleiner geworden. Die Vorbehandlung mit Insulin sollte, wenn möglich, solange durchgeführt werden, bis der Kranke acetonfrei ist.

Bei beginnender trockener Zehengangrän mit sehr heftigen Schmerzen gelingt es manchmal, durch eine Unterbindung der V. poplitea die Gangrän zum Stillstand zu bringen unter gleichzeitigem Verschwinden der Schmerzen. In allen Frühfällen ist das FREYsche Kreislaufhormon zu versuchen.

2. Gangrän nach Embolie.

Steht die Diagnose der Embolie in eine große Arterie fest, so erwägen wir zunächst die Aussichten einer Embolektomie. Der Zeitpunkt bis zu welchem von der Entfernung des obturierenden Thrombus in der Stammarterie einer Extremität eine Wiederherstellung der Zirkulation zu erwarten ist, beträgt 10—15 Stunden. Jenseits der 15-Stunden-Grenze werden die operativen Aussichten durch die sekundär sich anschließende periphere Thrombose ungünstig. Nicht selten werden auch die Kollateralen durch die Thrombose verschlossen.

Die Embolektomie setzt eine genaue Kenntnis des Sitzes des Embolus voraus. Bevorzugt sind die Teilungsstellen der Gefäße.

Verteilung der Emboli nach ihrer Häufigkeit:

Femoralis	. . . 51%	Axillaris	. . . . . 6 %
Iliaca communis	. 18%	Iliaca ext.	. . . . 2 %
Poplitea	. . . . . 10%	Subclavia	. . . . 1 %
Aorta	. . . . . . 9%	Radialis, Ulbaris	
Brachialis	. . . . 8%	Tibialis post.	. . . 0,5%

Die Lokalisation des Embolus erfolgt in erster Linie auf Grund der klinischen Erscheinungen die bis zu einem gewissen Grade charakteristisch sind für den jeweiligen Sitz:

Bifurcatio aortae abd.	Peritonitische Erscheinungen + Zirkulationsstörungen in beiden Beinen.
Bifurcatio a. il. comm.	Zirkulationsstörungen von der Mitte des Unterschenkels nach abwärts. Femoralispuls in der Leistengegend nicht fühlbar.
A. femoralis	Zirkulationsstörungen wie bei der A. il. comm. Puls in der Leistengegend oft noch fühlbar.
A. polpitea	Zirkulationsstörungen von der unteren Hälfte des Unterschenkels nach abwärts.
A. subclavia	Der ganze Arm ist kalt und gefühllos.
A. axillaris	Zirkulationsstörungen im Vorderarm und in der Hand.
A. brachialis	

Der Embolus sitzt also *höher* als die Zirkulationsstörung reicht! Kommt der Kranke zu spät zur Operation, oder mißlingt die Embolektomie, dann wird im Gesunden amputiert.

3. Gangrän durch Erfrierung.

Oberster Grundsatz ist

1. *Aufrechterhaltung der trockenen Gangrän.* Besteht bereits ein feuchter Brand, dann soll er wenn irgendwie möglich in den trockenen übergeführt werden (Umschläge mit frischer 3% Tanninlösung).

2. *Beseitigung der Stauung* (Vorstufe der Erfrierung III. Grades). Durch eine rechtzeitige Behebung der cyanotischen Stauung kann der Übergang in das 3. Stadium, in den eigentlichen Frostbrand, verhütet werden.

Vorgehen. Die Extremität wird im Schienenverband senkrecht aufgestellt. Bleibt die Cyanose bestehen, oder geht sie nur wenig zurück, so werden bis auf das Unterhautfettgewebe reichende 4—5 cm große Längsschnitte gesetzt.

Ohne besondere Indikation darf keine frühzeitige Absetzung vorgenommen werden. Die Amputation wird erst vorgenommen, wenn der Demarkationswall ausgebildet ist.

Indikation zur frühzeitigen Absetzung:

1. Feuchte Gangrän, die nicht innert kurzer Zeit in eine trockene überführt werden kann.
2. Fortschreitende Infektion.

Merke: Erfrierungen und Verbrennungen erhalten prophylaktisch stets Tetanusserum.

4. Stromnekrose.

Durch die *Joule*sche Wärme, die bei der Überwindung des Gewebswiderstandes auftritt, wird das Gewebe verkocht. Die Strommarken sind eine Folge der Funkenbildung und des elektrischen Lichtbogens.

Oberster Grundsatz bei der elektrischen Extremitätennekrose: *Abwartende Behandlung, keine frühzeitige Amputation ohne besondere Indikation.* Die endgültige Ausdehnung der Nekrose läßt sich erst nach Wochen feststellen.

Frühzeitige Absetzung, als Ausnahme, kommt in Frage bei

1. Schweren Zeichen von Allgemeinintoxikation (Nierenstörungen, hohes Fieber, Delirien).
2. Fortschreitender Infektion. Sie kommt nur selten zur Beobachtung, denn für den Gewebstod durch den elektrischen Strom ist charakteristisch die trockene Gangrän mit sehr langsamer Abgrenzung.
3. Übergang der trockenen Gangrän in die feuchte.
4. Blutung, die durch eine Unterbindung am Orte der Not nicht gestillt werden kann, wenn der periphere Gliedabschnitt bereits eindeutige Zeichen von Brand aufweist.

Während der Demarkationsperiode steht die Blutungsgefahr im Vordergrund. Sie tritt in der 2. Woche auf und dauert so lange, bis überall feste Granulationen vorhanden sind. Während dieser Zeit liegt der ESMARCH-Schlauch oder die Gummibinde dauernd locker um den proximalen Gliedabschnitt. Die hohe Blutungsneigung hat ihre Ursache in den degenerativen Gefäßveränderungen, welche die Stromeinwirkung nach sich zieht.

5. Gangrän bei BÜRGERscher und RAYNAUDscher Krankheit.

Hier gelten die für die arteriosklerotischen Gangrän maßgebenden Gesichtspunkte.

6. Schwere phlegmonöse Prozesse.

An erster Stelle steht hier der Gasbrand der oft eine Absetzung des betreffenden Gliedes notwendig macht. Bei ,,blauem" Gasbrand mit Vorherrschen des Bacillus des malignen Ödems ist eine möglichst hohe und rasche Absetzung angezeigt, bei ,,braunem" Gasbrand mit Vorherrschen des WELCH-FRÄNKELschen Bacillus ist eine sofortige Absetzung angezeigt, wenn

1. bereits Gangrän eingetreten ist,
2. gleichzeitig der Hauptknochen der betreffenden Extremität gebrochen ist.

3. gleichzeitig eine offene Gelenkverletzung besteht,
4. die Stammarterie mitverletzt ist.

In den übrigen Fällen kann zunächst abgewartet werden. Geht der Gasbrand trotz der breiten Spaltung des ödematösen Gebietes weiter, dann ist die Amputation angezeigt.

Die Absetzung erfolgt bei der „blauen" Gasphlegmone möglichst hoch bei der „braunen" an der Ödemgrenze.

7. Zertrümmerungsfrakturen.

Ist eine Knochenfraktur durch große Weichteilwunden kompliziert, dann ist in vielen Fällen die primäre Amputation gerechtfertigt. Die Fälle, in denen trotz der beinahe immer eintretenden Wundinfektion das Glied erhalten werden kann, stellen eher Ausnahmen dar. Es ist Sache der Erfahrung, wie im Einzelfall vorgangen werden muß.

8. Tuberkulose.

Bei Knietuberkulose jenseits des 60. Lebensjahres ist die Amputation vorzuziehen. Die Resektion des Kniegelenkes führt in diesem Alter nicht mehr zur Ausheilung des tuberkulösen Prozesses. Ist das Allgemeinbefinden gleichzeitig stark gestört, so ist die Resektionsgrenze besser auf 50 zurückzusetzen.

9. Große Ulcera des Unterschenkels,

die jeder Behandlung trotzen, können aus sozialen Gründen und wegen der Gefahr einer malignen Degeneration eine Absetzung im Unterschenkel notwendig machen.

10. Bösartige Tumoren.

Jede Amputation unterteilt sich in 3 verschiedene Eingriffe:
1. Durchtrennung der Weichteile.
2. Durchtrennung und Versorgung des Knochens.
3. Versorgung der Weichteile (Gefäße, Nerven, Muskeln, Haut).

Die Amputation muß neben den klinischen Gesichtspunkten (Wesen und Ausbreitung der Krankheit, oder der Verletzung) vor allem die spätere Funktion des Stumpfes in Berücksichtigung ziehen. Der Kopfarbeiter wird andere Gesichtspunkte bieten als der Handarbeiter.

Die Kennzeichen eines guten Stumpfes sind:
1. Zweckmäßigste Länge des Amputationsstumpfes.
2. Gute Weichteilbedeckung.
3. Gute Knochenstumpfverhältnisse.

Man spricht von *Tragfähigkeit* des Stumpfes, wenn er schmerzlos die ganze Körperlast tragen kann, von *Belastungsfähigkeit*, wenn er imstande, wenigstens einen Teil der Körperlast zu übernehmen. Das Bestreben der meisten Prothesenbauer und besonders Prothesenträger geht dahin, den Stumpf überhaupt nicht zu belasten und die Seitenflächen des Stumpfes, Tibiaknorren und die Stützpunkte am Becken als Träger zu verwenden. Ist der Stumpf belastungsfähig, dann soll er auch belastet werden. Die Prothese kann auf diese Weise bisweilen vereinfacht werden. Weiterhin vermittelt das belastete Stumpfende dem Amputierten das sehr wichtige Bodengefühl.

Bei phlegmonösen Prozessen oder bei infiziertem Brand muß die Absetzung vielfach ohne Rücksicht auf die spätere Funktion vorgenommen werden. Ebenso müssen wir in diesen Fällen sehr oft auf eine sofortige Stumpfbedeckung verzichten. Die Absetzung erfolgt in einer Ebene. Nähte werden keine gelegt, um die Entstehung einer Stumpfphlegmone zu verhindern. Die Korrektur des Stumpfes erfolgt später.

Einzeitiger Zirkelschnitt (CELSUS).

Haut, Muskulatur, Periost und Knochen werden in einer Ebene durchtrennt (Schinkenschnitt).

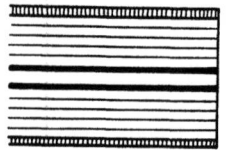

Abb. 147. Stumpf nach erfolgter Absetzung.

Der einzeitige Zirkelschnitt kommt in Anwendung, wenn offene glatte Wundverhältnisse geschaffen werden sollen (Gasbrand) oder als präliminarer Eingriff bei der Amputations-Resektionsmethode am Schulter- und Hüftgelenk.

Der einseitige Zirkelschnitt ergibt keinen tragbaren Stumpf. Die Haut zieht sich zurück, die Muskeln atrophieren. Der Knochenstumpf überragt die Weichteile oft um 5—10 cm. Man spricht dann von einem *konischen* Stumpf. Chronische Stumpfosteomyelitis

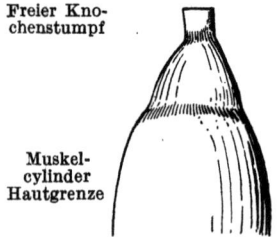

Freier Knochenstumpf

Muskelcylinder
Hautgrenze

Abb. 148. *Konischer Stumpf.*

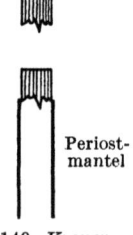

Periostmantel

Abb. 149. *Kronensequester.*

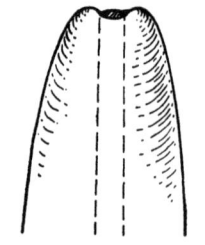

Abb. 150. *Ulcus prominens* (Stumpfulcus).

und Demarkation des überragenden Knochenstumpfes in Form des Kronensequesters sind die Folge. Eine spontane Überhäutung tritt nie ein.

Ist die Retraktion der Weichteile weniger stark ausgesprochen, so bildet sich häufig ein *Ulcus prominens*, eine dem Knochenquerschnitt entsprechende Geschwürsfläche. Ohne Reamputation kommt keine Ausheilung zustande.

Zweizeitiger Zirkelschnitt (PETIT, 1674—1760) vermeidet den Nachteil des einzeitigen Zirkelschnittes, der Hautretraktion, durch Bildung einer Hautmanschette. Auf diese Weise wird eine bessere Stumpfbedeckung gewährleistet.

a) Bildung der Hautmanschette unter Ausnützung der natürlichen Verschieblichkeit der Haut. Die

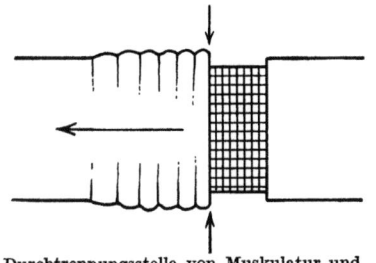

Abb. 151. Bildung der Hautmanschette durch Verschiebung der Haut.

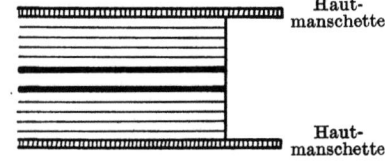

Abb. 152. Stumpf nach erfolgter Absetzung.

Haut wird kreisförmig bis auf die Fascie durchtrennt und von einem Assistenten straff nach oben gezogen. Muskulatur und Knochen werden an der Hautgrenze durchtrennt.

b) Umkremplungsverfahren. Zirkelschnitt bis auf die Fascie. Die Hautränder werden mit Kugelzangen gefaßt und stark proximalwärts gezogen. Gleichzeitig wird die Manschette scharf von der Unterlage abgelöst.

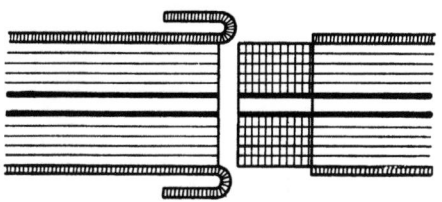

Abb. 153. Umkremplung.

Ergeben sich bei der Umkremplung Schwierigkeiten, dann macht man seitlich je eine Längsincision.

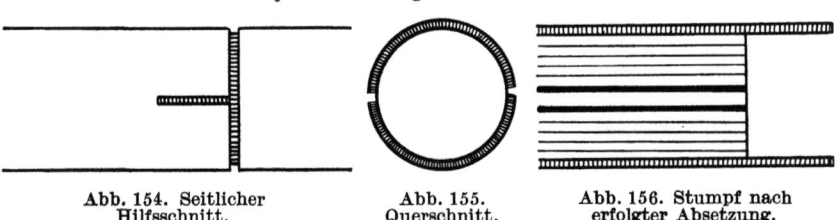

Abb. 154. Seitlicher Hilfsschnitt. Abb. 155. Querschnitt. Abb. 156. Stumpf nach erfolgter Absetzung.

Breite des Hautlappens. Theoretisch: Hälfte des Durchmessers der Extremität an der Absetzungsstelle. Praktisch nimmt man etwa $1/4$ mehr. Die Haut retrahiert sich nach ihrer Ablösung um $1/10$ ihrer ursprünglichen Länge.

Dreizeitiger Zirkelschnitt.

Gesonderte Durchtrennung von Haut, Muskulatur und Knochen.
1. Zirkelschnitt der Haut bis auf die Fascie.
2. Verschieben der Haut proximalwärts und Durchtrennung der Muskulatur an der Hautgrenze.
3. Zurückschieben der Muskulatur rumpfwärts und möglichst hohe Absetzung des Knochens.

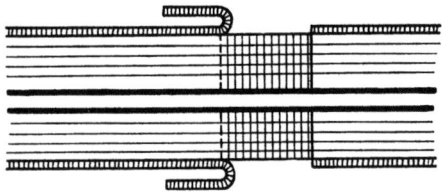

Abb. 157. 1. Zeit: Hautmanschette.

Die Bildung der Hautmanschette erfolgt entweder durch Ausnützung der natürlichen Verschieblichkeit oder durch Umkremplung.

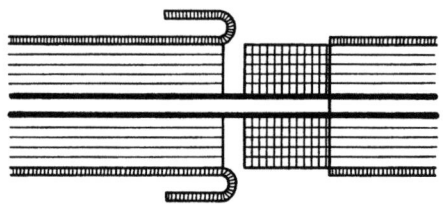

Abb. 158. 2. Zeit: Durchtrennung des Muskelzylinders.

Bei zweiknochigen Gliedabschnitten muß die Durchtrennung der Muskulatur des Zwischenknochenraumes gesondert vorgenommen werden. Sie erfolgt mit einem kleinen zweischneidigen

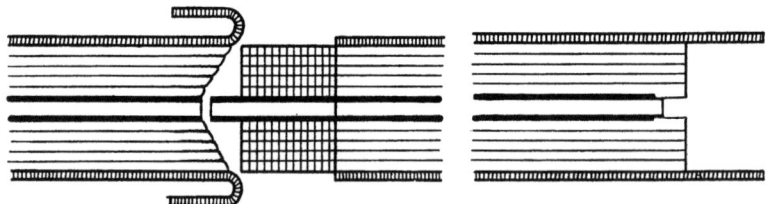

Abb. 159. 3. Zeit: Absetzung des Knochens. Abb. 160. Stumpf nach erfolgter Absetzung.

Amputationsmesser, *Catheline* genannt (nach dem Pariser Chirurgen CATHELINE).

Nachteil der Zirkelschnittmethode. Die Narbe verläuft quer über die zu belastende Fläche des Amputationsstumpfes. Durch die innige Berührung von Haut- und Knochenwunde kann es

Lappenschnittmethoden.

weiter zur Bildung einer unverschieblichen, druckempfindlichen Narbe kommen (Gefahr des „Stumpfgeschwürs").

Lappenschnittmethoden.

Handelt es sich um eine Absetzung in aseptischem Gebiet, vor allem am Orte der Wahl, so wird man in der Mehrzahl der Fälle die Lappenschnittmethode vorziehen. Sie hat gegenüber der Zirkelschnittmethode den großen Vorteil, daß die Hautnarbe nicht auf die Belastungsfläche des Stumpfes zu liegen kommt, sofern der eine Lappen größer ist als der andere. Im allgemeinen wählt man einen

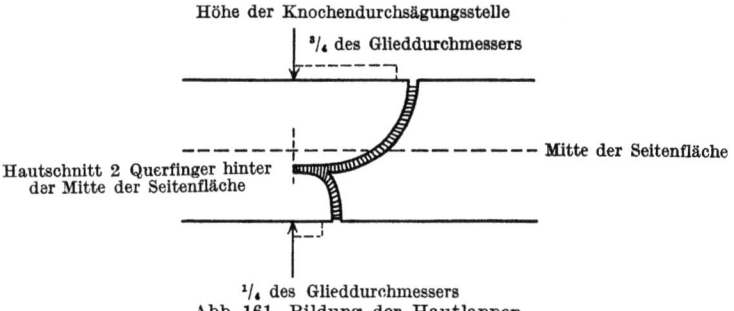

Abb. 161. Bildung der Hautlappen.

größeren vorderen und kleineren hinteren Lappen. Zur Lappenbildung kann entweder nur die Haut oder Haut + Muskulatur verwendet werden.

Die Größe der Lappen muß so gewählt werden, daß
1. die Ernährung der Lappen gesichert,
2. die vollständige Stumpfbedeckung gewährleistet sind.

Der große vordere Lappen muß an seiner Basis mindestens dem halben Gliedumfang entsprechen, in seiner Länge etwas über $3/4$ des Glieddurchmessers. Die Retraktion der Haut um $1/10$ ihrer ursprünglichen Länge muß berücksichtigt werden. Kurz zusammengefaßt soll zur Erzielung eines gut beweglichen Weichteilstumpfes die Summe der beiden Lappenlängen gut $1\,1/4$ des größten Extremitätendurchmessers entsprechen.

Bevor mit der eigentlichen Amputation begonnen wird, werden die Fixpunkte mit kleinen Hautschnitten festgelegt.

Man stellt fest:
1. Höhe der Durchsägungsstelle des Knochens durch eine querverlaufende Hautritze.
2. Mitte der Seitenfläche durch eine längsverlaufende Hautritze, senkrecht auf die Knochenabsetzungsmarke.
3. Länge des vorderen und hinteren Lappens durch eine quere Hautritze auf der Vorder- und Hinterfläche der Extremität.

Der Hautschnitt beginnt nicht in der Mitte der Seitenfläche, sondern 2 Querfinger nach hinten. Auf diese Weise ist die für eine ungestörte Ernährung des Lappens erforderliche Basisbreite gewährleistet.

Der Hautschnitt soll möglichst lange parallel zur Extremitätenachse geführt werden. Die Ecken am besten nur abrunden. Einzig

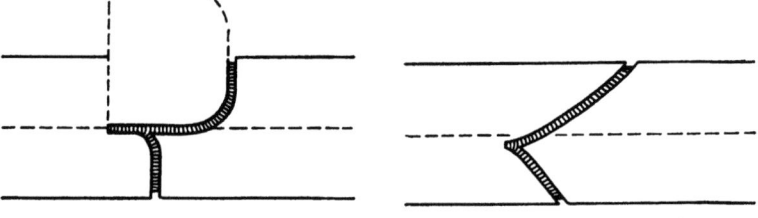

Abb. 162. Falsche Schnittführung: Beginn des Hautschnittes in der Mitte der Seitenfläche. Die Lappenbasis ist zu schmal im Verhältnis zur Lappenlänge.

Abb. 163. Falsche Schnittführung

bei dieser Art der Lappenbildung läßt sich der Stumpf sicher und spannungslos decken.

Die Lappenbildung kann sich auf Haut und Unterhautfettgewebe beschränken, oder es wird ein Hautmuskellappen gebildet.

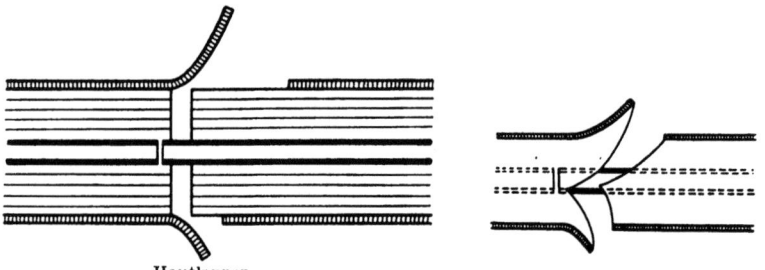

Hautlappen
Abb. 164. Amputation in 3 Ebenen.

Abb. 165. Der Hautmuskellappen ist abgelöst.

Durchtrennung des Muskelzylinders an der Hautumschlagsstelle, Absetzung des Knochens weiter proximal (Amputation in 3 Ebenen ähnlich dem dreizeitigen Zirkelschnitt).

Dieses Vorgehen kommt vor allem am Oberschenkel in Anwendung. Das dicke Weichteilpolster verhindert eine stärkere Retraktion der Weichteile. Im Verlaufe von Monaten und Jahren atrophieren die Muskeln vollständig, wobei allerdings eine wenn auch nur dünne bindegewebige Schicht zurückbleibt. Die endgültige Stumpfpolsterung bei Verwendung von Muskellappen ist also kaum besser als diejenige bei einfachen Hautlappen. Dagegen verhindert die Unterpolsterung mit Muskulatur die Bildung einer festhaftenden und oft sehr schmerzhaften Narbe zwischen Haut und Knochenstumpf. Um die endgültige Formung des Stumpfes und die Möglichkeit einer definitiven Prothesenversorgung zeitlich nicht zu weit hinauszuschieben, soll das Muskelpolster nicht zu dick gewählt werden. Unter Berücksichtigung dieser Momente bietet der Hautmuskellappen gegenüber dem Hautlappen unverkennbare Vorteile.

Stumpfversorgung.

1. Versorgung der Weichteile.

a) Aufsuchen der Gefäße und Unterbindung. Die Gefäße werden mit einer Klemme gefaßt, vorgezogen, isoliert und einfach, die größeren doppelt unterbunden (A. und V. zusammen). Um ein Durchschneiden der Ligatur bei brüchiger Gefäßwand (Arteriosklerose) zu vermeiden, muß der 1. Knoten bei entspanntem Gefäßrohr angelegt werden. Man gibt im Moment, wo der Faden angezogen wird, mit der Gefäßklemme nach. Durch Zusammenpressen des Stumpfes entleert sich aus den noch nicht unterbundenen Gefäßen Blut. Das austretende Blut weist auf die Lage dieser Gefäße hin.

b) Die großen Nervenstämme werden mit einer starken KOCHER-Klemme gefaßt, kräftig vorgezogen und mit einem Scherenschlag möglichst hoch durchtrennt.

c) Die Wundfläche wird tamponiert und der ESMARCH-Schlauch entfernt. Nochmalige Wundrevision und wenn notwendig erneute Blutstillung.

2. Versorgung des Knochens.

Die äußeren Knochenränder werden mit der LISTONschen Knochenschere und der Feile geglättet. Stark vorspringende Kanten (Tibia) werden rund abgesägt. Das Periost wird 0,5 cm vom freien Knochenrand zirkulär umschnitten und die Periostmanschette mit dem Raspatorium entfernt (*aperiostale* Methode). Das Knochenmark wird auf eine kurze Strecke mit dem scharfen Löffel entfernt (zur Verhütung der endostalen Knochenwucherung).

3. Wundverschluß.

Zur Bekämpfung der Retraktion und Atrophie werden die Muskeln mit Catgutnähten über dem Stumpf vereinigt. Auf diese Weise gibt man den von ihrem Ansatze abgelösten Muskeln einen neuen Halt. Die Vereinigung der Muskulatur erfolgt als sog. *Antagonisten*-Naht. Die Strecker werden an die Beuger angenäht. Exakte, nicht zu enge Hautnaht. In den seitlichen Wundwinkel kommt je ein Glasdrain, das nach 24 Stunden entfernt wird.

Bei nicht einwandfrei aseptischen Verhältnissen muß auf die Muskelnaht verzichtet werden. Entweder wird die Wunde ganz offen gelassen und tamponiert, oder man legt einige Situationsnähte durch die Haut an, die aber nicht vollständig geschlossen werden.

4. Verband, Lagerung.

Kappenförmiger Verband mit kreuzförmig angelegten Heftpflasterstreifen, die bis auf die Haut reichen. Mäßige Hochlagerung des Stumpfes, am besten auf einer BRAUNschen Schiene.

Die Möglichkeit einer Nachblutung erfordert erhöhte Kontrolle in den folgenden Tagen. Gefahr besteht vor allem bei Wundinfektion. Kleinere Blutungen (Signalblutungen) gehen sehr oft voraus.

Entfernung der Hautnähte bei fehlender Spannung am 8. Tage, bei gespannter Haut am 12. Tage.

Ist die Hautnaht durch stärkere Spannung gefährdet, so versucht man durch eine Heftpflasterextension eine Entspannung herbeizuführen. Belastung 1—2 kg. Eine Extension ist ebenfalls notwendig, wenn die Amputationswunde nicht primär geschlossen werden konnte. Sobald es die Wundverhältnisse erlauben, möglichst frühzeitig, wird ein Heftpflasterextensionsverband angelegt. Er erlaubt eine bessere Kontrolle der Wundverhältnisse als die Trikotschlauchextension. Damit die Streckung der Weichteilmanschette allseitig erfolgt, werden die Extensionsstreifen alle 4 Tage an einer anderen Stelle der Haut fixiert.

Maßnahmen zur Verhütung der Neurombildung.

Neurom. Kolbige Verdickung die sich am zentralen Stumpf des durchschnittenen und angeschnittenen Nerven bildet. Histologisch: regenerierte Nervenfasern in regelloser Verfilzung, von Nervenbindegewebe umgeben.

Wie bereits bei der Stumpfversorgung erwähnt wurde, erfolgt die Durchtrennung der großen Nervenstämme möglichst weit proximal. Man kann auf diese Weise die Neurombildung nicht verhüten. Bei hoher Durchtrennung des Nerven bilden sich aber die Neurome fernab von der Stumpfsohle, in die Muskulatur eingebettet.

Die Neurome sind sehr druckempfindlich und können dem Prothesenträger das Leben außerordentlich schwer machen. Gefahr des Morphinismus. Sie können die Trag- und Belastungsfähigkeit eines Stumpfes verunmöglichen.

Es sind zahlreiche Methoden angegeben worden, die eine Neurombildung verhüten sollen.
1. Durchtrennung des Nerven mit dem *Thermokauter*.
2. *Quetschung* des Nerven mit einer starken Klemme.
3. *Schlingenbildung* nach BARDENHEUER.

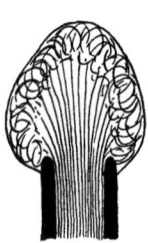
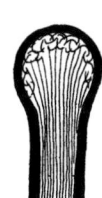
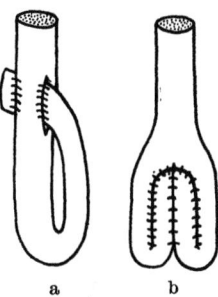

Abb. 166. Abb. 167. Abb. 168a und b.

Abb. 166. Neurombildung nach Durchschneidung.
Abb. 167. Neurombildung nach Quetschung.
Abb. 168a und b. Schlingenbildung nach BARDENHEUER. a Das freie Ende wird durch ein Knopfloch in den Stamm eingepflanzt. Das Neurom bildet sich entfernt von der Stumpffläche und zentralwärts aus. b Das freie Ende wird in Form einer Schlinge eingeschlagen.

Versorgung des Knochenstumpfes.

Früher deckte man das freie Knochenende mit einer Periostmanschette zu, bis man erkannte, daß bei diesem Vorgehen sehr schmerzhafte Periostwucherungen auftreten können, die den Stumpf belastungsunfähig machen. Heute führt man allgemein die *aperiostale* Methode nach BUNGE durch. Das äußerste Knochenende bleibt periostfrei. Der periostfreie Ring soll nicht breiter sein als 0,5 cm. Werden breitere Perioststreifen entfernt, so wird das freie Knochenende ungenügend ernährt, es bildet sich ein Kronensequester.

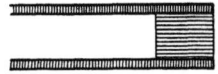

Abb. 169. Verschluß der Markhöhle durch Knochenbolzen.

Osteoplastische Methoden bezwecken eine glatte unempfindliche Knochennarbe durch Abschluß des Knochens mit einem periostüberkleideten Knochendeckel. Vorgehen nach PIROGOFF, GRITTI, BIER.

KIRSCHNER verwendet zum Verschluß der Markhöhle einen freitransplantierten Knochenbolzen. Auf diese Weise werden die schmerzhaften Druckschwankungen in der Markhöhle bei Belastung des Stumpfes ausgeschaltet.

Das Ziel, tragfähige Stümpfe zu erreichen, geht dahin,
1. konische Stümpfe,
2. empfindliche Narben an der Belastungsfläche des Stumpfes,

3. Periost-Endost-Wucherungen,
4. Stumpfneurome
zu vermeiden.

Komplikationen im postoperativen Verlauf.

1. Nachblutung.
Vor allem bei infizierter Wunde. Signalblutungen äus kleineren Gefäßen.

2. Lappennekrose.
Ursache: Lappenbasis zu schmal, Vereinigung der Wundränder unter starker Spannung (frühzeitiger Extensionsverband.)

3. Infektion.
Wunde breit eröffnen. Zur Verhütung von Taschenbildungen, in denen sich das infektiöse Material ansammelt, müssen vor allem die Muskelnähte entfernt werden. Stumpf flach lagern, sonst besteht die Möglichkeit, daß die Infektion in den eröffneten Muskelinterstitien zentralwärts fortschreitet. Alkoholverbände.

Konischer Stumpf.

I. Konizität durch Retraktion der Weichteile bei ungenügender Stumpfbedeckung. Über dem Knochenstumpf bildet sich häufig ein Ulcus prominens.

II. Konizität durch stärkeres Wachstum der Knochen. Der Weichteilzylinder wird in die Länge gestreckt. Kommt in erster Linie bei Kindern zur Beobachtung.

Nach der Absetzung im Unterschenkel zeigt die Fibula ein rascheres Längenwachstum als die Tibia. Die Fibula muß aus diesem Grunde höher abgesetzt werden als die Tibia. Nichtbeachtung dieser Tatsache führt zu einer allmählichen Perforation der Stumpfsohle durch die Fibula, wobei sich diese im weiteren Verlaufe sehr oft sequestriert.

Behandlung des konischen Stumpfes.

a) Konservativ. Durch eine längere Zeit fortgesetzte Extensionsbehandlung kann ein Stumpf mit nicht zu ausgesprochener Konizität wieder gut belastungsfähig werden. Führt die Extensionsbehandlung nicht zum Ziele, oder ist die Konizität so ausgesprochen, daß durch eine konservative Behandlung keine Besserung zu erwarten ist, dann kommt die *Reamputation* in Frage.

b) Brunsches subperiostales Verfahren. Bis auf den Knochen reichender Längsschnitt auf beiden Seiten, unter Vermeidung der

Gefäßseite. Die Weichteile werden subperiostal abgelöst und mit scharfen Haken auseinandergezogen. Der Knochen wird möglichst hoch oben abgesetzt. Knochen und Weichteile werden wie bei einer primären Absetzung versorgt.

c) **Kegelschnitt.** Das konische Stumpfende wird in Form eines abgestumpften, proximalwärts gerichteten Kegels abgetragen.

Nachbehandlung des Stumpfes.

Die Nachbehandlung ist von entscheidender Bedeutung für die Trag- und Belastungsfähigkeit des Stumpfes.

War ein primärer Wundverschluß möglich, so beginnt nach 8—10 Tagen die eigentliche Nachbehandlung: festes Wickeln und Beklopfen des Stumpfes, zunächst mit der flachen Hand, später mit einem umwickelten Holzhammer. Belastungsübungen sollen möglichst bald nachfolgen. Massage, Heißluft, Bäder fördern weiterhin die Tragfähigkeit des Stumpfes.

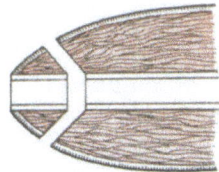

Abb. 170. Konischer Stumpf. Kegelförmige Resektion.

Bei Oberschenkelamputierten ist die Vermeidung von Kontrakturstellungen sehr wichtig. Die Adductoren und die Rotatoren werden nicht von ihrem Ansatz abgelöst und bekommen infolgedessen das Übergewicht. Adduktionskontrakturen sind daher bei Oberschenkelamputierten ziemlich häufig. Die Kranken erhalten über Nacht Schienen, die in überkorrigierter Stellung angelegt sind.

Neben der Schaffung eines möglichst tragfähigen Stumpfes bezweckt die Nachbehandlung eine *frühzeitige definitive Stumpfumwandlung*. Der Zeitraum zwischen Amputation und Versorgung mit der endgültigen Prothese soll möglichst abgekürzt werden. Die Stumpfumwandlung ist bedingt durch einen Gewebsschwund, der bereits kurze Zeit nach der Amputation einsetzt. Es atrophieren in erster Linie die ihrer Ansatzstelle beraubten Muskeln, während anderseits die Muskeln, bei denen die ursprüngliche Ansatzstelle erhalten geblieben ist, und die jetzt vorwiegend zur Stumpfbewegung herbeigezogen werden, hypertrophieren. Am Oberschenkel sind es vorwiegend die Adductoren und die Glutäalmuskeln.

Die definitive Stumpfumwandlung ist also die Folge einer Atrophie der einen Muskelgruppe und der Hypertrophie der anderen jetzt hauptsächlich funktionierenden Muskelgruppe. Diese Umwandlung des Stumpfes erfolgt in der Hauptsache erst nach Anlegung des Kunstbeines. Frühzeitige Gehübungen, zunächst mit einer Behelfsprothese (Gipsstelze), sind daher unbedingt notwendig.

Der Zeitgewinn bis zu der definitiven Kunstgliedversorgung kann bei diesem Vorgehen Monate betragen.

Wann soll eine Behelfsprothese angelegt werden:
bei glatter Wundheilung: in unmittelbarem Anschluß an die Wundheilung.
bei Heilung per secundam: sobald die Wundflächen und Fisteln verschlossen sind.

Oberschenkel.

Stumpflänge. Wertvoll sind die oberen zwei Drittel vom Trochanter minor abwärts. Bei dieser Länge ist der Hebelarm genügend

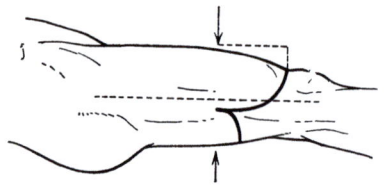

Abb. 171. Lappenbildung.

groß, um die Prothese zu bewegen. Weiterhin wird auf diese Weise die Mehrzahl der wichtigen Muskelansätze erhalten. Kurzstümpfe

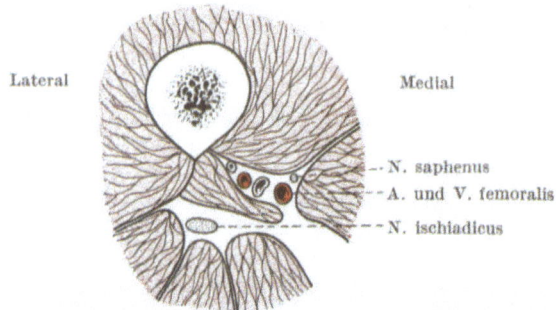

Abb. 172. *Gefäße* und *Nerven* (Höhe: Ende mittleres Drittel).

unter 6 cm sind unbrauchbar. Bei älteren Kranken, jenseits der 60 ist der längste Schaftstumpf der beste. Die Erfahrung zeigt, daß bei Absetzungen die mehr als ein Drittel der Oberschenkellänge betragen, ältere Leute kaum mehr richtig gehen lernen. Die Kondylen müssen für die Anlegung des künstlichen Kniegelenkes geopfert werden. Stümpfe nach CARDEN (dia- oder transkondyläre Absetzung) und Exartikulationsstümpfe ergeben schlechte funktionelle Resultate.

Normales Vorgehen.

Vorderer größerer und hinterer kleinerer Hautlappen. Zirkuläre Durchtrennung der Muskulatur an der Umschlagsstelle der Haut. Zurückschieben des Muskelzylinders und aperiostale Durchtrennung des Knochens an einer proximal von der Muskeldurchtrennungsebene gelegenen Stelle.

Vordere Lappenhöhe. *Mindestens Durchmesser der Extremität an der Absetzungsstelle.*

Von der hinteren Femurkante senkrecht nach hinten liegt der N. ischiadicus, schräg nach medial-unten, A. und V. femoralis + N. saphenus.

Unterschenkel.

Kurze Stümpfe. Früher erfolgte die Amputation wenn möglich am Orte der Wahl: dicht unterhalb des Knies, auf der Höhe der

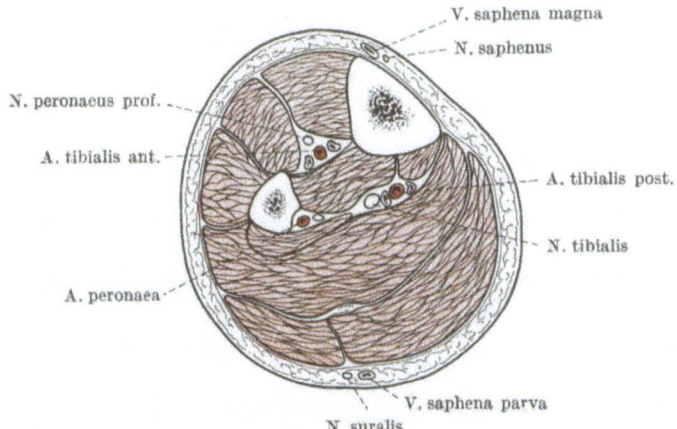

Abb. 173. Querschnitt Grenze mittleres-unteres Drittel.

Tuberositas tibiae. Dieser Stumpf würde flektiert auf den Stelzfuß gesetzt. Er ist aber zu kurz um die Prothese zu bewegen. Er rutscht sehr häufig aus der Prothese heraus und reibt sich wund. Diese kurze Stumpfbildung wird nur noch vorgenommen bei irreparabler Beugekontraktur im Kniegelenk. Die eigentliche Stumpffläche ragt nach hinten heraus. Besser ist in solchen Fällen der hohe Gritti.

Lange Stümpfe. Stumpf oft sehr empfindlich, kalt, bläulich verfärbt, Neigung zu Geschwürsbildung. Weiter ist die Konstruktion eines gut beweglichen Fußgelenkes bei langen Unterschenkelstümpfen schwierig.

Beste Stumpflänge. Grenze mittleres-unteres Drittel.

Typisches Vorgehen.

Vorderer längerer Lappen, hinterer kürzerer Lappen. Zirkelschnitt an der Höhe der Hautumschlagsstelle. Zurückschieben der Muskulatur und aperiostale Durchtrennung der Tibia. Die Tibiakante wird bogenförmig abgesägt. Die Fibula muß 2—3 cm höher abgetragen werden.

Die Gefäß-Nerven-Topographie auf dem Querschnitt ist einfach. An der lateralen hinteren Tibiakante auf der Membrana interossea A. tibialis ant. + N. peronaeus prof. Von der Tibiahinterfläche nach hinten medial an der Innenseite des Triceps surae A. tibialis post. + N. tibialis. An der medialen Kante der Fibula die A. peronaea.

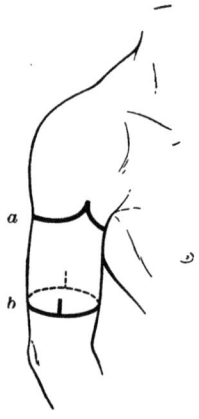

Oberarm.

Je länger der Oberarmstumpf ist, um so besser die Prothesenbewegung. Der längste Oberarmstumpf ist somit der beste. Bei hoher Absetzung soll sie wenn möglich so erfolgen, daß der Ansatz des Deltoideus und der Rotatoren erhalten bleibt. Statt der

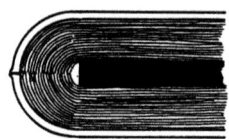

Abb. 174. *a* Lappenschnitt. *b* zweizeitiger Zirkelschnitt mit 2 seitlichen Längsschnitten.

Abb. 175. Oberarmamputationsstumpf mit guter Stumpfbedeckung.

Absetzung oberhalb dieser Ansätze wird besser die Exartikulation vorgenommen.

Die Exartikulation im Ellbogengelenk ergibt ungünstige Verhältnisse für die Prothesenfixation.

Normales Vorgehen.

Obere Hälfte: Lappenschnittmethode.

Untere Hälfte: Zweizeitiger Zirkelschnitt mit 2 seitlichen Längsschnitten.

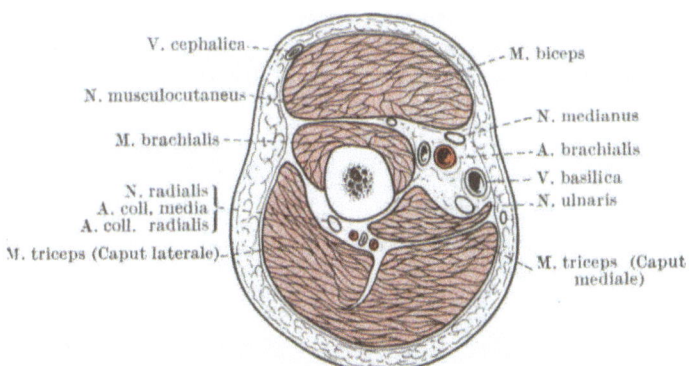

Abb. 176. Querschnitt Mitte rechter Oberarm.

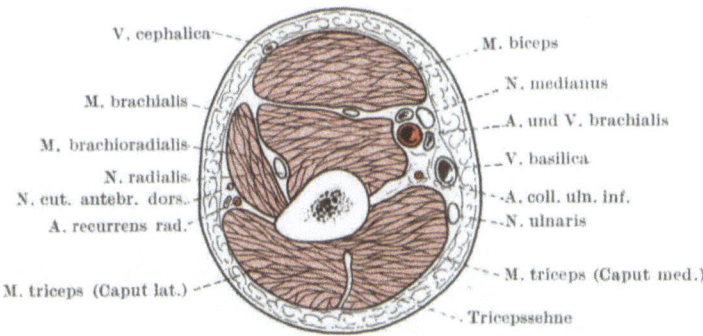

Abb. 177. Querschnitt unteres Drittel rechter Oberarm.

Vorderarm.

Die längste Stumpflänge ist die beste. Also nicht mehr opfern als unbedingt notwendig ist, damit die Drehungsmöglichkeit er-

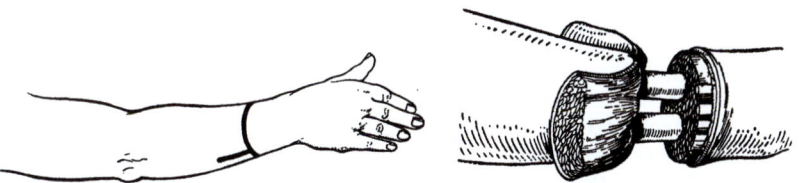

Abb. 178. Absetzung in der unteren Hälfte.

Abb. 179. Bildung des Hautmuskellappens.

halten bleibt (M. pronator). Soll die Prothese ein bewegliches Handgelenk erhalten, dann ist das distale Gelenkende zu opfern.

Amputationen.

Normales Vorgehen.

Absetzung in der oberen Hälfte. Zweizeitiger Zirkelschnitt unter Ausnützung der guten Verschieblichkeit der Haut.

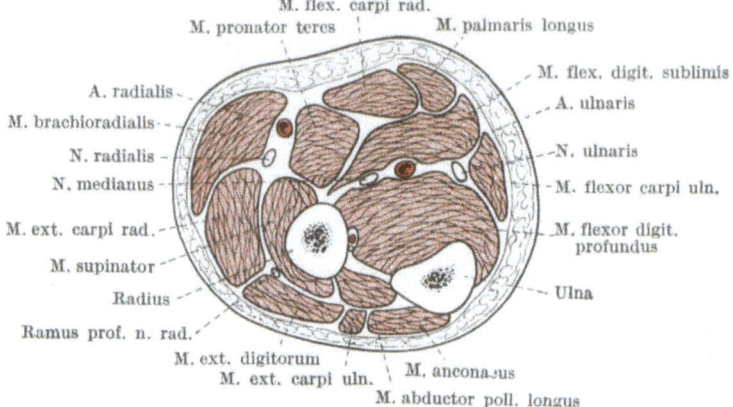

Abb. 180. Querschnitt des rechten Unterarmes an der Grenze vom oberen zum unteren Drittel.

Absetzung in der unteren Hälfte. Zweizeitiger Zirkelschnitt mit seitlichen Längsschnitten (dorsaler und volarer Lappen). Länge

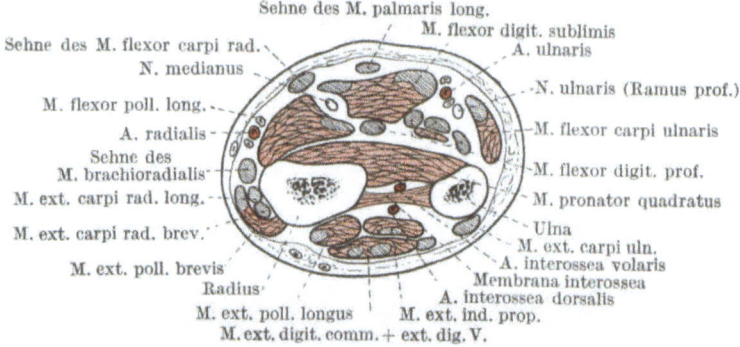

Abb. 181. Querschnitt durch den Unterarm, oberhalb des Handgelenkes.

des Seitenschnittes: etwas mehr als die Hälfte des dorso-volaren Durchmessers des Armes an der Absetzungsstelle.

Die Amputation wird in *Supinationsstellung* des Vorderarmes vorgenommen. Diese Stellung wird während der ganzen Dauer der Operation beibehalten. Man kann sich auf diese Weise leicht orientieren, ebenso erfolgt die Durchtrennung der beiden Knochen auf gleicher Höhe. Die Membrana interossea wird mit dem Zwischenknochenmesser (CATHELINE) durchtrennt. Es ist genau darauf zu achten, daß auch an den einander zugekehrten Knochenflächen des Zwischenknochenraumes eine aperiostale Absetzung erfolgt. Andernfalls kann es zur Ausbildung von Brückenosteophyten mit Behinderung der Pro- und Supination kommen.

Bei der Absetzung im unteren Drittel müssen die Sehnenstümpfe fixiert werden. Sind sie genügend lang, so wird eine Antagonistennaht ausgeführt, andernfalls muß die Fixation am Periost vorgenommen werden.

Die osteoplastische Amputation.

Die osteoplastischen Amputationsverfahren sind aus dem Bestreben heraus entstanden, die Tragfähigkeit der Stümpfe zu erhöhen. Sie suchen dieses Ziel durch einen Abschluß der Knochenwunde vermittels eines Haut-Periost-Knochen-Lappens zu erreichen.

Die erste osteoplastische Amputation wurde 1852 von PIROGOFF angegeben. Sie verdankt ihre Entstehung der häufigen Beobachtung von Erfrierungen des Vorderfußes. Die in solchen Fällen sehr oft noch gut erhaltene Ferse verwendete PIROGOFF zur Deckung des Unterschenkelknochenstumpfes.

Die späteren osteoplastischen Amputationen haben alle PIROGOFFs Gedankengang als Grundlage.

Die PIROGOFF- und GRITTI-Methode läßt Weichteile, Periost und Knochen des Lappens in ihrem physiologischen Zusammenhange, während die BIERsche Methode nur einen gestielten Periostknochendeckel verwendet. Unter nicht streng aseptischen Verhältnissen kann es hier zu einer Nekrose des Periost-Knochen-Lappens kommen.

Die heute hauptsächlich noch geübten osteoplastischen Verfahren sind diejenigen nach PIROGOFF, GRITTI und BIER.

Osteoplastische Amputation nach PIROGOFF (1852).

Prinzip. Supramalleoläre Amputation des Unterschenkels mit Bildung eines Haut-Knochen-Lappens aus Fersenhaut und Tuber calcanei.

Anzeigestellung für die Absetzung nach PIROGOFF. Der Fuß muß entfernt werden, während die Ferse erhalten werden kann (Erfrierung des Vorderfußes).

Operationsgang. I. Steigbügelschnitt.
II. Eröffnung des oberen Sprunggelenkes von der Vorderseite her.
III. Absägen des Tuber calcanei.
IV. Skeletierung und Absägen des distalen Endes der Unterschenkelknochen.
V. Stumpfversorgung.

Lagerung. Der abzusetzende Fuß ragt frei über den unteren Tischrand heraus.

I. Steigbügelschnitt.

An beiden Malleolenspitzen wird je ein kleiner Einstich gemacht als Hautmarke. Jetzt wird der Fuß mit der linken Hand gefaßt, plantarflektiert und in dieser Stellung der *horizontale* Verbindungsschnitt von einer Hautmarke zu der anderen gesetzt. Er durchtrennt Haut, Unterhautfettgewebe und Sehnen. Der Fuß wird wieder gehoben und der *senkrechte* Verbindungsschnitt der beiden Hautmarken gesetzt. Er reicht allseitig bis auf den Knochen.

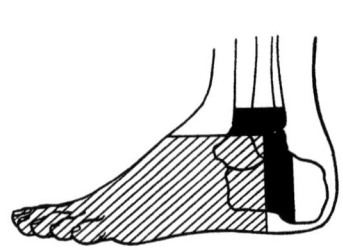

Abb. 182. Absetzung nach PIROGOFF.

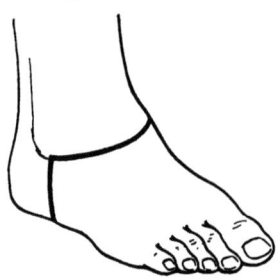

Abb. 183. Hautschnitt in Steigbügelform.

II. Eröffnung des Fußgelenkes.

Die Fußspitze wird stark plantarflektiert und das Fußgelenk eröffnet. Die Gelenklinie liegt etwas oberhalb des oberen Hautrandes. Dieser wird daher mit einem scharfen Haken etwas nach oben gezogen. Klafft jetzt der Gelenkspalt, so werden unter dauernd stärkster Plantarflexion des Vorderfußes die Seitenbänder vom Talus abgelöst. Die Durchtrennung der Seitenbänder muß streng am Talus vorgenommen werden um eine Verletzung der A. tibialis post. zu vermeiden. Zum Schluß geht man mit dem quergestellten Messer vorsichtig um die Talusrolle herum nach hinten, durchtrennt die hintere Gelenkkapsel und setzt den Schnitt in genau senkrechter Richtung nach unten fort, bis das Messer auf das Tuber calcanei stößt.

III. Absägen des Tuber calcanei.

Das Tuber calcanei ist auf der Höhe des vertikalen Hautschnittes ringsum frei von Weichteilen. Es erfolgt die Durchsägung des Tuber calcanei in einer senkrecht nach unten verlaufenden Sägefläche entsprechend dem senkrecht verlaufenden Teil des Steigbügelschnittes. Der Fuß fällt ab.

Die osteoplastische Amputation.

IV. Skeletierung und Absägen des distalen Endes der Unterschenkelknochen.
Unter stetigem Zug am Hautknochenlappen nach hinten oben wird zunächst die Hinterfläche der Knochen freigelegt, dann die beiden Seitenflächen und zum Schluß die Vorderfläche. An der Innenseite kann die A. tibialis post. verletzt werden. Die Skeletierung muß daher streng am Knochen vorgenommen werden.

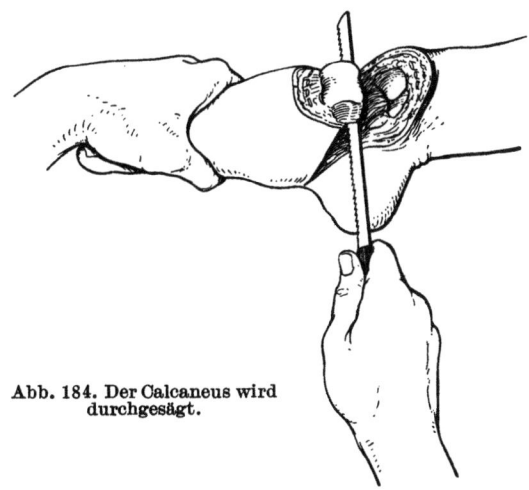

Abb. 184. Der Calcaneus wird durchgesägt.

Der Knochen ist ringsum genügend hoch freigelegt. Die Weichteile werden durch stumpfe Wundhaken hochgezogen und die beiden Knochen oberhalb der Tibiagelenkfläche durchsägt. Die Sägefläche muß genau senkrecht zur Tibiaachse verlaufen, um eine Ab- oder Adduktionsstellung des Tuber calcanei zu verhindern. Bevor man mit der Absetzung des Knochens beginnt, wird daher das Bein so gestellt, daß die Patella genau nach vorn sieht.

V. Stumpfversorgung.
Gefäßunterbindung. *A. tibialis ant.*, an der Vorderfläche des Unterschenkelstumpfes, unter der Sehne des M. extensor hallucis longus.
A. tibialis post. findet sich an der medialen Hälfte des Fersenlappens.
Nach Beendigung der Blutstillung werden die Sehnenstümpfe hervorgezogen und mit der Schere gekürzt, die Nn. tibialis, peronaeus prof. und die Hautnerven möglichst hoch reseziert, hierauf der Fersenlappen um 90^0 gekippt, die Sägeflächen adaptiert und durch einige

Periostnähte fixiert. Vereinigung der Hautränder unter Einlegen eines kleinem Glasdrains in jeden Wundwinkel für 24 Stunden.

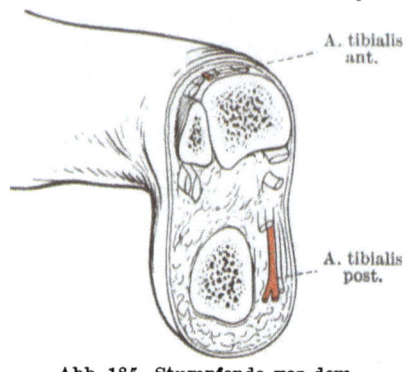

Abb. 185. Stumpfende vor dem Heraufschlagen des Fersenlappens.

Wird bei der Durchtrennung des inneren Seitenbandes oder der Skeletierung des Unterschenkels die A. tibialis post. — das ernährende Gefäß des Fersenlappens — verletzt, so soll man nicht erst die Nekrose abwarten, sondern sogleich das operative Vorgehen abändern: entweder nimmt man jetzt eine Exartikulation nach SYME vor, oder eine Amputation am Unterschenkel an der Grenze des mittleren zum oberen Drittel.

Die Drehung des Fersenlappens kann durch die Spannung der Achillessehne auf Schwierigkeiten stoßen. In diesem Falle wird die Anpassung der Sägeflächen ermöglicht durch:
1. Durchtrennung der Achillessehne von der Wunde her,
2. höhere Absetzung der Unterschenkelknochen (hoher oder kurzer PIROGOFF),
3. schräge Absetzung der Knochen (GÜNTHER),
4. horizontale Durchsägung des Calcaneus (LEFORT).

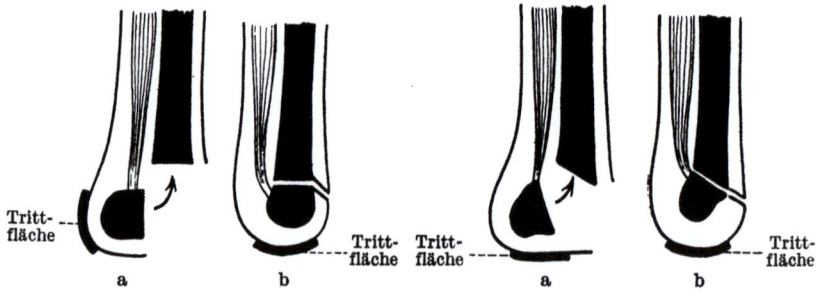

Abb. 186a und b. PIROGOFF (senkrechte Durchtrennung des Tuber calcanei).

Abb. 187a und b. Vorgehen nach GÜNTHER (schräge Durchtrennung des Calcaneus).

Vorgehen nach GÜNTHER (3).

Die Sägeflächen verlaufen von hinten-oben nach vorn-unten. Dementsprechend muß auch der Steigbügelschnitt schräg angelegt werden. Gegenüber der ursprünglichen PIROGOFFschen Methode hat dieses Vorgehen hauptsächlich den Vorteil, daß die eigentliche Sohlenhaut zur Trittfläche wird, während bei der Drehung des Calcaneusstumpfes um 90° die empfindliche Gegend des Ansatzes der Achillessehne belastet wird (Gefahr von Decubitalulcera).

Bewertung des PIROGOFF-*Stumpfes.*

Der PIROGOFF-Stumpf ist namentlich in der Abänderung nach GÜNTHER oder LEFORT meist gut tragfähig. Die druckgewohnte Sohlenhaut wird bei schräger oder waagerechter Durchsägung beider Knochen wieder zur Sohlenhaut, während die Belastung bei dem ursprünglichen Vorgehen nach PIROGOFF schmerzhaft sein kann. Für die spätere Prothesenversorgung ist es wichtig, daß der Unterschenkel genügend hoch abgesetzt wird. Die Kürzung soll, die 2 cm des fortfallenden Talus und den Fortfall des Calcaneusanteiles miteingerechnet, 5—6 cm betragen (kurzer PIROGOFF).

Osteoplastische Amputation nach GRITTI (1857).

Prinzip. Suprakondyläre Absetzung des Oberschenkels mit Verschluß der Knochenwunde durch die Patella.

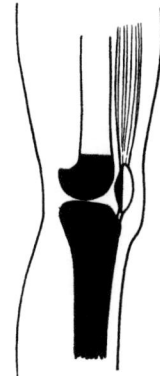

Abb. 188. Absetzung nach GRITTI.

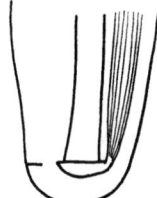

Abb. 189. Stumpfbildung bei der Absetzung nach GRITTI.

Operationsgang.
 I. Vorderer Hautschnitt.
 II. Eröffnung des Kniegelenkes.
 III. Absägen der Patellainnenfläche.
 IV. Hinterer Weichteilschnitt.
 V. Suprakondyläre Absetzung des Femurs.
 VI. Stumpfversorgung.

I. Vorderer Hautschnitt.

Er beginnt hinter den Kondylen und erstreckt sich bogenförmig bis unterhalb der Tuberositas tibiae. Der Schnitt soll möglichst weit senkrecht nach unten geführt werden, um dem Lappen die notwendige Breite zu geben.

II. Eröffnung des Kniegelenkes.

Der Hautlappen wird bis zu der Ansatzstelle des Lig. patellae zurückpräpariert und das Ligament vom Knochen abgelöst. Das Knie wird jetzt in mittlere Beugestellung gebracht, und die Seiten- und Kreuzbänder durchtrennt, hierauf der Lappen bis zu den Schnittenden freipräpariert und nach oben umgeklappt.

III. Absägen der knorpeltragenden Patellainnenfläche.

Die Patella wird von der Hautseite her in die volle Hand genommen, gut fixiert, und die Knorpelschicht in Form einer flachen Scheibe abgesägt. Die Sägefläche soll glatt, nicht treppenförmig sein.

IV. Hinterer Weichteilschnitt.

Er wird in Form eines halben Zirkelschnittes daumenbreit unterhalb der vorgesehenen Absetzungshöhe des Knochens vorgenommen und zwar in Beugestellung des Knies. Der Unterschenkel fällt ab.

V. Suprakondyläre Absetzung des Femurknochens.

Die Kondylen werden ringsum skeletiert. Die Absetzung des Knochens erfolgt 6 cm oberhalb der Gelenklinie in genau querer Richtung.

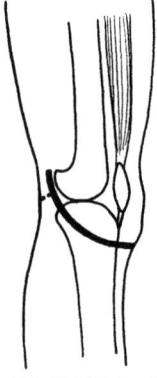

Abb. 190. Verlauf des vorderen Hautschnittes.

VI. Stumpfversorgung.

Unterbindung der Poplitealgefäße, hohe Resektion der Nn. tibialis und peronaeus. Die Patella wird auf die Sägefläche der Tibia gebracht, und das Lig. patellae an die Stümpfe der Beugemuskeln angeheftet. Hautnähte und Einlegen von kleinen Glasdrains in die seitlichen Wundwinkel für 24 Stunden.

Prothesenversorgung und Bewertung des GRITTI-*Stumpfes.* Nach 4—6 Wochen bekommt der Kranke eine Gipsprothese, nach weiteren 4 Wochen die endgültige Prothese.

An Stelle der früheren Absetzung des Femurs daumenbreit oberhalb der Knorpellinie wird heute allgemein die hohe Absetzung 6—8 cm oberhalb der Gelenklinie vorgenommen (sog. kurzer Gritti). Nur auf diese Weise kommt das Kniegelenk der Prothese auf die gleiche Höhe der ursprünglichen Gelenklinie, d. h. auf die Höhe der Gelenklinie des gesunden Knies. Die Kondylen müssen für die Anbringung des künstlichen Kniegelenkes geopfert werden.

Ein richtig angelegter und gut verheilter GRITTI-Stumpf kann trag- und belastungsfähig sein. Ein Tuberaufsitz der Prothese dürfte aber kaum je zu entbehren sein, denn die Amputierten brauchen ihn zum Ausruhen.

Gelenkpunktionen.

Osteoplastische Amputation nach BIER (1891/1898).

Prinzip. Aus dem Diaphysenknochen wird ein Periostknochendeckel gebildet und auf die Knochenwunde aufgelegt. Das Verfahren ist dem PIROGOFFschen nachgebildet. Der Wert der Methode liegt in der osteoplastischen Deckungsmöglichkeit der *Diaphysenstümpfe.*

Operationsgang (Unterschenkel).
I. Bildung des vorderen Hautlappens.
II. Herstellung des Periostknochendeckels.
III. Hinterer Weichteilschnitt.
IV. Absetzung der Diaphyse.
V. Befestigung des Knochendeckels und Stumpfversorgung.

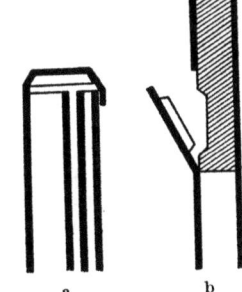

a b
Abb. 191 a und b.
Periostknochendeckel.

Das BIERsche Verfahren darf nur bei streng aseptischen Verhältnissen vorgenommen werden. Kommt es zu einer Infektion, dann ist der Periostdeckel verloren, er wird nekrotisch. Bei nicht streng aseptischen Verhältnissen ist die aperiostale Methode nach BUNGE vorzuziehen. Aber auch in allen übrigen Fällen bevorzugt man heute allgemein das Vorgehen nach BUNGE.

IV. Operationen an den Gelenken.

1. Gelenkpunktionen.

Sie werden teils aus *diagnostischen* Gründen (Untersuchung des Punktates auf Tuberkelbacillen, Spirochäten oder Wa.R.) ausgeführt oder aus *therapeutischen* Gründen (Entleerung eines Ergusses mit und ohne nachfolgende Injektion antiseptischer Lösungen).

Die Punktion eines Gelenkes erfolgt unter Wahrung strengster Asepsis in Lokalanästhesie.

A. Schultergelenk. Am besten bewährt sich die *Punktion von hinten.* Der Arm wird leicht abduziert und innenrotiert. Einstichstelle: direkt unter der Spina scapulae, etwa 1 cm nach innen von der hinteren Akromialecke. Man gelangt hier zwischen dem Hinterrand des M. deltoideus und der Sehne des M. infraspinatus in einer Tiefe von 3—4 cm auf das Gelenk. Die Nadel wird in der Richtung des Proc. coracoideus genau horizontal in die Tiefe vorgeschoben.

Die Punktion von vorn (dicht lateral vom Proc. coracoideus) kann zu einer Infektion der Bursa subscapularis führen, diejenige von der Seite (dicht unterhalb des Akromion) zu einer Infektion der Bursa subdeltoidea.

B. Ellbogengelenk. *Punktion von der Außenseite.* Am rechtwinklig gebeugten Gelenk wird der Epicondylus lateralis festgestellt. Unmittelbar distal vor dem Epicondylus liegt der äußere Gelenkspalt des Humero-Radialgelenkes. Hier wird die Nadel genau senkrecht in die Tiefe geführt, Richtung Epicondylus medialis.

Punktion von hinten. Bei rechtwinklig gebeugtem Ellbogen sticht man genau in der Mitte oberhalb der Olecranonspitze durch die Tricepssehne. Die Nadel stößt bei schräg nach unten gerichteter Führung in einer Tiefe von 3—4 cm auf den hinteren Gelenkabschnitt.

C. Handgelenk. Punktiert wird im allgemeinen die proximale Handgelenkskammer, das Radiokarpalgelenk.

Punktion vom Handrücken her. Nach Feststellung des dorsalen Gelenkspaltes wird der radiale Rand der Zeigefingerstrecksehne abgetastet und hier die Nadel senkrecht etwa 2 cm in die Tiefe gestochen.

D. Hüftgelenk. *Punktion von der Seite.* Direkt über der Mitte der Trochanter-major-Spitze wird bei adduziertem, extendiertem und leicht einwärts rotiertem Bein in genau horizontaler Richtung in der Frontalebene die Nadel eingestochen. In einer Tiefe von 4—6 cm stößt man auf den seitlichen Gelenkabschnitt.

E. Kniegelenk. Die Punktionsstelle liegt im Winkel zwischen der seitlichen Längskante der Patella und der oberen Querkante. Die Punktion kann vom *äußeren* oder *inneren* Winkel aus vorgenommen werden. Die Spitze der Nadel zeigt gegen den gegenseitigen unteren Patellawinkel. Durch Heben des Nadelgriffes gelangt man ohne Mühe zwischen Patella und Kondylen in einer Tiefe von 3—4 cm in die Gelenkhöhle.

F. Fußgelenk. *Punktion von vorn-außen.* An der vorderen Kante des Malleolus ext., 2—3 Querfinger nach oben von der Malleolenspitze wird die Nadel in der Richtung des Malleolus int. unter die Tibiakante eingeführt. Das Gelenk wird in einer Tiefe von 3 cm erreicht.

Punktion von vorn-innen. Sie erfolgt von der vorderen Kante des Malleolus int., 1 Querfinger nach oben von der Malleolenspitze aus in der Richtung des Malleolus externus.

2. Exartikulationen.

Exartikulation ist die Absetzung eines Gliedes in der Gelenklinie.

Die Exartikulation tritt in ihrer Wichtigkeit gegenüber der Amputation zurück. Der längste Stumpf ist in bezug auf die spätere Prothesenversorgung nicht immer der beste. Sehr oft wird man daher statt einer Absetzung im Gelenk eine solche weiter proximal am Knochen vornehmen. Eine Ausnahme macht der

Exartikulation der Fingerphalangen.

Daumen: hier ist der längste Stumpf der beste, jeder Zentimeter ist kostbar.

Die Art der Absetzung wird weitgehend bestimmt durch die jeweiligen *Weichteil*-Verhältnisse. Stets trachtet man nach einer guten Weichteilbedeckung des Stumpfes.

Exartikulation der Fingerphalangen.

Grundregel. Die Narbe soll stets auf die Dorsalfläche des Stumpfes zu liegen kommen.

Man führt dorsal einen Halbzirkelschnitt aus und bildet volar einen Lappen, der die ganze Länge der Zwischenphalanx hat.

Der dorsale Halbzirkelschnitt wird in Beugestellung des Gelenkes 1 cm distal von der mittleren Hautfalte vorgenommen. Die Verlängerung der Mittelachse der proximalen Phalanx trifft die Gelenklinie.

Der Schnitt dringt bis auf den Knochen, eröffnet das Gelenk und durchtrennt die Seitenverbindungen. Dicht am Knochen der abzusetzenden Phalanx wird das Messer an der Volarseite peripheriewärts geführt bis zum nachfolgenden Gelenk. Hier wird der volare Lappen quer abgetrennt. Das distale Fingerende fällt ab.

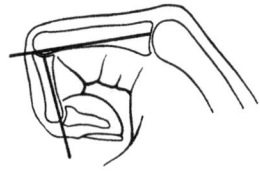

Abb. 192. Bestimmung der dorsalen Gelenklinien (Mittel- und Endgelenk).

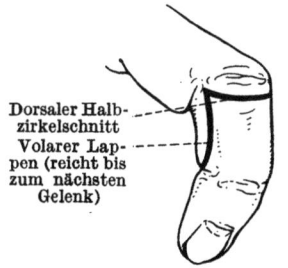

Dorsaler Halbzirkelschnitt
Volarer Lappen (reicht bis zum nächsten Gelenk)

Abb. 193. Exartikulation im Mittelgelenk, Hautschnitt.

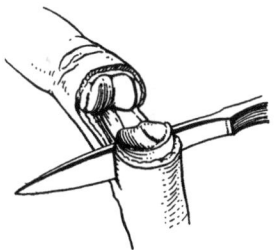

Abb. 194. Bildung des volaren Lappens.

Die Beugesehne wird aus dem Lappen isoliert und entweder mit der Strecksehne oder mit dem Kapselrest am Dorsum vereinigt. Die Gefäße werden von den enganliegenden Nerven isoliert und unterbunden, die Nervenstümpfe gekürzt. Hautnaht.

Exartikulation der Finger im Grundgelenk.

Die Umschneidung erfolgt in Form des *Ovalärschnittes:* kurzer Längsschnitt auf dem Dorsum des Metacarpus mit nachfolgender Umschneidung des Fingers an der Basis. Die Auslösung erfolgt von der dorsalen Seite her.

Soll gleichzeitig der Metacarpus mitentfernt werden, so wird der Längsschnitt auf dem Dorsum bis an die Basis des Metacarpus weiter geführt. Der Metacarpus wird schrittweise unter Drehung des dazugehörigen Fingers ausgelöst.
Bei der Exartikulation im Metacarpo-phalangealgelenk I kann die A. radialis verletzt werden. Sie geht hier in unmittelbarer Nähe des Gelenkes volarwärts. Der Daumen muß stark abduziert, das Messer dicht am Knochen geführt werden. Die Basis des Metacarpus soll wenn möglich erhalten bleiben, ebenso sollen die Sehnenstümpfe lang gelassen werden. Sie sind für einen späteren plastischen Ersatz außerordentlich wertvoll (Artikulationsstumpf).

Bewertung der Fingerstümpfe.

Daumen. Größtmöglichste Sparsamkeit ist oberster Grundsatz. Der Daumen ist die Seele der Hand. Fehlt der Daumen so geht die Zangenfunktion, die wichtigste Tätigkeit der Hand verloren. Der Verlust des Daumens wird daher der halben Hand gleichgesetzt (20—25% Erwerbsverminderung). Auch ein steifer, selbst in verkrümmter Stellung geheilter Daumen ist wertvoll. Nekrotische Gewebsteile werden daher knapp an der Grenze durch einen glatten Schnitt entfernt, und der Stumpf wenn nötig später durch Hautplastik gedeckt. Zum Ersatz eines fehlenden Daumens sind auch langwierige Plastiken gerechtfertigt.

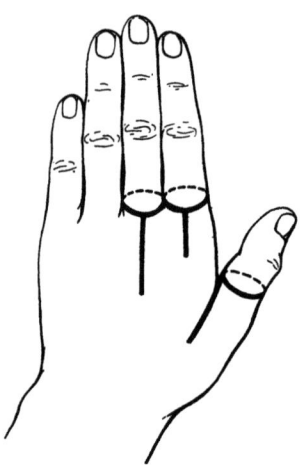

Abb. 195. Exartikulation des Zeigefingers, Exartikulation des Daumens und des Mittelfingers mit gleichzeitiger Entfernung des Metacarpus.

Zeigefinger. Er ist wichtig für den Zangengriff, noch wichtiger ist er für den Traggriff. Der Mittelfinger kann die Aufgabe des Zeigefingers nahezu vollkommen übernehmen.

Ring- und Kleinfinger sind durch die Juncturae tendinum (auf dem Dorsum der Metacarpi) funktionell miteinander verbunden. Der Verlust des einen Fingers schränkt daher die Beweglichkeit des anderen weitgehend ein. Man sucht aus diesem Grunde nach Möglichkeit einen basalen, beweglichen Teil der Grundphalange zu erhalten.

Sind Versteifung, Verkrümmungen, oder seitliche Abweichungen der Finger 2—5 zu erwarten, dann ist eine baldige Amputation oder Exartikulation angezeigt. Steife Finger müssen nachträglich doch entfernt werden. Sie machen den Faustschluß nicht mit und

schränken dadurch die Gebrauchsfähigkeit der Haut stark ein. Für den Handarbeiter gilt die heute allgemein anerkannte Regel: *Steifes Endgelenk:* Absetzung in der Mitte der Mittelphalange.
Steifes Mittelgelenk: Absetzung an der Grenze des mittleren zum distalen Drittel.

Das funktionelle Resultat wird besser, wenn die Basis der Grundphalange erhalten werden kann (Insertion der Sehnen). Andernfalls stets Antagonistennaht!

Exartikulation im Grundgelenk.

Das Vorgehen richtet sich nach dem Berufe des Verletzten.
Handarbeiter. Das Metacarpusköpfchen soll nicht mitentfernt werden. Um kräftig fassen zu können, ist eine möglichst breite Mittelhand notwendig.

Kopfarbeiter. Hier muß das kosmetische Resultat berücksichtigt werden. Bei der Exartikulation des Mittel- und Ringfingers reseziert man gleichzeitig das Köpfchen oder den ganzen Metacarpus mit Ausnahme der Basis. Die anliegenden Metakarpalknochen können zusammenrücken, so daß das Fehlen eines Fingers kaum mehr bemerkt werden kann. Beim Zeige- und Ringfinger erfolgt die Resektion des Metacarpus in schräger Richtung von distal-innen nach proximal-außen, dem Verlauf der Handlinie entsprechend.

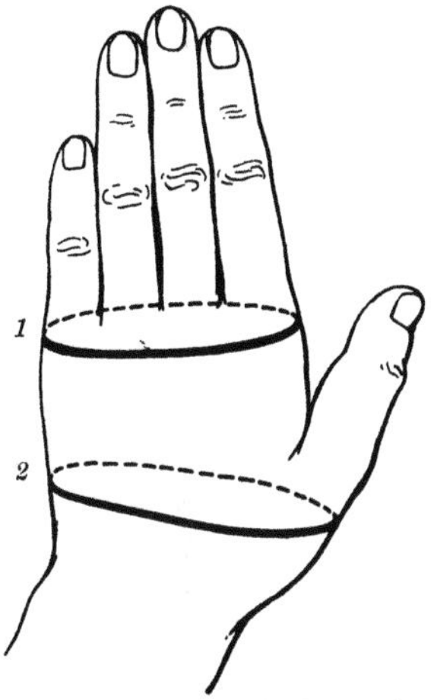

Exartikulation der Finger 2—5 im Grundgelenk.

Abb. 196. *1* Schnittführung für die Exartikulation der Finger 2—5 in den Grundgelenken. *2* Schnittführung für die Exartikulation im Karpo-Metakarpalgelenk.

Die Exartikulation erfolgt unter Bildung eines möglichst breiten volaren Hautlappens. Auslösung von der dorsalen Seite her. Die Gelenklinie verläuft 1 cm distal von den Fingerknöcheln.

Zunächst wird der dorsale Hautschnitt geführt, die Grundgelenke eröffnet und hierauf der volare Hautlappen gebildet. Die Beugesehnen werden vom Lappen abgelöst und an den Strecksehnen fixiert. Bei der Unterbindung der Gefäße ist darauf zu achten, daß die Nerven nicht mitligiert werden. Diese werden isoliert und gekürzt.

Exartikulation im Karpo-Metakarpalgelenk.

Nach Feststellung der Gelenklinie, sie verläuft vom Karpo-Metakarpalgelenk I in einem distal konvexen Bogen nach der Ulnarseite, wird ein um 2 cm weiter distal reichender ebenfalls distal konvexer, dorsaler Hautlappen gebildet. Er wird bis an die Gelenklinie zurückpräpariert und hierauf das Gelenk unter starker Volarflexion der Vorderhand eröffnet. Der volare Hautlappen muß möglichst breit angelegt werden. Auch hier wiederum Antagonistennaht.

Die Exartikulation im Karpo-Metakarpalgelenk gibt einen brauchbaren Stumpf.

Exarticulatio manus.

Vorteile. Die Pro- und Supinationsbewegung ist vollständig erhalten. Die Mm. pronator quadratus und brachioradialis können für die Betätigung der Kunsthand verwendet werden.

Nachteile. Der Exartikulationsstumpf ist zu lang. Die Gelenklinie des künstlichen Handgelenkes kommt weiter distal zu liegen als die Handgelenklinie der gesunden Seite, der Arm wird dementsprechend länger als der noch erhaltene.

Man sucht heute die Exartikulation im Handgelenk nach Möglichkeit zu umgehen. Wenn es die Verhältnisse erlauben, so wird weiter distal im Bereiche des Carpus exartikuliert, andernfalls wird eine tiefe Vorderarmamputation vorgenommen, unter Erhaltung des Pronator quadratus-Ansatzes.

Exarticulatio cubiti.

Die Exartikulation im Ellbogengelenk ist nach Möglichkeit zu umgehen. Das breite Stumpfende erschwert die Anbringung und Führung der Prothese. Können Tuberositas radii mit dem Bicepsansatz und Olecranon mit dem Tricepsansatz erhalten werden, dann soll stets die hohe Unterarmamputation vorgenommen werden. Selbst der kürzeste bewegliche Vorderarmstumpf ist wertvoller als der Exartikulationsstumpf. Ist die hohe Unterarmamputation nicht möglich, dann ist die suprakondyläre Oberarmamputation zu erwägen. Auch sie bietet gegenüber der Exartikulation wesentliche Vorteile, indem sie vor allem eine Antagonistennaht (Biceps-Triceps-Sehnennaht) ermöglicht.

Exarticulatio humeri.

Die Exartikulation erfolgt entweder in *typischer* Weise nach dem *Resektions-Amputationsverfahren* oder mit Bildung eines *Haut-*

Muskellappen oder aber in *atypischer* Weise, die durch die jeweiligen Weichteilverhältnisse (Ausdehnung des malignen Tumors oder der Weichteilzertrümmerung) bedingt ist.

A. Amputations-Resektions-Methode.

Prinzip. Einzeitige Oberarmamputation mit nachfolgender Auslösung des Humeruskopfes aus der Gelenkpfanne.

Technik der Blutleere.

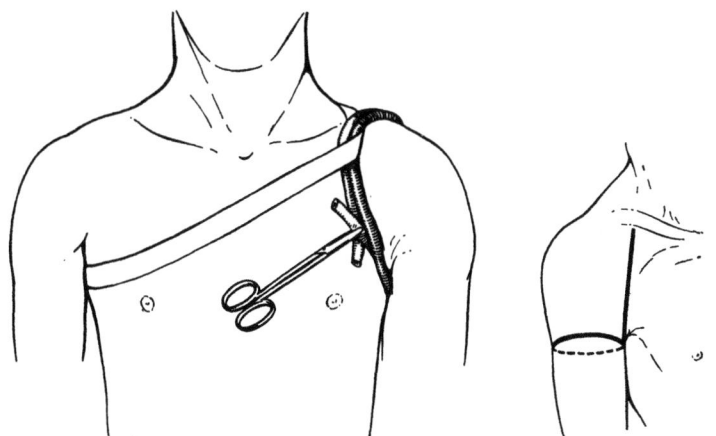

Abb. 197. ESMARCH-Schlauch durch Gegenzügel befestigt.   Abb. 198. Schnittführung.

Operationsgang. I. Einzeitige hohe Oberarmamputation.
II. Stumpfversorgung.
III. Längsschnitt und Auslösung des Humeruskopfes.
IV. Wundverschluß.

Lagerung. Der Oberkörper ist erhöht, die Schulter ragt frei über den Tischrand.

I. Einzeitige hohe Oberarmamputation.

Zirkelschnitt auf der Höhe des Deltoideusansatzes. Der Deltoideusansatz ist an der Außen-Hinterseite als Einkerbung im Oberarmrelief sichtbar. Bei reichlichem Fettpolster nimmt man die Grenze des oberen zum mittleren Drittel des Oberarmes. Die Weichteile werden bis auf den Knochen durchtrennt, das Periost umschnitten, und der Knochen durchgesägt.

II. Stumpfversorgung.

Unterbindung der Gefäße, Kürzung der Nervenstümpfe. Der ESMARCH-Schlauch wird gelockert.

III. Längsschnitt und Auslösung des Humeruskopfes.

Die Freilegung des Humeruskopfes kann entweder von einem seitlichen (Resektionsschnitt nach LANGENBECK) oder von einem vorderen Schnitt aus erfolgen. Letzterer ist schonender. Er verläuft im Spatium deltoideo-pectorale.

Der Hautschnitt beginnt an der Clavicula und geht im Spatium deltoideo-pectorale distalwärts. Er wird allmählich bis auf den Knochen vertieft. Oberflächlich im Spatium verläuft die V. cepha-

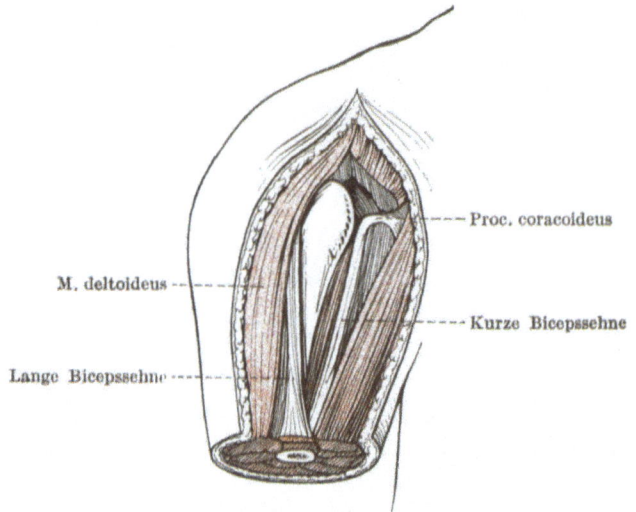

Abb. 199. Vorderer Längsschnitt.

lica, die unterbunden wird, im oberen Wundwinkel und tiefer gelegen, finden sich die Äste der A. thoraco-acromialis.

In der Tiefe wird die lange Bicepssehne sichtbar. Nach vorn vor der Bicepssehne geht man auf die Kapsel ein, durchtrennt sie durch einen Längsschnitt und löst den vorderen Kapselteil mit dem Ansatz des M. subscapularis ab. Jetzt wird der Kapsellängsschnitt in der Achse des Humerus nach abwärts verlängert, die Ansätze der Innenrotatoren (Mm. pectoralis major, latissimus dorsi, teres major) vom Knochen abgelöst, die A. circumflexa humeri ant. unterbunden. Am Tuberculum majus durchtrennt man die Ansätze der Außenrotatoren (Mm. supra-infraspinatus, teres minor).

Der Humerusstumpf wird jetzt mit der LUERschen Zange gefaßt und durch Längsschnitte, die dicht am Knochen geführt werden, skeletiert. Die Auslösung wird durch Innen- und Außenrotation des Humerus erleichtert. Bei der Skeletierung der Außenseite ist

Technik der Blutleere. 111

vor allem darauf zu achten, daß die A. circumflexa humeri post. und der N. axillaris nicht verletzt werden. Sie versorgen den Hautmuskellappen. Die Verletzungsgefahr ist gering, wenn man sich dicht am Knochen hält.

IV. Wundschluß.

Schichtenweiser Schluß der Wunde unter Einlegen eines Glasdrain für 24 Stunden.

B. Exartikulation unter Bildung eines Haut-Muskellappens.

Prinzip. Bildung eines Haut-Deltoideus-Lappens, der seitlich umgeschlagen wird. Auslösung des Humeruskopfes und Durchtrennung der medialen Weichteilbrücke nach vorgängiger Unterbindung der Gefäße.

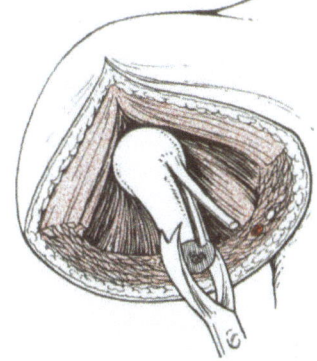

Abb. 200. Auslösung des Humeruskopfes.

Operationsgang. I. Bildung des Hautmuskellappens.
II. Auslösung des Humeruskopfes.
III. Unterbindung der Gefäße.
IV. Durchtrennung der medialen Weichteilbrücke.
V. Stumpfversorgung.

Die Anlegung des ESMARCH-Schlauches ist nicht notwendig, denn die Gefäße werden vor ihrer Durchtrennung unterbunden.

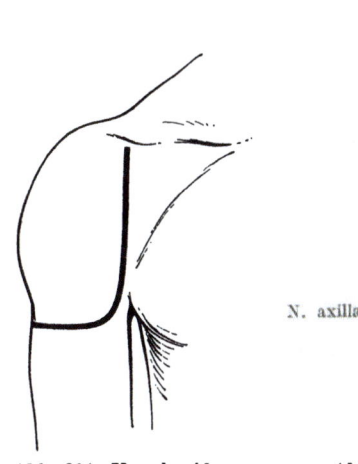

Abb. 201. Umschneidung des Hautmuskellappens.

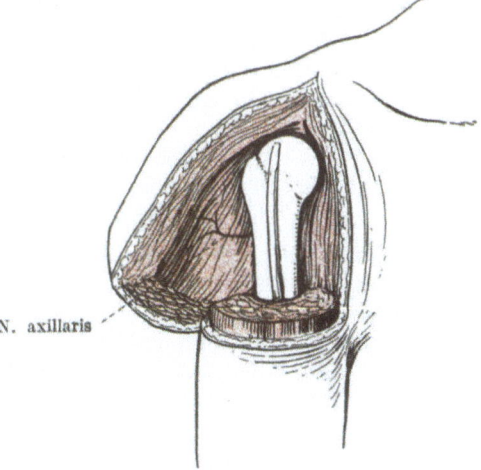

Abb. 202. Der Hautmuskellappen ist vom Humerusperiost abgelöst und seitwärts umgeschlagen.

I. Bildung des Hautmuskellappens.

Die Umschneidung des Hautlappens erfolgt durch einen vorderen Längsschnitt, der von der Clavicula bis auf die Höhe des Deltoideusansatzes reicht. Hier biegt der Längsschnitt in einen Querschnitt um der bis an den Übergang der Vorderseite in die Rückseite reicht.

Der Hautschnitt wird allseitig bis auf den Knochen vertieft, wobei das Messer genau senkrecht auf den Knochen geführt werden muß. Der Hautmuskellappen wird vom Knochen abpräpariert und seitwärts umgeschlagen. An der Hinter-Außenseite sind N. axillaris und A. circumflexa humeri post. zu schonen.

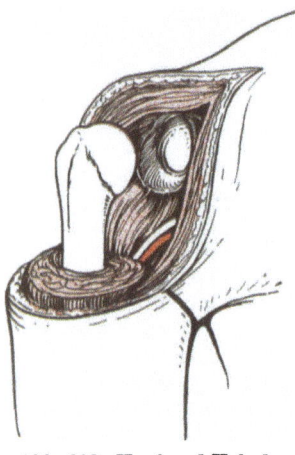

Abb. 203. Kopf und Hals des Humerus sind freigelegt.

Jetzt wird der Arm in stärkste Innenrotation gebracht, und die Kapsel- und die Ansätze der Außenrotatoren durch einen Längsschnitt durchtrennt. In der gleichen Weise werden unter stärkster Außenrotation vordere Kapselgegend und Ansätze der Innenrotatoren abgelöst. Durch Druck vom Ellbogen her und stärkster Adduktion des letzteren wird der Kopf aus der Pfanne luxiert. Die noch vorhandene Gelenkkapselbrücke am unteren Rande des Gelenkes wird jetzt sichtbar und kann durchtrennt werden. Der Kopf ist vollständig frei. Durch Längsschnitte, die dicht am Knochen geführt werden, skeletiert man den Knochen bis auf die Höhe des Hautmuskelquerschnittes.

IV. Durchtrennung der medialen Weichteilbrücke.

Der ganze Arm hängt jetzt nur noch an einer medialen Weichteilbrücke die auch das Gefäß-Nervenbündel enthält. Letzteres wird aufgesucht, die Gefäße unterbunden und hierauf die Brücke durch einen halben Zirkelschnitt durchtrennt.

V. Stumpfversorgung.

Schichtenweiser Schluß der Wunde unter Einlegen eines Glasdrain für 24 Stunden.

Bewertung der Exarticulatio humeri. Sie soll wenn irgendwie möglich umgangen werden und durch die hohe Oberarmamputation ersetzt werden. Auch der kleinste Oberarmstumpf kann die Anlegung einer Prothese ermöglichen.

Exarticulatio interscapulo-thoracalis.

Der Arm wird gleichzeitig mit dem Schulterblatt entfernt. Umschneidung der Haut als Ovalärschnitt.

Die Absetzung kann nicht in Blutleere erfolgen. Aus diesem Grunde werden zunächst A. und V. subclavia unterbunden. Die Clavicula wird in der Mitte durchsägt, der darunterliegende M. subclavius durchtrennt und die Gefäße unterbunden. Die Blutung im weiteren Verlaufe der Operation ist jetzt nur noch mäßig. Sie erfolgt aus den beiden proximal von der Subclavia-Unterbindungsstelle abgehenden Aa. transversa colli und transversa scapulae.

Von der Vorderseite aus werden zunächst durchtrennt: Mm. pectoralis major und minor, latissimus dorsi. Man dringt allmählich in die Tiefe und durchtrennt Mm. levator scapulae, serratus ant., rhomboidei und trapezius. Jetzt geht man auf die Rückseite des Schulterblattes, bildet aus der Haut über dem Schulterblatt einen Hautlappen und löst Arm und Schulterblatt aus den restlichen Verbindungen.

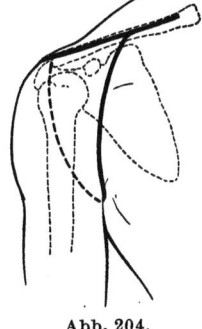

Abb. 204. Hautschnitt.

Bewertung der Exarticulatio interscapulothoracalis. Die Operation wird hauptsächlich ausgeführt bei bösartigen Tumoren die Oberarmkopf, Schultergelenk, Schulterblatt und umgebendes Gewebe ergriffen haben. Durch diesen großen Eingriff, der für sich allein bereits eine große Sterblichkeitsziffer aufweist, werden aber keine merklich besseren Resultate erzielt. Der Eingriff ist besonders dann zu erwägen, wenn das Gefäß-Nervenbündel in der Axilla mit der Geschwulst so verwachsen ist, daß es nicht geschont werden kann. Sonst wird man versuchen, mit der Entfernung von Schulterblatt und Humerus auszukommen.

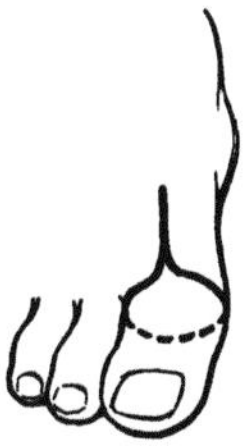

Exartikulation der Zehen.

Die Schnittführung soll so erfolgen, daß die Narbe auf das Dorsum pedis zu liegen kommt. Als Schnitt benutzt man allgemein den *Ovalär-* oder *Rakett*-Schnitt. Er beginnt mit einem Längsschnitt auf der Dorsalseite des Metatarsus, ungefähr in der Mitte, geht auf der Höhe des Grundgelenkes in der Interdigitalfalte um die Zehe herum und mündet auf dem Dorsum wieder in den Längsschnitt.

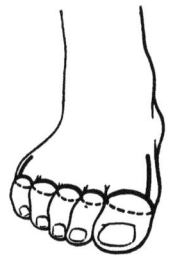

Abb. 205. Exartikulation der Großzehe, Ovalärschnitt.

Abb. 206. Exartikulation sämtlicher Zehen.

Die Auslösung der Zehe erfolgt von der Streckseite her unter starker Beugung der Zehe.

Sämtliche Zehen werden an ihrer Basis zirkulär umschnitten. An der großen und kleinen Zehe wird ein Längsschnitt angesetzt. Die Exartikulation erfolgt ebenfalls von der Streckseite her. Man sucht die Zehengrundgelenke nicht selten zu weit proximal. Ist der plantare Lappen zu kurz, um eine dorsale Hautnaht anzulegen, so werden die Köpfchen der Metatarsalia reseziert.

Soll die Zehe mit dem dazugehörigen Metatarsus entfernt werden, dann wird der dorsale Längsschnitt bis zur Basis des Mittelfußknochens verlängert. Die Auslösung des Metatarsus erfolgt unter Drehung der Zehe nach beiden Seiten.

Bei der Exartikulation des Metatarsus I oder V ist der Hautschnitt etwas nach innen von der dorsalen Längsmitte des Metatarsus zu legen, um eine seitliche Lage der Narbe (Schuhdruck) zu vermeiden.

Exartikulation nach LISFRANC (1790—1847).
(Exarticulatio tarso-metatarsea.)

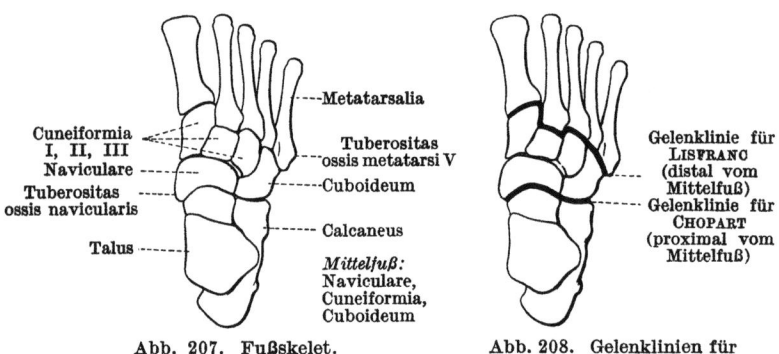

Abb. 207. Fußskelet.   Abb. 208. Gelenklinien für LISFRANC.

Die Exartikulation erfolgt unter Bildung eines kurzen dorsalen und eines langen Sohlenlappens.

Hautmarken.
Medial. Zweifingerbreit distal von der Tub. ossis nav.
Lateral. Dicht hinter der Tuberositas ossis metatarsi V.

Operationsgang für LISFRANC.
I. Bildung des dorsalen Hautlappens.
II. Eröffnung des Tarso-metatarsal-Gelenkes.
III. Bildung des plantaren Hautlappens.
IV. Stumpfversorgung.

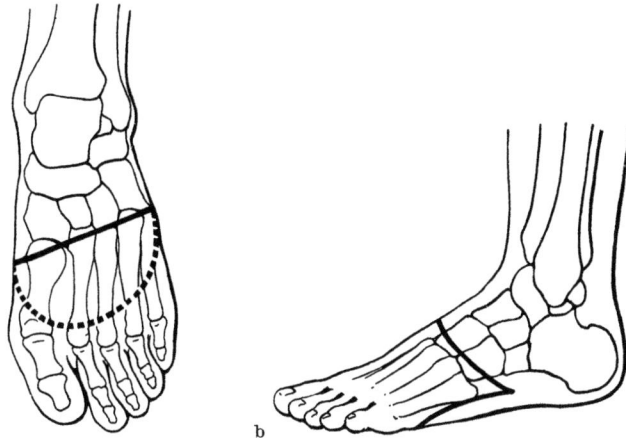

Abb. 209 a und b. Hautschnitt für LISFRANC.

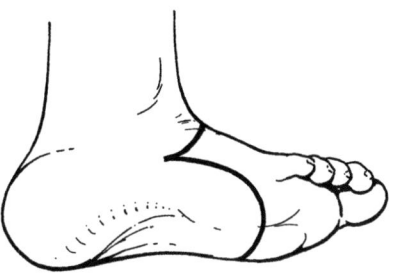

Abb. 210. Sohlenlappen.

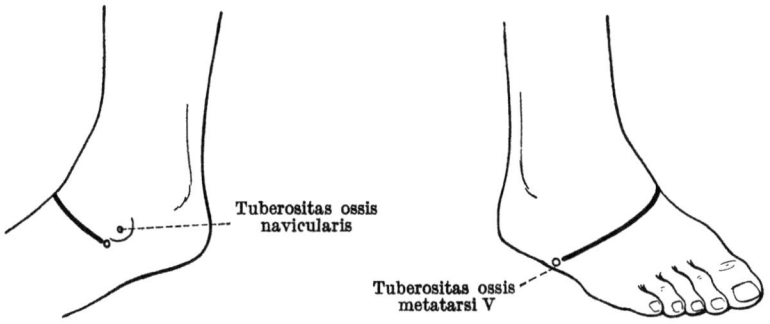

Abb. 211. Mediale Hautmarke.   Abb. 212. Laterale Hautmarke.

I. Bildung des dorsalen Hautlappens.

Die beiden Hautmarken werden mit einem nach vorn konvexen dorsalen Hautschnitt verbunden. Auf die beiden Endpunkte wird je ein seitlicher Längsschnitt gesetzt. Er verläuft an der medialen bzw. lateralen Fußkante und geht bis auf die Höhe der distalen Metatarsalköpfchen. Der dorsale Hautlappen wird etwas zurückpräpariert, die Sehnen und übrigen Weichteile an der Lappenbasis durchtrennt.

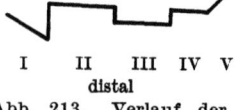

I II III IV V
distal

Abb. 213. Verlauf der Gelenklinie bei LISFRANC.

II. Eröffnung des Tarso-metatarsal-Gelenkes.

Sie erfolgt am sichersten von der lateralen Seite her. Man führt das Messer unmittelbar hinter der Tuberositas ossis metatarsi V schräg nach distal-innen unter gleichzeitiger Adduktion des Vorderfußes. Das 4. Gelenk ist ziemlich genau quergestellt, das 3. ebenfalls quer, aber weiter distal verlaufend, während das 2. Gelenk quergestellt stark proximal verläuft. Das 1. Gelenk ist in seinem Verlaufe das Spiegelbild des 5. Gelenkes, es verläuft schräg von distal-innen nach proximal-außen.

III. Bildung des plantaren Hautlappens.

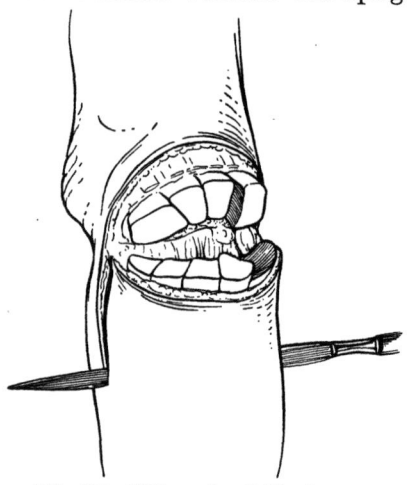

Abb. 214. Bildung des Sohlenlappens.

Unter leichter Plantarflexion des Vorderfußes wird das Messer unter die Gelenkköpfchen der Metatarsalia I—V gebracht, flach gestellt, und unter sägenden Bewegungen der Sohlenlappen geschnitten. Auf der Höhe der distalen Metatarsalköpfchen wird der Lappen quer durchtrennt.

IV. Stumpfversorgung.

Unterbindung der A. plantaris medialis und der A. dorsalis pedis. Springt das Cuneiforme I stark vor, so wird der überragende Teil reseziert, der abgelöste Ansatz des M. tibialis ant. am Periost des proximalen Cuneiformerestes angeheftet.

Mit Vorteil werden die dorsalen Sehnen etwas länger abgeschnitten und an die Muskulatur der Planta pedis oder an das Periost fixiert. Auf diese Weise bleibt der Antagonismus zwischen Streck- und Beugemuskulatur erhalten.

Hautnähte. Drains sind nicht notwendig. Verband und Schienung in Plattfußstellung.

Bewertung des LISFRANC-*Stumpfes.*

Die Ergebnisse der LISFRANC-Exartikulation werden heute auf Grund der zahlreichen Kriegserfahrungen nicht mehr als besonders günstig bewertet.

Nachteile. 1. Der LISFRANC-Stumpf stellt sich später in Spitzfuß- und Varusstellung ein (durch den Supinationszug des M. tibialis ant.).

2. Stumpfbeschwerden durch Druck der Narbe gegen die Füllmasse im Schuh. Die Narbenverhältnisse spielen in der Bewertung eine entscheidende Rolle. Entschädigung: 25—30%.

Exartikulation nach CHOPART (E. intertarsea post.).

Die Resultate der CHOPART-Exartikulation sind ungünstig.

Nachteile. 1. Der CHOPART-Stumpf stellt sich später in Spitzfuß- und Valgusstellung. Der Spitzfußstellung wird durch die Fixation der Strecksehnen an den Kapselresten entgegengewirkt.

2. Stumpfbeschwerden durch Druck der Narbe gegen die Füllmasse im Schuh.

Entschädigung 30% und mehr.

Statt des CHOPART ist besser die Absetzung nach PIROGOFF vorzunehmen. Sie ist die Methode der Wahl bei der Nachoperation von CHOPART-Stümpfen.

Exarticulatio pedis.

Sie wird nach SYME (1842) vorgenommen.

Prinzip. Auslösung des Fußes von einem Steigbügelschnitt aus und Resektion der Malleolen auf der Höhe der Tibiagelenkfläche.

Bewertung des SYME-*Stumpfes.*

Die Absetzung nach SYME ist heute fast nur noch von lehrmäßiger Bedeutung als unmittelbare Vorgängerin der PIROGOFFschen Operation. Der große schlaffe Fersenlappen ist nur ausnahmsweise tragfähig, der Stumpf zu lang und schwer faßbar. Der SYME-Stumpf muß daher als funktionell ungünstig bewertet werden. Er hat eine gewisse Bedeutung bei Jugendlichen, weil durch dieses Vorgehen im Gegensatze zum Pirogroff die Epiphysenlinien erhalten bleiben.

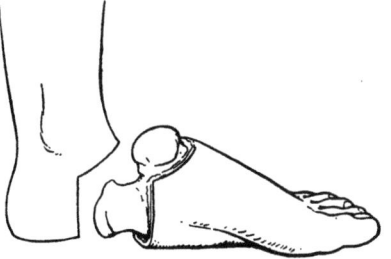

Abb. 215. Exartikulation nach SYME.

Besser ist aber in jedem Falle, wo ein PIROGOFF nicht angezeigt ist, die Unterschenkelamputation.

Exarticulatio genus.

Die Exartikulation im Kniegelenk ist heute allgemein verlassen. Einerseits erfordert die breit ausladende Kondylenmasse einen sehr großen vorderen Hautlappen, der nicht selten teilweise nekrotisch wird, anderseits stößt die Prothesenversorgung wegen der großen Länge des Stumpfes auf Schwierigkeiten. Die Ebene des künstlichen Kniegelenkes kommt tiefer zu liegen als diejenige des gesunden Kniegelenkes. Wegen der dadurch bedingten Beeinträchtigung des Ganges gibt man heute dem hohen Gritti allgemein den Vorzug.

Exarticulatio coxae.

Für die Absetzung des Beines im Hüftgelenk werden verschiedene Methoden angegeben. Die beiden gebräuchlichsten sind die konservative *Resektions-Amputations-* und die radikale *Exstirpations*-Methode.

In beiden Fällen erfolgt die Unterbindung der Gefäße am Orte der Wahl vor der Exartikulation.

Der Eingriff wird stets in Blutleere ausgeführt.

A. Resektions-Amputations-Methode.

Prinzip. Zunächst hohe Oberschenkelamputation mit Unterbindung der großen Gefäße. Anschließend Auslösung des Femurknochens.

Operationsgang.   I. Hohe Oberschenkelamputation.
II. Erste Stumpfversorgung (Ligaturen, Nervenkürzung).
III. Längsschnitt und Auslösung des Femurknochens.
IV. Definitive Stumpfversorgung.

Lagerung. Das Becken überragt den Tischrand.

Blutleere. ESMARCH-Schlauch, der innen an der Scrotalwurzel, außen neben der Spina il. ant. sup. verläuft. Um hier ein Abgleiten zu verhindern, wird der Schlauch mit einem Bindezügel, der zirkulär um die Taille geht, hochgezogen. Noch besser vorgängige Femoralisunterbindung.

I. Hohe Oberschenkelamputation.

Zirkulärer Hautschnitt handbreit unterhalb der Scrotalwurzel. Unter Ausnützung der natürlichen Verschieblichkeit der Haut wird diese stammwärts gezogen und an der Hautgrenze durch einen

2. Zirkelschnitt die Muskulatur bis auf den Knochen durchtrennt. Sofort anschließend wird das Periost umschnitten und der Knochen durchsägt. Das Bein fällt ab.

II. Erste Stumpfversorgung.

Der Stumpf wird in Beugestellung gebracht, A. u. V. femoralis und die übrigen Gefäße unterbunden, vorn der N. femoralis, hinten der N. ischiadicus möglichst hoch reseziert. Jetzt wird der Schlauch entfernt und der Stumpf nochmals revidiert.

III. Längsschnitt und Auslösung des Femurknochens.

Der Stumpf wird wieder in Streckstellung gebracht. Längsschnitt in Form des LANGENBECKschen Resektionsschnittes. Er verläuft

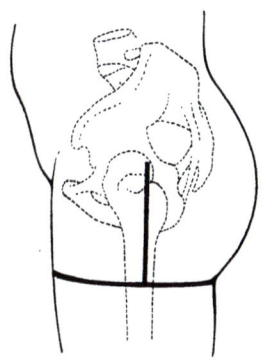

Abb. 216. Schnittführung bei der Resektions-Amputationsmethode.

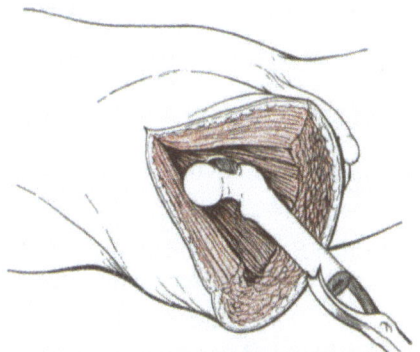

Abb. 217. Der Femurstumpf ist luxiert und skeletiert.

in der Verbindungslinie: Oberschenkelachse-Spina iliaca post. sup., beginnt 2 Querfinger oberhalb der Trochanterspitze und geht über dem Trochanter major in der Oberschenkelachse nach unten bis zur Amputationsebene.

Der Schnitt reicht überall bis auf den Knochen. Die Wunde wird durch tiefgreifende Haken gespreizt. Man geht zunächst auf das Gelenk ein. Durch einen Längsschnitt werden Gelenkkapsel und Limbus cartilagineus gespalten. Jetzt faßt man das Knochenstumpfende mit einer Knochenfaßzange, rotiert den Knochen stark nach außen, löst vorn die Ansätze der Mm. glutaei und des M. piriformis ab, rotiert dann stark nach innen und durchtrennt die Ansätze der Mm. obturatorii und quadratus. Unter weiterer Durchtrennung noch haftender Weichteile wird die Innenrotation verstärkt, bis der Femurkopf über den hinteren Pfannenrand nach hinten luxiert. Das Lig. teres reißt bei diesem forzierten Luxationsmanöver meistens durch. Es erfolgt die weitere Auslösung des Femurstumpfes distalwärts.

IV. Endgültige Stumpfversorgung.

Schichtenweiser Schluß der Wunde, Hautnähte, in den unteren Wundwinkel für 24 Stunden ein Glasdrain.

B. Exstirpations-Methode.

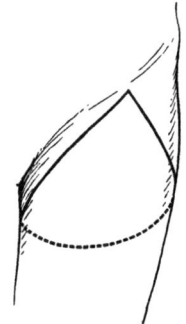

Abb. 218. Exarticulatio femoris nach dem Exstirpationsverfahren bei Sitz des Tumors an der Vorderfläche. Schnittführung.

Prinzip. Das Bein wird wie ein Tumor exstirpiert, indem die Muskeln schrittweise durchtrennt, die Gefäße fortlaufend gefaßt und unterbunden werden.

Indikation. Exartikulation bei hoch hinaufreichenden Tumoren welche die Amputationshöhe der Resektions-Amputations-Methode nach oben überschreiten. Das Vorgehen wechselt von Fall zu Fall, je nach dem Sitz des Tumors. Methode der Wahl ist die Resektions-Amputations-Methode.

Die Operation wird meist in MOMBURGscher Blutleere vorgenommen: ein 1—1½ m langer fingerdicker Gummischlauch wird in 3—4 Touren unter starkem Zug um die Taille gewickelt. Ist der Femoralispuls nicht mehr fühlbar, so werden die beiden Schlauchenden sicher geknotet. Noch zweckmäßiger ist die Unterbindung der Femoralgefäße zu Beginn des Eingriffes.

Exarticulatio interileo-abdominalis.

Das Bein mit der zugehörigen Beckenhälfte fällt weg. Der große Eingriff, der unter MOMBURGscher Blutleere ausgeführt wird,

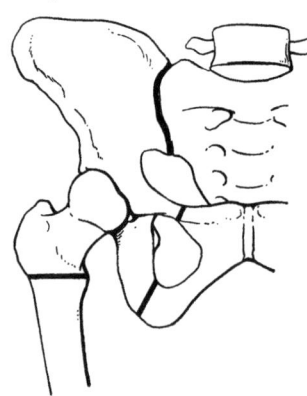

Abb. 219. Exarticulatio interileo-abdominalis.

kommt bei malignen Beckentumoren oder hochsitzenden Femursarkom mit Übergreifen auf das Becken in Frage. Vorn erfolgt die Absetzung meistens nicht in der Symphyse, sondern im Bereiche des Foramen obturatum, hinten wenn möglich vor der Art. sacroiliaca, so daß ein Teil der hinteren Beckenschaufel erhalten bleibt. Es handelt sich in solchen Fällen also nicht um eine Exartikulation des Beckens, sondern um eine Amputation.

Bei bösartigen Geschwülsten des knöchernen Beckens führt die Exarticulatio interileo-abdominalis nur selten zu einer wesentlichen Verlängerung des Lebens, so daß diese Fälle besser der Strahlenbehandlung zugeführt werden, trotzdem auch hier der Erfolg nur mangelhaft ist.

3. Arthrotomie.

Wir verstehen unter Arthrotomie die vorübergehende Gelenköffnung zu *diagnostischen* und *therapeutischen* Zwecken. Die äußere Untersuchung und das Röntgenbild führen bei Gelenkbinnenschäden nicht immer zu einer genügenden Klärung des Krankheitsbildes. In diesen Fällen ist oft eine Probearthrotomie aus diagnostischen Gründen angezeigt. Die Schnittführung soll stets in der Weise erfolgen, daß sie eine Erweiterung im Sinne einer vollständigen Freilegung des gesamten Gelenkes, unter Umständen mit nachfolgender Resektion, erlaubt.

Aus therapeutischen Gründen wird ein Gelenk in erster Linie zur Entfernung von Gelenkkörpern eröffnet.

Gelenke, die häufig eine Arthrotomie erfordern, sind Ellbogen- und Kniegelenk.

Ellbogengelenk. Die Anzeigestellung für eine Gelenkeröffnung ergibt sich bei Gelenkkörper nach Osteochondritis dissecans und bei der Abschälungsfraktur der Eminentia capitata. Entsprechend dem vorwiegend lateralen Sitz der Gelenkkörper bevorzugen wir zur Eröffnung des Ellbogengelenkes den lateralen Schnitt nach KOCHER (s. Resektion des Ellbogengelenkes).

Kniegelenk. Eine Arthrotomie des Kniegelenkes kommt vor allem in Frage bei Meniscusschäden, Osteochondritis dissecans,

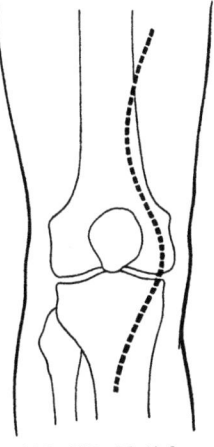

Abb. 220. Medialer S-Schnitt nach PAYR.

HOFFAscher Erkrankung, Kreuzbandverletzungen. Auch die unspezifische Synovitis läßt sich am uneröffneten Kniegelenk nicht immer mit Sicherheit gegenüber der synovialen Form der Kniegelenktuberkulose abgrenzen.

Die Eröffnung des Gelenkes erfolgt entweder durch den halben TEXTORschen Bogenschnitt auf der medialen Seite (s. Kniegelenkresektion) oder durch den S-Schnitt nach PAYR.

Der Schnitt umzieht S-förmig die mediale Seite der Patella, etwa fingerbreit von dieser entfernt. Das Gelenk wird vom oberen Rande des Recessus superior bis zum Lig. patellae eröffnet. Unter Beugebewegung des Knies wird die Patella nach außen luxiert.

Ein Nachteil des PAYRschen Schnittes ist der Sensibilitätsausfall über der Patella, der sich bei Arbeiten in knieender Stellung unangenehm bemerkbar macht.

4. Gelenkresektionen.

Wir verstehen unter der Gelenkresektion *die Entfernung der überknorpelten Gelenkenden, des anstoßenden Knochens und der Gelenkkapsel (Totalresektion).*

Die Gelenkresektion kommt hauptsächlich in Frage bei Tuberkulose. Gute Resultate ergeben frühzeitige Resektionen der Knietuberkulose, während die Resektionserfolge der übrigen Gelenktuberkulosen nicht immer befriedigend sind. Die Gelenkresektion soll im allgemeinen nicht vor dem 13. Lebensjahr vorgenommen werden. An der unteren Extremität verzichtet man grundsätzlich auf die Erhaltung der Beweglichkeit. Ziel der Resektion ist hier neben der totalen Entfernung des tuberkulösen Herdes eine sichere knöcherne Ankylose. An der oberen Extremität gelingt die Ausheilung oft unter Erhaltung einer beschränkten Beweglichkeit.

Bezweckt man von Anfang an eine knöcherne Vereinigung der beiden Knochenenden, dann müssen diese in orthopädisch richtiger Stellung längere Zeit fixiert werden.

Die Fixation in guter Stellung erfolgt bei den einzelnen Gelenken in verschiedener Weise:

Schultergelenk: Mittelstellung zwischen mäßiger Abduktion-Elevation.
Ellbogen: Rechtwinkelstellung.
Handgelenk: Dorsalflexion.
Hüftgelenk: Leichte Abduktions-Flexionsstellung.
Kniegelenk: Streckstellung.
Fußgelenk: Rechtwinkelstellung.

Resectio manus.

Die Tuberkulose des Handgelenkes, als häufigste Indikation zur Resektion, hat ihren Sitz vorwiegend in der Handwurzel. Radius und Ulna sind nur selten tuberkulös miterkrankt, so daß sich in klinischen Fällen die Handgelenkresektion im wesentlichen auf eine Exstirpation des Carpus beschränkt. Auch der Metacarpus ist nur ausnahmsweise mitbeteiligt[1].

Nichtentfernt werden bei der typischen Resektion *Os pisiforme* und *Os multangulum majus*.

Das Os pisiforme dient als Ansatz für den M. flexor carpi ulnaris, das Os multangulum majus, das beinahe nie miterkrankt, ist für die Funktion des mit ihm gelenkig verbundenen Daumens sehr wichtig.

Der Zugang erfolgt stets von der Streckseite her (Beugeseite: dickes Weichteilpolster, alle Gefäße und Nerven). Man geht ent-

---

[1] Im allgemeinen ist der helioklimatischen Behandlung gegenüber dem Resektionsvorgehen der Vorzug zu geben.

weder *dorsoradial* nach LANGENBECK ein oder *dorsoulnar* nach KOCHER.

Der Eingriff erfolgt in Blutleere und Allgemeinnarkose.

Dorsoradiales Vorgehen nach LANGENBECK.

Das Handgelenk wird mit einer dicken Rolle unterlegt, die Hand ulnar abduziert und flektiert.

Hautschnitt. Er beginnt in der Mitte des Metacarpus II und verläuft in der Richtung der Vorderarmachse nach proximal. Die Handgelenklinie halbiert die Schnittlänge. Ausdehnung 10 cm.

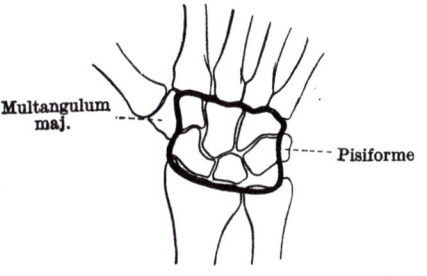

Abb. 221. Ausdehnung der Totalresektion nach KOCHER.

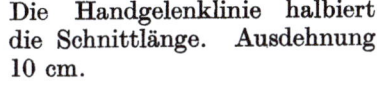

Abb. 222. Dorsoradialer Hautschnitt. Hand flektiert und ulnarabduziert.

Haut und Unterhautfettgewebe werden durchtrennt, die Fascie mit einem Tupfer gesäubert. Im proximalen Wundwinkel wird ein

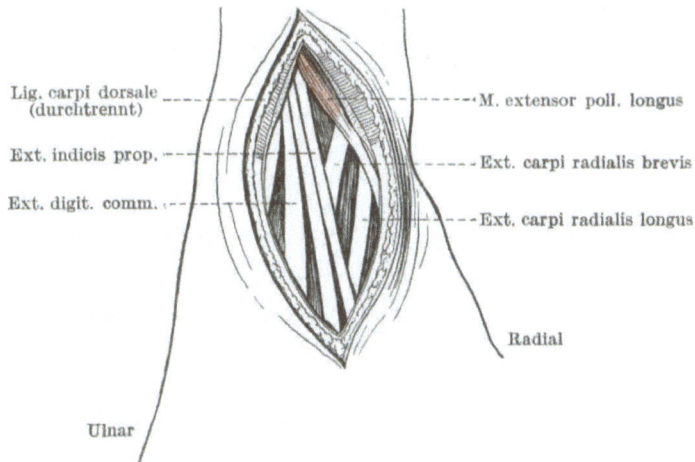

Abb. 223. Sehnenverhältnisse.

Muskelbauch sichtbar: M. extensor poll. long. Er dient zur weiteren Orientierung. Die Sehne des Ext. poll. long. kreuzt unmittelbar nach ihrem Ursprung aus dem Muskel die Sehnen des Ext. carpi radialis long. et brevis. Zwischen diesen 3 Sehnen und den ulnärwärts folgenden Sehnen läßt sich bereits normalerweise ein freies Spatium feststellen. (Durchtrittsstelle des Ganglion carpi dorsale.) In diesem Spatium geht der Schnitt in die Tiefe. Die radiale Sehnengruppe wird nach radial abgeschoben, die ulnare (Ext. indicis prop. und Ext. digitorum comm.) nach ulnar und so das Spatium erweitert. Jetzt erst werden das Lig. carpi dorsale und die dorsale Fascie in der ganzen Ausdehnung des Hautschnittes

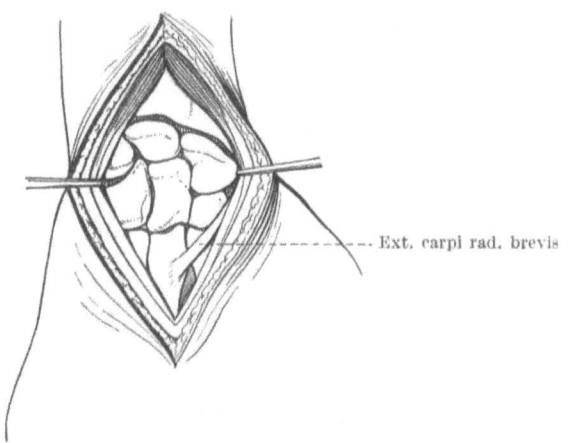

Abb. 224. Die dorsale Handgelenkgegend ist freigelegt.

durchtrennt. Auf diese Weise kann eine Verletzung der Sehnenscheiden sicher verhütet werden.

Die Wundränder werden unter Mitnahme der Sehnen stark auseinandergezogen. Im distalen Wundwinkel erscheint die Ansatzstelle des Ext. carpi radialis brevis am Metacarpus III.

Skeletierung der Handgelenkknochen.

Durch einen Längsschnitt in der ganzen Ausdehnung des Hautschnittes wird das Periost durchtrennt, der Periostwundrand mit einer starken Pinzette gefaßt und nach beiden Seiten abgelöst. Bei der subperiostalen Ausschälung radialwärts werden die Ansätze des Ext. carpi rad. brevis am Metacarpus III und des Ext. carpi rad. longus am Metacarpus II abgelöst.

Wichtig ist, daß bei dieser Auslösung die Seitenbänder nicht verletzt werden.

Das *Lig. collaterale carpi radiale* geht vom Proc. styl. radii zum Naviculare, das *Lig. collaterale carpi ulnare* vom Proc. styl. ulnae zum Triquetrum.

Die Ansätze werden am besten durch einen Meißelschlag mit einer Knochenlamelle entfernt.

Die Processus styloidei radii et ulnae sind jetzt von vorn freigelegt, der ganze Carpus ist übersichtlich dargestellt. Mit Ausnahme der Extensores carpi radialis longus et brevis, die an ihrem Ansatz abgelöst wurden, sind alle Sehnen intakt.

Eröffnung des Handgelenkes.

Unter starker Volarflexion der Hand wird die Kapsel quer durchtrennt, so daß das Handgelenk breit klafft. Es folgt die Exstirpation der einzelnen Handwurzelknochen. Man beginnt mit der Auslösung des Naviculare. Mit einem flachen Raspatorium werden an

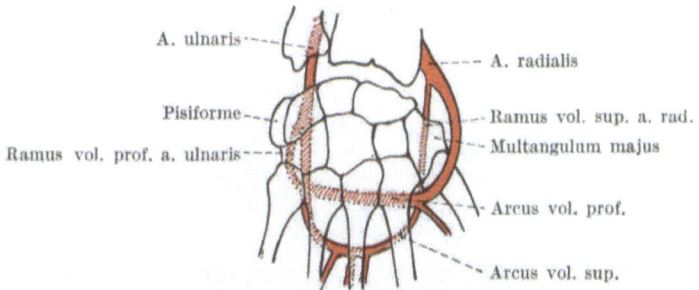

Abb. 225. Handskelet (dorsal) und Gefäße.

der Volarseite zunächst die Beugesehnen abgeschoben. Bei liegendem Raspatorium durchtrennt man von dorsal her die Gelenkverbindungen nach der Seite und nach oben und hebelt den Knochen nach dorsal heraus. Noch haftende Bindegewebszüge werden mit einer starken Schere durchtrennt. Nach dem Naviculare wird das Lunatum entfernt, anschließend das Triquetrum. Das dicht anliegende Pisiforme wird nicht reseziert (Sehne des Flex. carpi ulnaris). Jetzt erfolgt die Auslösung der distalen Karpalreihe.

Sie beginnt mit der Resektion des Multangulum minus. Man führt von der Basis des Metacarpus II in dessen Längsrichtung einen Schnitt nach proximal über den Carpus hinweg. Die Gelenklinie zwischen Metacarpus II und dem Multangulum majus wird von diesem Schnitt getroffen, die Kapsel eröffnet. Unter Querstellung des Messers eröffnet man zunächst das Gelenk radialwärts und dann ulnarwärts. Die Auslösung macht jetzt keine Schwierigkeiten mehr. Wichtig ist, daß man sich nicht in den Winkel zwischen den Basen von Metacarpus I und II verirrt. Hier geht die A. radialis dicht am Knochen volar in den Arcus volaris profundus über. Verletzungsgefahr.

Das Multangulum majus bleibt als Artikulationsbasis für den Metacarpus I zurück. Nach dem Multangulum minus wird das Capitatum und hierauf das Hamatum entfernt (Höhe Metacarpus V). Hier ist besondere Vorsicht geboten wegen des Ramus prof. n. ulnaris (Versorger der kleinen Handmuskeln). Der Nerv geht um den Hamulus ossis hamati herum, so daß der Hamulus besser vom Hamatum abgetrennt und in seiner Lage gelassen wird.

Sind die Vorderarmknochen mitergriffen, so erfolgt ihre Resektion in der Ausdehnung des tuberkulösen Prozesses. Zum Schluß werden die Kapselreste sorgfältig entfernt.

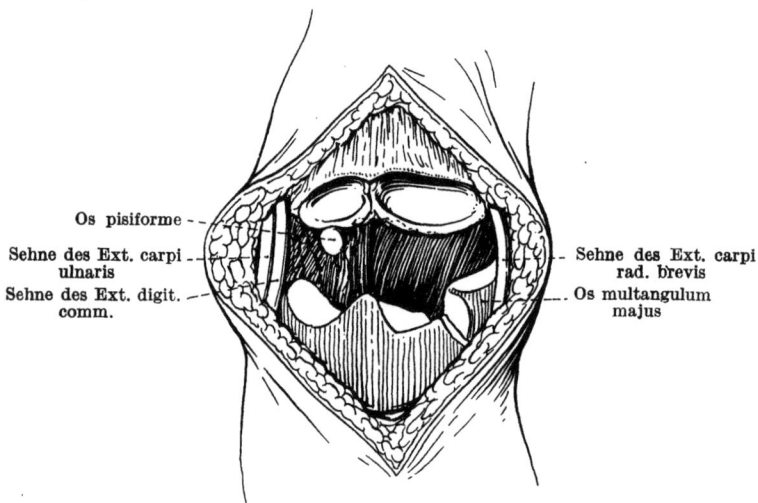

Abb. 226. Der Carpus ist bis auf Pisiforme und Multangulum majus entfernt.

Wundversorgung. Die Sehnen der Extensores carpi radialis brevis et longus werden an ihrer ursprünglichen Ansatzstelle befestigt. Bei Tuberkulose wird das ganze Carpusbett mit Vioformpuder bestreut. Die durch das Fehlen des Carpus zu lang gewordenen Strecksehnen können gerafft werden. Sorgfältige Hautnaht. Die Hand wird für 3—4 Wochen durch eine volare Gipsschiene in Dorsalflexion gehalten. Die Gipsschiene darf nur bis zu den Fingergrundgelenken reichen und muß die volle Beugung der Finger erlauben. Das Hauptgewicht in der Nachbehandlung ist auf die möglichst frühzeitige Wiederherstellung der Fingerbewegungen, vor allem der Beugung, zu legen.

Wir merken uns besonders:

Man geht zwischen den Sehnen des Ext. pollicis longus, Ext. carpi rad. longus et brevis einerseits, den Sehnen des Ext. indicis prop. und Ext. digit. communis anderseits, auf das Handgelenk ein. Man orientiert sich nach dem Muskelbauch des Ext. pollicis longus. Pisiforme und Multangulum werden nicht entfernt. Bei der Auslösung des Multangulum minus ist Vorsicht geboten wegen der Verletzungsgefahr der A. radialis, beim Hamatum wegen des Ramus prof. ulnaris. Das Hamatum wird daher besser ohne Hamulus entfernt.

Dorsoulnares Vorgehen nach KOCHER.

Die Hand wird in Flexion und *Radial*-Abduktion gebracht (LANGENBECK: Ulnarabduktion).

Hautschnitt. Fixpunkte: Mitte des Metacarpus V, radiale Kante.
Mitte der Vorderarmbreite im gleichen Abstand vom Handgelenk wie der 1. Fixpunkt.

Die Verbindungslinie der beiden Fixpunkte ergibt den Verlauf des Hautschnittes.

Durchtrennung von Haut und Unterhautfettgewebe. Im distalen Wundwinkel ist der Ast des Ramus dorsalis n. ulnaris zu schonen. Fascie und Lig. carpi dorsale werden in der ganzen Ausdehnung des Hautschnittes eröffnet, ebenso die Sehnenscheiden des Ext. digiti V und Ext. digit. comm. Nach ulnar liegt nur noch die Sehne des M. ext. carpi ulnaris, die am Metacarpus V inseriert.

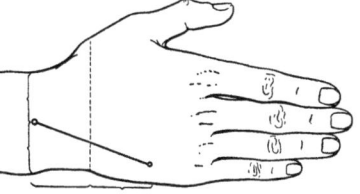

Abb. 227. Hautschnitt.

Dem Hautschnitt gleichverlaufend wird jetzt ein Längsschnitt gesetzt, der vom Metacarpus V bis auf die Ulna reicht. Periost und Handgelenkkapsel werden durchtrennt, der ulnare Kapselanteil mit dem Ansatz des Ext. carpi ulnaris ulnarwärts abgelöst. Die Ansätze des Lig. collaterale carpi ulnare am Proc. styl. ulnae und am Triquetrum werden durch einen Meißelschlag mit einer Corticalisschicht entfernt. Jetzt erfolgt die Ablösung der Kapselansatzstellen an der volaren Seite der Ulna und am Triquetrum. Dabei stößt man auf das Pisiforme, das als Ansatz der Sehne des Flexor carpi ulnaris erhalten bleibt. Der Hamulus wird an seiner Basis vom Hamatum abgetrennt (Ramus prof. n. ulnaris).

Jetzt geht man wieder auf die dorsale Seite, löst Periost und Kapsel bis an die Ansätze der Ext. carpi radialis am Metacarpus II und III ab und luxiert die Hand nach volar unter Abschieben der Strecksehnen radialwärts. Der Daumen muß den Vorderarm berühren. Es folgt die vollständige Auslösung der Kapsel am radialen Rand. Die Auslösung des Carpus in der ulnaren Hälfte geht jetzt leicht vor sich, schwieriger ist die Auslösung der radialen

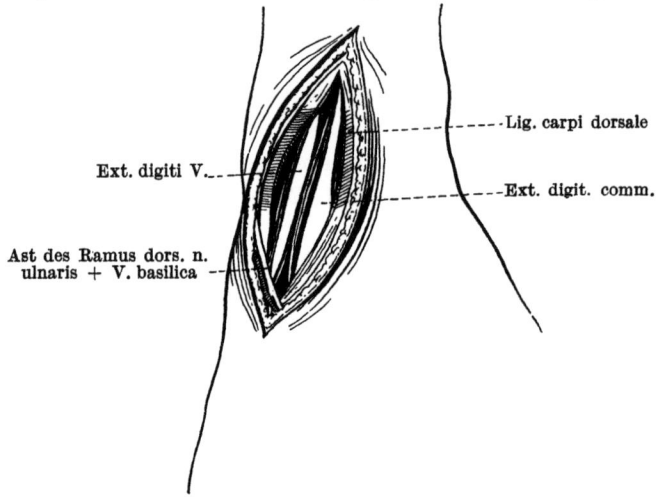

Abb. 228. Fascie und Lig. carpi dorsale sind durchtrennt, ebenso die Sehnenscheiden.

Hälfte, vor allem des Multangulum minus. Das Multangulum majus wird, sofern es nicht miterkrankt ist, in situ gelassen.

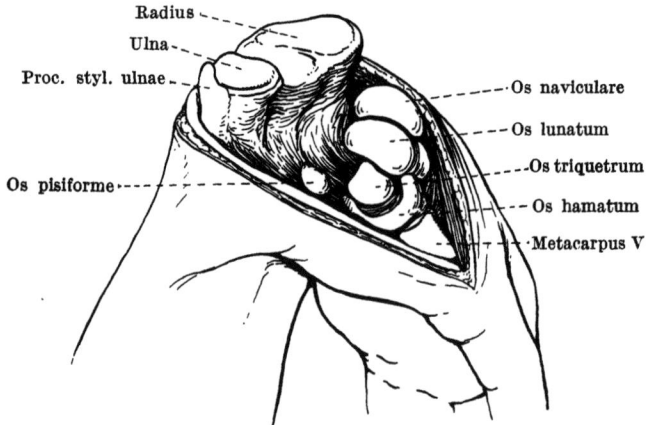

Abb. 229. Die Hand ist volar luxiert, die Kapselansatzstelle an den Vorderarmknochen abgetrennt.

Wundschluß und Nachbehandlung erfolgen in der gleichen Weise wie bei der LANGENBECKschen Methode.

Vor- und Nachteile der beiden Resektionsmethoden.

Das LANGENBECKsche Verfahren ergibt einen besseren Zugang für die radiale Hälfte des Carpus, das KOCHERsche für die ulnare. Bei vorwiegend einseitiger Lokalisation der Tuberkulose richtet sich daher die Schnittführung nach dem Sitz der Erkrankung.

Die dorsoulnare Methode nach KOCHER schont die Ansätze der für die spätere Handstellung wichtigen Extensores carpi radiales. Wichtig ist nach KOCHER ebenfalls die Schonung des Ramus dorsalis n. ulnaris, dessen Stamm nicht in die Schnittlinie fällt, im Gegensatz zum Ramus dorsalis n. radialis dessen Stamm die Schnittlinie des dorsoradialen Vorgehens kreuzt.

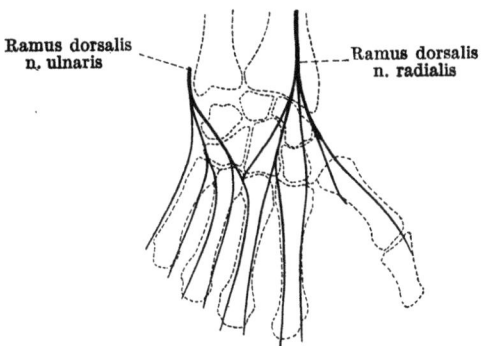

Abb. 230. Nervenversorgung des Handrückens.

Resectio cubiti.

Es stehen heute hauptsächlich 3 Methoden in Anwendung. Sie unterscheiden sich durch die verschiedene Art der Gelenkeröffnung.

1. Vorgehen nach LANGENBECK.
Eröffnung von einem dorsalen Längsschnitt aus.
2. Vorgehen nach KOCHER.
Eröffnung von einem lateralen Hakenschnitt aus.
3. Vorgehen nach LEXER.
Eröffnung von einem hinteren Bogenschnitt aus.

1. Vorgehen nach LANGENBECK.

Lagerung. Der Arm wird über die Brust nach der anderen Seite gezogen.

Hautschnitt. Längsschnitt über dem Olecranon, 5 cm proximalwärts über der Rückseite des Humerus, 5 cm distalwärts über der Ulnakante verlaufend.

Der Schnitt geht überall bis auf den Knochen. Proximal spaltet er die Tricepssehne, weiter distal das Periost der Ulna.

Subperiostale Ablösung der Weichteile.

Die Ablösung erfolgt zunächst gegen den Epicondylus medialis hin. Hier kann der N. ulnaris verletzt werden. Hält man sich stets am Knochen und schält das Periost allmählich ab, ähnlich wie man einen Baum entrindet, dann kommt der Nerv überhaupt nicht zu Gesicht. Der mediale Schnittrand des Periostes wird mit einer

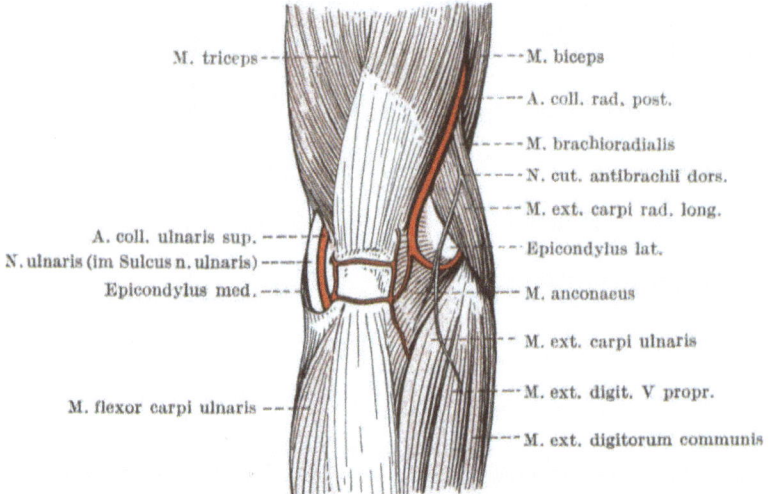

Abb. 231. Ellbogen-Rückseite.

starken Pinzette gefaßt, von der Unterlage abgehoben und mit dem Raspatorium allmählich medialwärts vom Knochen abgelöst. Am

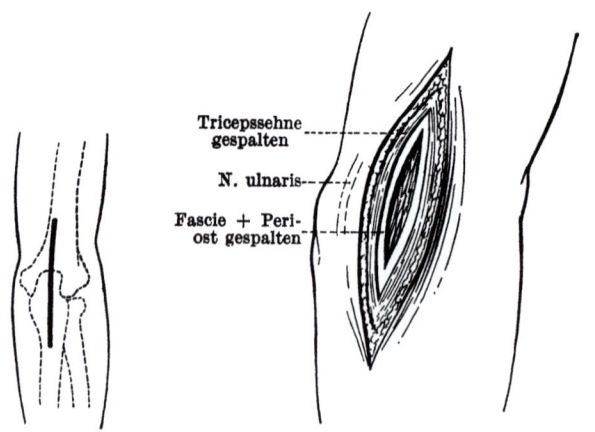

Abb. 232. Hautschnitt. Abb. 233. Der Hautschnitt ist bis auf den Knochen vertieft.

Humerus haftet das Periost fester. Hier erfolgt die Ablösung mit dem Periostmesser. Gelangt man an die Innenseite des Epicondylus medialis, dann ist die Skeletierung auf dieser Seite beendet. Sie erfolgt jetzt nach der lateralen Seite hin und geht bis an die Seitenfläche des Epicondylus lateralis. Bei dieser Skeletierung wird ebenfalls das Lig. collaterale radiale abgelöst.

Das Gelenk klafft jetzt breit. Der Vorderarm wird in stärkste Beugestellung gebracht, und die Beugeseite bis auf die vorgesehene Resektionshöhe skeletiert. Am Humerus genügt das Raspatorium, um die Kapselansatzstelle zugleich mit dem Periost proximalwärts abzuschieben. Der Proc. coronoideus ulnae muß mit dem Messer freigelegt werden, unter teilweiser Ablösung des Ansatzes des M. brachialis.

Es folgt die Abtragung der vorderen Gelenkkapsel. Sie wird dadurch erleichtert, daß der Assistent eine Faust in die Fossa cubiti legt, während er mit der anderen Hand den Vorderarm möglichst stark gegen den Oberarm drückt. Auf diese Weise spannt sich die Gelenkkapsel stark an und kann leicht entfernt werden.

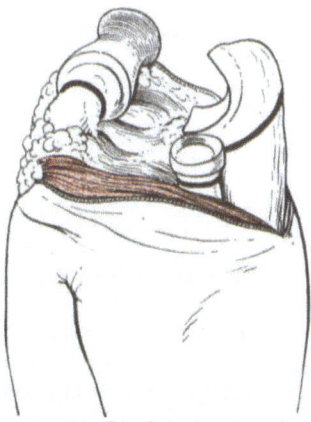

Abb. 234. Die Gelenkenden sind skeletiert (Resektionslinien schwarz eingezeichnet).

Die Resektionsflächen verlaufen den ursprünglichen Gelenklinien parallel. Man beginnt mit der Abtragung am Processus coronoideus ulnae und sägt gleichzeitig das Radiusköpfchen mit ab. Kommt das Lig. annulare in die Sägefläche, so wird es mit dem Messer abgelöst. Der Humerus wird in Form einer Hohlkehle umsägt.

Wundversorgung. Der Arm wird in Streckstellung gebracht, die Gelenkflächen aneinandergelegt. Sehnen und Muskeln durch Knopfnähte vereinigt. Hautnaht. Volare Schiene in der ganzen Ausdehnung des Armes. Sie bleibt 4—5 Wochen.

2. Vorgehen nach KOCHER.

Die Eröffnung des Gelenkes erfolgt von einem *lateralen Hakenschnitt* aus. Der Schnitt dringt zwischen Triceps und Anconaeus (Kapselspanner) einerseits, Brachioradialis, Ext. carpi radialis longus und Ext. carpi ulnaris anderseits auf das Gelenk ein.

Der Hautschnitt beginnt an der Außenseite des Humerus, geht über den Epicondylus lateralis auf das Radiusköpfchen und biegt dann hakenförmig nach hinten auf die Ulna um. Der Haken umschneidet den M. anconaeus. Die Schnittlänge beträgt 12 cm.

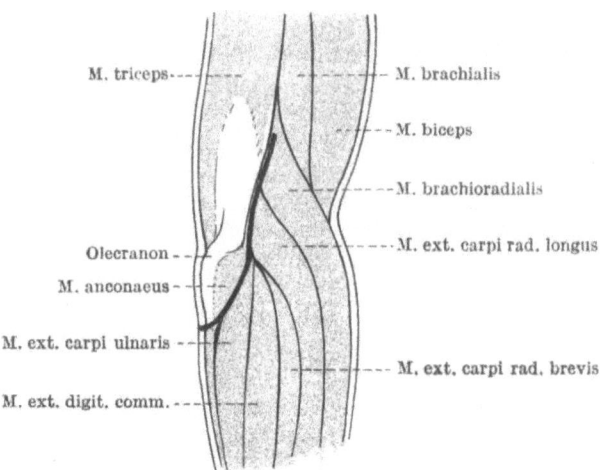

Abb. 235. Lage des Schnittes zu den Muskeln.

Der Hautschnitt wird in Streckstellung des Armes ausgeführt. Für das weitere Vorgehen wird er stumpfwinklig gebeugt.

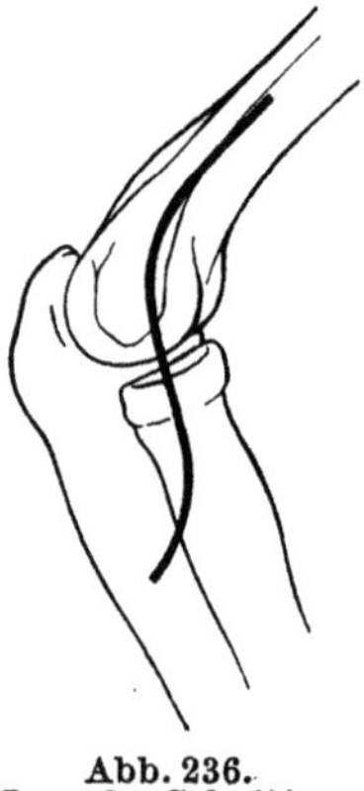

Haut, Unterhautfettgewebe und Fascie werden durchtrennt, das obere und das untere Muskelinterstitium festgestellt. Die Spaltung erfolgt bis auf den Knochen, wobei das Radiohumeralgelenk eröffnet und das Lig. annulare gespalten wird.

Skeletierung des Gelenkes.

Die Ablösung erfolgt subperiostal. Zunächst wird der Triceps-Anconaeus-Lappen olecranonwärts vom Knochen gelöst und um das Olecranon herum geschlagen. Hierauf trägt man mit einem Meißelschlag den Epicondylus lat. ab. Auf diese Weise bleiben das laterale Seitenband und die Extensoren im Zusammenhang mit dem Knochen. Der Vorderarm kann jetzt ohne Mühe luxiert werden.

Abb. 236. Lage des Schnittes zu Knochen und Gelenk.

Es folgt die Skeletierung des Epicondylus medialis. Man hält sich dicht am Knochen, so daß der N. ulnaris nicht zu Gesicht kommt.

Die Resektion der Gelenkenden erfolgt in der gleichen Weise wie bei dem Vorgehen nach LANGENBECK.

Die KOCHERsche Methode hat gegenüber der LANGENBECKschen den Vorteil, daß der Streckapparat in seinem Zusammenhang erhalten bleibt. Er ist also schonender und vermeidet die spätere Ausbildung eines Schlottergelenkes.

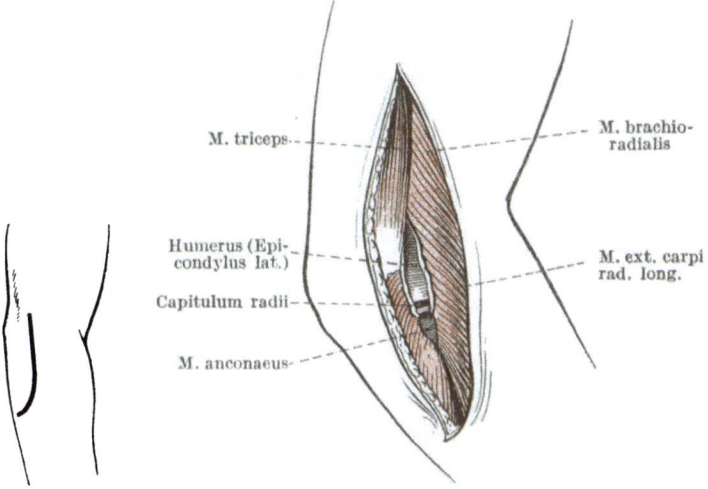

Abb. 237. Hautschnitt.

Abb. 238. Durchtrennung der Muskelinterstitien und Eröffnung des Gelenkes.

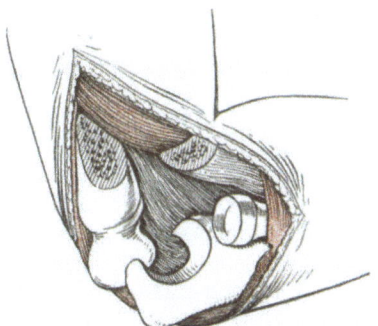

Abb. 239. Der Triceps-Anconaeus-Lappen ist um das Olecranon geschlagen, die Extensorengruppe mit dem Epicondylus lat. nach vorn abgetrennt.

3. Vorgehen nach LEXER.

Prinzip. Eröffnung des Gelenkes von einem hinteren Bogenschnitt aus, unter subcorticaler Ablösung des Streckapparates.

Lagerung. Der Kranke liegt auf dem Rücken, der Oberarm steht senkrecht nach oben, der Vorderarm ist im rechten Winkel. In dieser Stellung wird der Arm während der ganzen Operation gehalten.

Hautschnitt. Bogenförmig von einem Epicondylus zum anderen, über das Olecranon hinweg.

Die Olecranonspitze wird freipräpariert und mit dem Meißelmesser durchgeschlagen.

Jetzt isoliert man den N. ulnaris, hebt ihn aus dem Sulcus ulnaris heraus und zieht ihn mit einer Tupferschlinge seitwärts.

Die Ablösung des Weichteilmantels gelingt von diesem Schnitt aus ohne Mühe. Die Seitenbänder werden mit einem Periostlappen von ihrem Ansatz an den Epicondyli abgelöst.

Das *Lig. coll. ulnare* entspringt vom Epicondylus med. und zieht sich fächerförmig an den medialen Rand des Proc. cornoideus und an das Olecranon längs der Incisura semilunaris. Das *Lig. coll. radiale* nimmt seinen

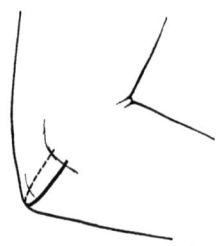 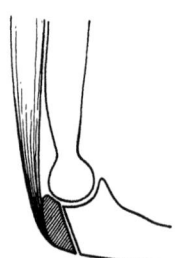

Abb. 240. Hinterer Bogenschnitt.   Abb. 241. Subcorticale Abtrennung des Tricepsansatzes.

Ursprung am unteren Teil des Epicondylus lat. und geht nach unten in das Lig. annulare über.

Ist der Weichteilmantel über die Epicondyli nach vorn abgeschoben, dann geht man mit breiten Elevatorien von beiden Seiten her an die Vorderseite des Gelenkes und schiebt den Weichteilmantel vom Knochen ab.

Die Resektion der Gelenkflächen erfolgt in der früher beschriebenen Weise.

Wundschluß. Die Olecranonspitze wird mit einer Vierstichknopfnaht am Olecranon fixiert, ebenso müssen die Seitenbänder sorgfältig am Humerus fixiert werden.

Die Fixation erfolgt in Streckstellung. Nach Ablauf von 3 Wochen wird der Arm zuerst in ganz geringer, in der 4. Woche in etwas stärkerer Beugung festgestellt, unter gleichzeitiger leichter Pronation.

Will man eine knöcherne Ankylose erstreben, dann erfolgt die Fixation von Anfang an in Rechtwinkelstellung.

Die Eröffnung des Ellbogengelenkes von einem hinteren Bogenschnitt aus gibt von allen 3 Vorgehen die beste Übersicht über die Gelenkverhältnisse.

Resectio humeri.
Anatomie der Schultergegend.

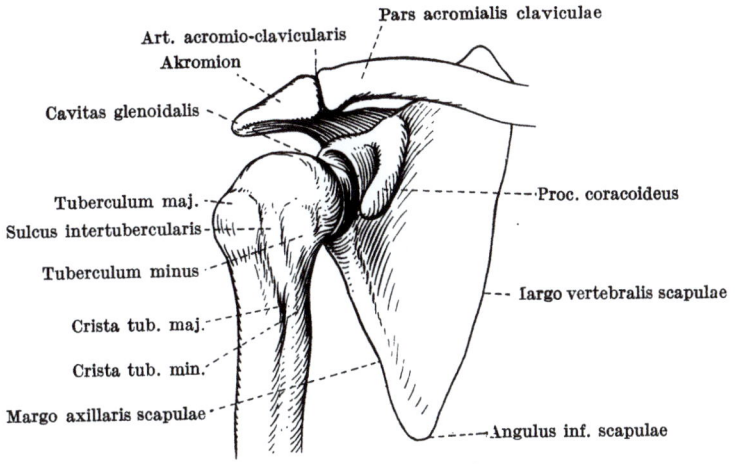

Abb. 242. Schultergelenk.

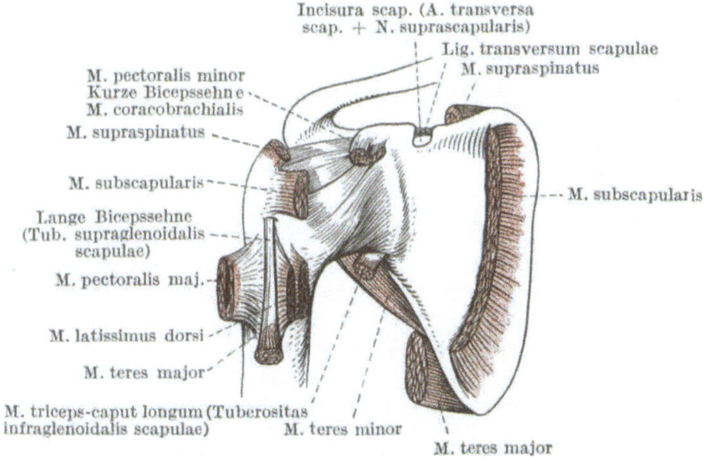

Abb. 243. Muskeln der Schultergelenkgegend.

Am *Tuberculum majus* setzen an
M. supraspinatus ⎫
M. infraspinatus ⎬ *Aus*wärtsroller des Oberarmes.
M. teres minor ⎭

Der M. supraspinatus hebt gleichzeitig den Arm bis zur Horizontalen (unterstützt den M. deltoideus).
Am *Tuberculum minus* setzen an
M. subscapularis ⎫
M. teres major ⎬ *Einwärtsroller des Oberarmes*
M. latissimus dorsi ⎭
Am *Proc. coracoideus* setzen an
M. pectoralis minor — zieht den Schultergürtel nach vorn und abwärts.
M. coracobrachialis — führt den abd. Arm nach vorn-innen.
M. biceps, caput breve — beugt den Vorderarm.
An der *Tuberositas supraglenoidales scapulae* setzt an M. biceps, Caput longum — beugt den Vorderarm.
An der *Tuberositas infraglenoidalis scapulae* setzt an M. triceps, Caput longum — streckt den Vorderarm.
Ansatz des Caput laterale: *Hinterfläche des Humerus*, oberhalb des Sulcus n. radialis.
Caput mediale: *Hinterfläche des Humerus*, unterhalb des Sulcus n. radialis.
Der M. deltoideus hat 3 Ursprungsportionen:
Pars clavicularis ⎫
Pars acromialis ⎬ Ansatz: *Tuberositas deltoidea humeri* (Fortsetzung der Crista tub. maj.)
Pars scapularis ⎭
Er wird vom N. axillaris versorgt, der mit der A. circumflexa humeri post. um das Collum herum nach hinten an die Innenseite des M. deltoideus geht. Funktion: Hebt den Arm bis zur Horizontalen.

Kapselverhältnisse.

Die Kapsel setzt nach außen vom Labrum glenoidale um die Cavitas glenoidales an und inseriert am Collum anatomicum. Die Tubercula majus et minus liegen also extrakapsulär. Dagegen überbrückt die Kapsel in einem zipfelförmigen Fortsatz den Sulcus intertubercularis und bildet auf diese Weise die Vagina mucosa intertubercularis für die lange Bicepssehne.

Die Kapsel ist auf ihrer Vorderseite vollständig überdeckt vom M. subscapularis. Das Dach der Kapsel ist verstärkt durch das Lig. coraco-humerale. Hinten ist die Kapsel überdeckt und verstärkt durch die mit ihr fest verwachsenen Sehnen der Mm. infraspinatus und teres minor.

Die schwachen Stellen der Kapsel liegen an der vorderen medialen Seite. Die eine liegt mehr nach oben, am oberen Rand des M. subscapularis, dicht unter dem Proc. coracoideus, die andere nach unten, zwischen M. subscapularis und M. teres minor. An diesen beiden Stellen reißt die Kapsel bei dem Luxationsvorgang in erster Linie ein. Der Humeruskopf geht durch das Kapselknopfloch unter den Proc. coracoideus (Lux. subcoracoidea). Die habituelle Luxation, sofern sie auf traumatischer Grundlage beruht. ist außer durch den Abriß des Tuberculum majus durch die Ausbildung einer

Periosttasche am Scapulahals bedingt. Der Kopf löst die Kapsel am vorderen Teil des Labrum glenoidale ab und im Zusammenhang mit der Kapsel gleichzeitig das Periost. Auf diese Weise bildet sich eine subperiostale Tasche,

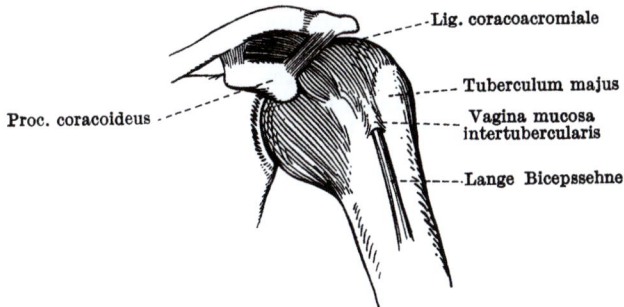

Abb. 244. Schultergelenkkapsel von vorn.

in die der Humeruskopf durch ein geringfügiges Trauma über das Labrum glenoidale hineintritt.

Die Irreponibilität einer veralteten Luxatio subcoracoidea ist häufig durch eine Schrumpfung des M. subscapularis bedingt. Ansatz und Ursprung des

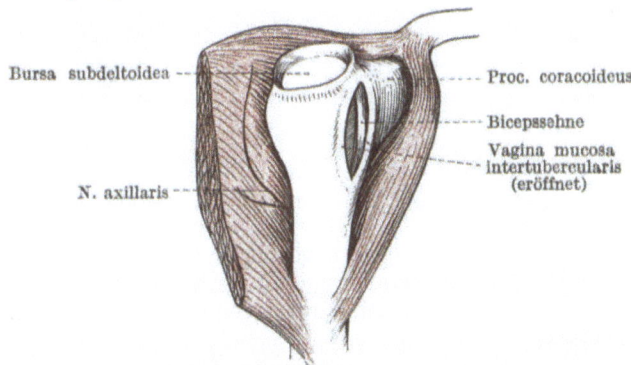

Abb. 245. Bursa subdeltoidea und Vagina mucosa intertub.

Muskels werden durch die Luxation des Kopfes nach innen einander genähert, der Muskel stellt sich auf eine neue „physiologische" Länge ein. Nach Durchtrennung der Subscapularissehne gelingt die Reposition vielfach ohne besondere Mühe.

Schnittführung bei der Resectio humeri.
Gebräuchlich sind hauptsächlich 3 Schnittführungen:
1. Längsschnitt nach LANGENBECK.
2. Schrägschnitt nach OLLIER-HÜTER.
3. Vorderer Bogenschnitt nach LEXER.
(4. Eröffnung des Gelenkes von hinten nach KOCHER.)

1. Längsschnitt nach LANGENBECK.

Er verläuft vom Akromion im Sulcus intertubercularis abwärts. Wir suchen das Tuberculum majus auf. Liegt der rechtwinklig gebeugte Vorderarm auf der vorderen Brustwand, dann steht das Tuberculum majus direkt unter der vorderen Akromionkante (s. Abb. 242). Der Schnitt erfolgt am Vorderrand des Tuberculum majus und geht vom Akromion bis auf die Höhe der vorderen Axillarfalte. Er durchtrennt im oberen Teil das Lig. coracoacromiale.

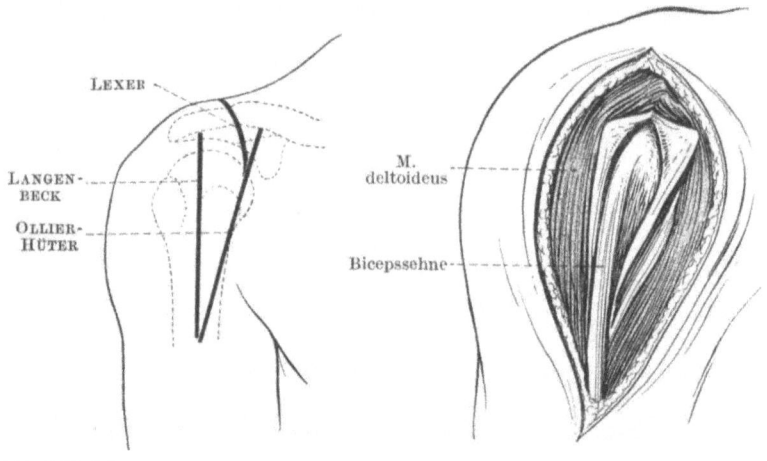

Abb. 246. Schnittführungen. Der Vorderarm ist rechtwinklig gebeugt und liegt der vorderen Brustwand an.

Abb. 247. Der Sulcus intertubercularis ist eröffnet.

Der M. deltoideus wird in seinem vorderen Drittel längsgespalten. Im unteren Drittel des Schnittes muß die Trennung der Muskelfasern sehr vorsichtig vorgenommen werden (Gefahr der Verletzung des N. axillaris).

Nach vollständiger Durchtrennung des M. deltoideus zieht man die Weichteilränder durch tiefe stumpfe Haken auseinander. Durch geringgradige Rotationsbewegungen des Armes stellt man die beiden Tubercula fest und den durch die Vagina mucosa intertubercularis überdeckten Sulcus intertubercularis. Das Dach des Sulcus intertubercularis wird durch einen sorgfältig geführten Längsschnitt eröffnet. Die Bicepssehne wird sichtbar. Das Schultergelenk ist jetzt bereits eröffnet.

Subperiostale Auslösung des Humeruskopfes. Die Bicepssehne wird mit einem Faden umschlungen und nach lateral gezogen. Jetzt schneidet man das Periost am inneren Rand des Sulcus intertubercularis längs ein, hebt den Periostrand mit einer starken

Pinzette an, dringt mit einem Periostmesser zwischen Periost und Knochen und löst nun ganz allmählich das Periost nach innen vom Tuberculum minus ab. Unter zunehmender Außenrotation des Armes wird die Innenfläche und Hinterfläche skeletiert. In gleicher Weise wird die Vorder-Außenseite subperiostal abgelöst, unter Wegziehen der Bicepssehne nach medial. Die Längsspaltung des Periostes erfolgt am lateralen Rande des Sulcus intertubercularis. Ist die subperiostale Ausschälung annähernd zirkulär ausgeführt, dann wird der Kopf durch einen kräftigen Stoß vom Ellbogen her aus der Pfanne luxiert. Die Ablösung des Periostes wird an der Hinterfläche vervollständigt.

Der Kopf wird am Collum chirurgicum leicht bogenförmig durchsägt.

Jetzt erfolgt die Revision der Gelenkhöhle. Die Synovialis wird exstirpiert, die erkrankte Gelenkpfanne mit dem scharfen Löffel ausgekratzt oder mit dem Meißel abgetragen.

Ist die Resektion beendet, so erfolgt die Einstellung des Humerusstumpfes in die Gelenkhöhle. Der Arm steht in einer Mittelstellung zwischen
Abduktion-Elevation und *leichter Innenrotation*
des Oberarmes.

Schichtenweiser Schluß der Wunde. Verband. Fixation im Gipsverband für 3 Wochen. Eine sichere knöcherne Ankylose ist nicht vor 3 Monaten zu erwarten. Während dieser Zeit ist der Arm durch eine Schiene zu stützen und zu fixieren.

Sucht man die Beweglichkeit im Schultergelenk zu erhalten, dann beginnt man nach Ablauf der 4. Woche vorsichtig mit Bewegungsübungen.

2. Schrägschnitt nach OLLIER-HÜTER.

Der Schnitt hat 3 Fixpunkte, die wie immer am einwärts rotierten Oberarm aufgesucht werden:
1. Äußerer Rand des Proc. coracoideus.
2. Tuberculum minus.
3. Oberarmmitte im queren Durchmesser, auf der Höhe der vorderen Axillarfalte.

Der Schnitt verläuft in der MOHRENHEIMschen Grube und trennt den M. deltoideus vom M. pectoralis major. Die Muskeln werden stumpf auseinandergedrängt, V. cephalica und Äste der A. thoracoacromialis unterbunden. Unter stetigem Tiefergreifen mit zwei großen stumpfen Weichteilhaken gelangt man in der Tiefe auf den Proc. coracoideus mit den an ihm entspringenden Muskeln. Zur vollständigen Freilegung der Wunde müssen nach oben hin die sich noch anspannenden Deltoideusfasern durchtrennt, nach unten die

Sehne des M. pectoralis major eingekerbt werden. Im lateralen Teil der Wundtiefe ist der Humerus (Collum chirurgicum) sichtbar und auf ihm die lange Bicepssehne. Durch starke Innenrotation

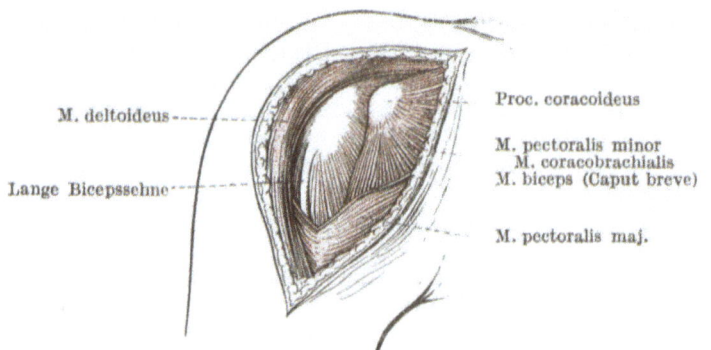

Abb. 248. Vorderer Schrägschnitt nach OLLIER-HÜTER.

des Armes wird die Bicepssehne eingestellt, der Sulcus intertubercularis gespalten, wobei der Schnitt nach oben so weit fortgesetzt wird, bis das Messer am Labrum glenoidale anstößt. Um eine Verletzung der Bicepssehne zu vermeiden, wird die Schneide des Messers deckenwärts gerichtet, das Dach des Sulcus intertubercularis also aufgeschlitzt. Die Bicepssehne wird aus dem Sulcus luxiert und mit einer Fadenschlinge beiseite geschoben. Es erfolgt die subperiostale Ausschälung des Humeruskopfes, die Luxation des Kopfes (Ellbogen stark nach hinten luxiert) und die Resektion.

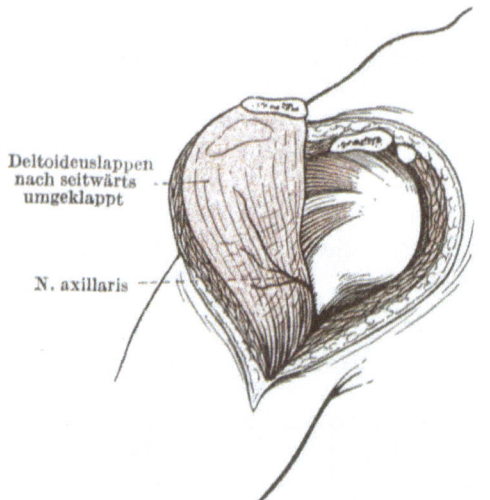

Abb. 249. Vorderer Bogenschnitt nach LEXER.

3. Vorderer Bogenschnitt nach LEXER.

Die Weichteildecke über dem Schultergelenk wird von vorn aufgeklappt. Die Schnittführung entspricht zunächst dem Schrägschnitt nach OLLIER-HÜTER. Statt daß er aber in geradliniger Fortsetzung bis an die Clavicula geht, biegt er am oberen Ende nach außen und hinten um. Die Ursprünge der Pars clavicularis und Pars acromialis des M. pectoralis major werden flach abgemeißelt.

Das Vorgehen nach LEXER verbindet in vorzüglicher Weise die beiden wichtigen Momente: völlige Schonung des M. deltoideus und freie Übersicht über die Gelenkverhältnisse.

Besonders zu merken:
Allen Vorgehen gemeinsam ist
1. Die Schonung des N. axillaris (M. deltoideus).
2. Die Eröffnung des Gelenkes vom Sulcus intertubercularis aus.
3. Die Schonung der langen Bicepssehne.
4. Die subperiostale Ablösung der Ansätze der Innen- und Außenrotatoren.

Resectio pedis.

Als Normalverfahren ist heute das Vorgehen nach KOCHER-LAUENSTEIN anzusehen.

Prinzip. Temporäre Luxation des Fußes von einem seitlichen Bogenschnitt aus.

Die gleiche Schnittführung kommt in Anwendung für die Keilresektion bei Klumpfuß und bei Exstirpation des Talus (isolierte Tuberkulose, Zertrümmerung oder Luxation mit beginnender Hautgangrän).

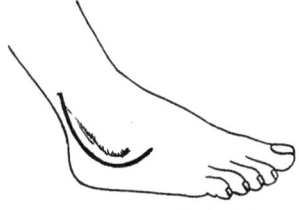
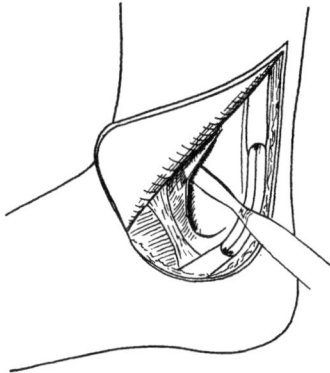

Abb. 250. Hautschnitt.   Abb. 251. Eröffnung der Gelenkkapsel.

Hautschnitt. Er beginnt oberhalb des äußeren Knöchels, am Vorderrand der Achillessehne und verläuft an diesem nach abwärts, geht dann bogenförmig um den äußeren Knöchel herum und endet etwas aufsteigend, in der Mitte zwischen lateralem Knöchel und der Tuberositas metatarsi V.

Am hinteren Schnittrand verlaufen:
V. saphena parva
N. suralis.

Sie werden nach hinten abgeschoben.

Im vorderen-unteren Wundwinkel kreuzt der Schnitt den
N. peronaeus superficialis.

Er muß vorsichtig umgangen werden.

Nach Durchtrennung von Haut und Fascie werden die Sehnenscheiden der Mm. peronaeus longus et brevis in ihrer ganzen Länge gespalten, die Sehnen herausgehoben und nach hinten gezogen.

Eröffnung des Fußgelenkes: Längsschnitt auf der Fibula bis zu der Knöchelspitze reichend. Das Periost wird nach vorn abgeschoben und an der Vorderunterfläche des Malleolus die Gelenkkapsel eröffnet.

Freilegen des vorderen Gelenkspaltes bis zum Mall. int.: zunächst werden die 3 an der Malleolenspitze entspringenden Bänder durchtrennt:

Lig. talo-fibulare ant. (zum Proc. lat. tali).
Lig. talo-fibulare post. (z. Proc. post. tali).
Lig. calcaneo-fibulare (an die laterale Fläche des Calcaneus).

Jetzt führt man einen schmalen LANGENBECK-Haken in der Richtung des inneren Knöchels in das Gelenk ein und zieht den ganzen Streckapparat mit der Kapsel stark nach vorn. Die Ablösung der Kapsel, von der vorderen Tibiakante und von dem Talus bis zum Malleolus int., gelingt jetzt ohne Schwierigkeiten. In der gleichen Weise wird nach Einsetzen eines schmalen Hakens nach hinten die subkapsuläre Ablösung an der Rückseite vorgenommen. Die Sehnenscheide der Mm. peronaei bleibt in Verbindung mit dem Periost. Die Ablösung muß auch an der Rückseite bis zum Mall. int. vorgenommen werden.

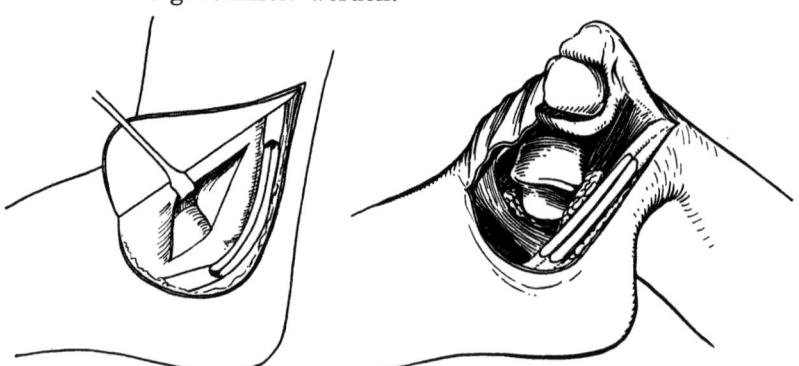

Abb. 252. Das Gelenk ist eröffnet.   Abb. 253. Luxation des Fußes.

Luxation des Fußes. Durch eine starke Adduktionsbewegung gelingt es, den Taluskopf aus der Malleolengabel nach außen zu luxieren, so daß die Talusrolle unter dem Malleolus zum Vorschein kommt. Der Fuß ist jetzt um 90° oder mehr gedreht. Verhindern die Sehnen der Mm. peronaei eine vollständige Luxation, so müssen sie durchtrennt und nachher wieder genäht werden. Das Lig. deltoideum (Bandmasse vom Mall. med. zu Talus, Calcaneus und Os naviculare ziehend) soll, wenn möglich, erhalten bleiben.

Es folgt die bogenförmige Resektion der Gelenkflächen in Anlehnung an die frühere Form und die Entfernung der Kapsel. Bei ausgedehnter tuberkulöser Erkrankung muß oft auch der Talus mitreseziert werden.

Bei der Resektion des Malleolus medialis muß sehr sorgfältig vorgegangen werden, um eine Verletzung der A. tibialis post., des N. tibialis und der Flexorensehnen zu vermeiden.

Ist die Resektion beendet, so wird der Fuß in Rechtwinkelstellung zum Unterschenkel gebracht, Peronaeussehnen und Weichteile genäht und der Fuß durch einen Unterschenkelgips fixiert.

Resectio genus.

Die Eröffnung des Kniegelenkes zum Zwecke der Resektion wird heute allgemein von dem vorderen Bogenschnitt nach TEXTOR aus vorgenommen, wobei das Lig. patellae durchtrennt wird.

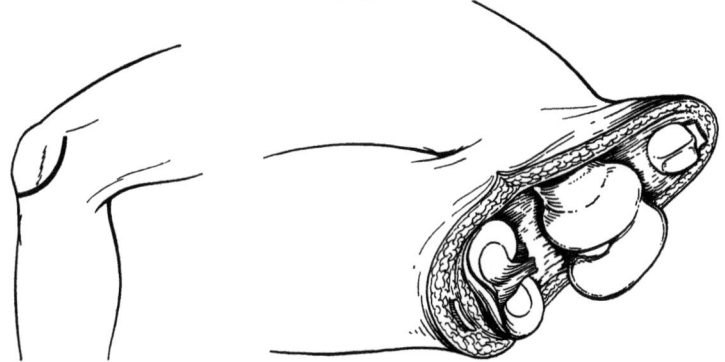

Abb. 254. Hautschnitt.   Abb. 255. Das Kniegelenk ist eröffnet.

Der *Hautschnitt* führt bei rechtwinklig gebeugtem Knie nach unten leicht bogenförmig verlaufend, von einem Condylus fem. zum anderen. Der Schnitt geht durch sämtliche Weichteile, durchtrennt also auch das Lig. patellae.

Die Patella wird an der Gelenkseite angehakt und stark nach oben gezogen. Die sich anspannenden Kapselteile und die Seitenbänder werden durchtrennt, ebenso die Kreuzbänder. Das Gelenk hat jetzt seinen letzten Halt verloren. Durch stärkste Beugung über der Assistentenfaust in der Kniekehle wird das Gelenk zum Klaffen gebracht (die Ferse berührt den Oberschenkel).

Jetzt werden Femurkondylen und Tibiakopf durch Resektionsschnitte genügend freigelegt und in bogenförmiger, der Gelenkoberfläche paralleler Ebene, mit der HELFERICHschen Bogensäge abgetragen. Die Sägeflächen müssen möglichst gut aufeinander passen.

Erst jetzt erfolgt die Entfernung der ganzen Gelenkkapsel mitsamt dem oberen Recessus bis auf die Capsula fibrosa. Die Patella wird durch einen flachen Sägeschnitt längsgespalten und auf diese Weise die knorpeltragende Hälfte entfernt. Ist die Patella tuberkulös verändert, so wird sie ganz exstirpiert. Dieses allgemein übliche Vorgehen hat bei Tuberkulose den Nachteil, daß bei der Kapselentfernung infektiöses Kapselmaterial mit den Sägeflächen des Knochens in Berührung gebracht werden kann. Die Kniegelenkresektion bei Tuberkulose wird an der Berner Klinik folgendermaßen ausgeführt: Der obere konvexe Hautlappen wird hart am Bandapparat und an der Patella schneidend bis über den oberen Rand des meist verdickten Rezessus abgelöst. Sodann werden der Rectus und die beiden Vasti in der Höhe der Umschlagsfalte der Kapsel durchtrennt, und die Kapsel wird uneröffnet von oben nach unten bis an ihre Anheftung am Knorpelrande sauber herauspräpariert. Erst jetzt wird sie vom Knorpelrande abgelöst und damit das Gelenk eröffnet. Abtragen der vorderen und seitlichen Kapselmassen mitsamt der Patella in einem Stück, sodann Durchtrennung der Seitenbänder und der Kreuzbänder. Anspannen des hinteren Kapselabschnittes über der Faust des Assistenten und sorgfältiges Abpräparieren der hinteren Synovialmembran von der fibrösen Kapsel und damit Skeletieren der Knochenenden. Bogenförmiges Absägen derselben im Bereich des gesunden Knochens.

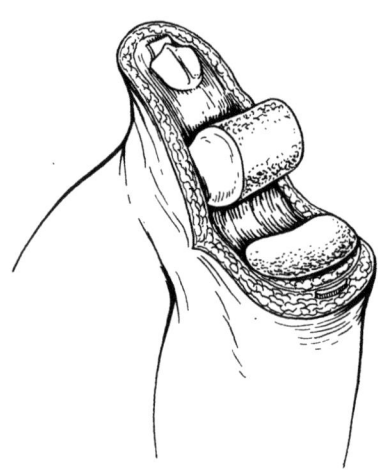

Abb. 256. Die Kondylen sind reseziert, die Synovialis entfernt.

Die Erhaltung des Streckapparates ist nur wertvoll bei den seltenen Resektionen für Arthritis deformans. In solchen Fällen ist die Operation nach KOCHER mit dem äußeren Hakenschnitt das schonendste Verfahren.

Die Resektion ist beendet, es folgt der Wundverschluß und der Verband. Das Bein wird in Streckstellung gebracht, und die Sägeflächen genau aufeinander gepaßt. Es darf weder eine X- noch eine O-Stellung, weder eine Subluxation noch eine Rotation vorhanden sein. Die Stellung wird durch 2—3 Nägel, die von oben schräg nach innen unten durch den Femur in die Tibia getrieben werden, gesichert. Es folgt die Vereinigung der Quadricepssehne mit dem Lig. patellae und die Hautnaht. Das Bein wird für 6 Wochen in einen zirkulären Gipsverband gelegt und während der ersten 14 Tage in Steilstellung gelagert. Sobald die Nägel locker werden, entfernt man sie. Die feste Konsolidation erfolgt in 6—8 Wochen. Durch die bogenförmige Abtragung der Kondylen, die große Berührungsflächen schafft, kann die Pseudarthrosebildung mit ziemlicher Sicherheit verhütet werden.

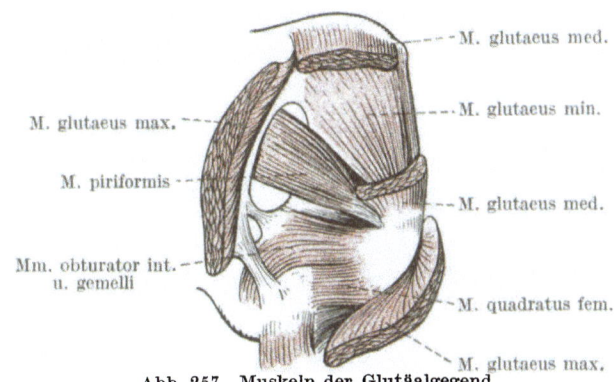

Abb. 257. Muskeln der Glutäalgegend.

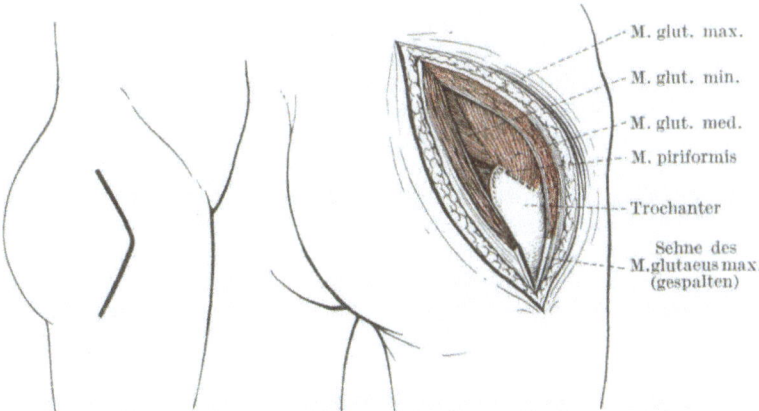

Abb. 258. Hautschnitt.   Abb. 259. Der Trochanter maj. ist freigelegt.

Resectio coxae.

Vorgehen nach KOCHER (Winkel- oder Bogenschnitt).

Prinzip. Man dringt durch den M. glutaeus max. hindurch zwischen Mm. glutaeus medius und minimus (N. obturatorius)

Saegesser, Operationslehre.

einerseits, Mm. piriformis, obturatorii und gemelli (Plexus sacralis und N. obturatorius) anderseits zum Schenkelkopf. Die Trennung der Muskeln erfolgt also unter Berücksichtigung der Nervenversorgung.

Der Hautschnitt beginnt an der Rückseite der Basis des Trochanter maj., zieht bis zur Spitze und biegt dann nach hinten in die Faserrichtung des M. glutaeus max. um.

Die dünne Fascie des M. glutaeus max. wird gespalten und in der gleichen Schnittrichtung die Muskelfasern. Nach unten wird der Schnitt durch die starke Sehne des M. glutaeus max. bis an den Ansatz an der Tuberositas glutaea femoris fortgeführt.

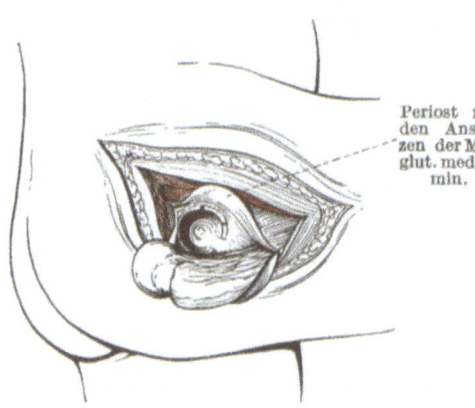

Abb. 260. Der Femurkopf ist luxiert.

Nun liegen der Trochanter major und der hintere Rand des M. glutaeus medius zu tage. Hier dringt man in die Tiefe, zwischen dem M. glutaeus medius (und dem darunter liegenden M. glutaeus minimus) und dem M. piriformis. Die beiden Glutaei werden mit einem Haken stark nach außen-oben gezogen und ihre Ansätze durch Längsschnitte auf den Trochanter major subperiostal nach vorn abgelöst, unter gleichzeitiger Beugung und Außenrotation des Beines. Jetzt gelingt es die Kapsel entlang der Piriformissehne einzuschneiden. In der gleichen Weise wie bei den Glutaei werden die Ansätze der Mm. piriformis, gemelli und obturator int. unter gleichzeitiger Innenrotation subperiostal vom Trochanter abgelöst. Ist der Trochanter ringsum freigemacht, dann wird das Labrum glenoidale an mehreren Stellen eingekerbt und das Lig. teres bei gebeugtem und innenrotiertem Oberschenkel von unten-hinten her durchtrennt. Die Luxation des Kopfes durch stärkste Innenrotation unter gleichzeitigem Druck von unten macht jetzt keine Mühe mehr.

Je nach der Ausdehnung des Krankheitsprozesses wird der Kopf allein abgesägt, oder bei weiterer Ausdehnung die Absetzung am Hals oder unterhalb des Trochanters vorgenommen. Ebenso werden alle erkrankten Stellen der Pfanne, der Kapsel und des Labrum glenoidale entfernt.

Der Femurstumpf wird in leichter Abduktions-Flexionsstellung in das Acetabulum eingestellt und die Stellung durch einen Beckengips gesichert.

V. Viscerale Operationen.
1. Tracheotomie.

Sie kommt als lebensrettender Eingriff in Frage bei einer Verlegung der Luftwege vom Kehlkopfeingang bis zur Bifurkation. Häufigste Indikation: diphtherische Stenose.

Tracheotomia superior. Eröffnung der Luftröhre *oberhalb* des Schilddrüsenisthmus.

Tracheotomia *inferior.* Eröffnung *unterhalb* des Isthmus.

Die obere Tracheotomie kommt hauptsächlich bei Erwachsenen zur Ausführung, die untere bei Kleinkindern.

Im Notfall kann auch die *Coniotomie* (Durchtrennung des Lig. conicum) zum Ziele führen.

Die Tracheotomie schließt hauptsächlich 2 Gefahren in sich:
1. *Nebenverletzungen* durch Abweichen von der Mittellinie.
2. *Blutungen,* die zu Aspiration oder Luftembolie führen können.

Oberster Grundsatz bei der Vornahme der Tracheotomie: *streng in der Mittellinie vorgehen.* Bei Kindern mit kurzem dickem Hals und stark gestauten Halsvenen kann es durch Abweichen von der Mittellinie zu schweren Nebenverletzungen kommen (selbst Eröffnung der Carotis int. statt der Trachea!).

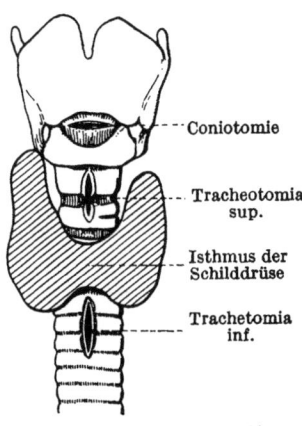

Abb. 261. Lage der Luftröhrenschnitte.

Tracheotomia superior.

Lagerung. Rolle unter die Schultern, Kopf gerade auf dem Rumpf und durch Hilfsperson festhalten lassen.

1. Orientierungspunkt. Obere Incisur des Schildknorpels. Sie gibt uns genau die Mittellinie an.

2. Orientierungspunkt. Ringknorpel. Er läßt sich bei rückwärts gebeugtem Kopf stets durchfühlen.

1. Hautschnitt. Längsschnitt von der Mitte des Schildknorpels bis auf den Schilddrüsenisthmus. Die Durchtrennung der Haut muß sehr sorgfältig erfolgen, um eine Verletzung der Gefäße zu vermeiden. Die stark gestauten und gut sichtbaren Venen (V. mediana colli und Verbindungsvenen zwischen den Vv. jugulares ant.) werden sofort gefaßt und erst dann durchtrennt.

2. Längsspaltung der Linea alba colli. Bei gut gespreizten Wundrändern wird in der Mittellinie eine weißliche Raphe sichtbar: Linea alba colli (Vereinigungslinie der oberflächlichen und mittleren Halsfascie). Seitlich liegen die Mm. sternohyoidei.

Nach der Spaltung der Raphe werden die Mm. sternohyoidei zur Seite gezogen. Man erkennt jetzt:

im oberen Wundwinkel den Ringknorpel,
im unteren Wundwinkel den Isthmus der Schilddrüse, dazwischen die Trachea vom prätrachealen Bindegewebe bedeckt.

Diese Faserzüge fixieren den Schilddrüsenisthmus, sie müssen also durchtrennt werden.

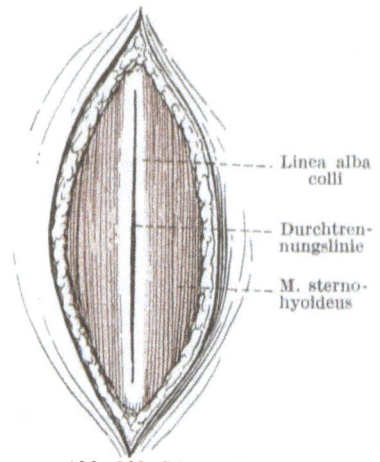

Abb. 262. Linea alba colli.

3. Quere Durchtrennung des prätrachealen Bindegewebes. Unterhalb des Ringknorpels werden die Faserzüge in querer Richtung

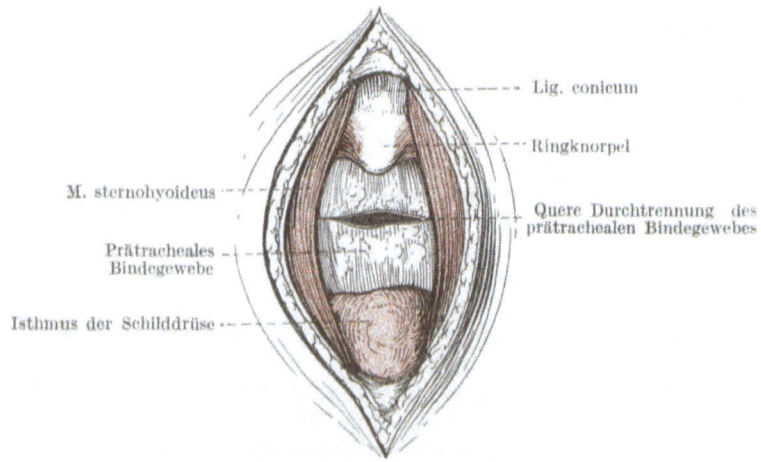

Abb. 263. Durchtrennung des prätrachealen Bindegewebes.

scharf durchtrennt und anschließend mit dem Isthmus stumpf nach unten abgeschoben. Auf diese Weise werden die oberen Trachealringe frei.

4. *Stichincision in der Mittellinie der Luftröhre.* Zu beiden Seiten der vorgesehenen Incisionslinie wird die Trachea mit einem scharfen Einzinkerhäkchen fixiert und leicht vorgezogen. Die 1—1½ cm lange Incision der Trachea wird genau senkrecht vom unteren Ringknorpelrande nach abwärts geführt.

5. *Einführen der Kanüle.* Sie gelingt bei der stark klaffenden Trachealöffnung leicht. Die Kanüle wird sofort mit einem Leinenbändchen um den Hals herum festgemacht. Erst jetzt werden die seitlichen Häkchen entfernt.

Bei stark entwickeltem Lobus pyramidalis verzichtet man besser auf die obere Tracheotomie und führt statt dessen die Tracheotomia inf. aus.

Tracheotomia inferior.

Bei Kleinkindern ist der Zwischenraum vom unteren Rand des Schilddrüsenisthmus bis zum Jugulum größer als bei Erwachsenen. Später rückt der ganze Respirationstractus und mit ihm die Schilddrüse tiefer, brustkorbwärts.

Für den unteren Luftröhrenschnitt gelten die gleichen Gesichtspunkte wie für den oberen.

Lagerung des Kranken mit stark nach rückwärts gebeugtem Kopf.

1. *Hautschnitt.* Vom Isthmus bis zum Jugulum gehend.
2. *Längsspaltung der Linea alba colli* und Abschieben der Mm. sternohyoidei. Im oberen Wundwinkel erscheint jetzt der Unterrand des Isthmus der Schilddrüse. Solange der Isthmus nicht genau sichtbar ist, soll man nicht weiter gehen, denn sonst besteht die Gefahr, daß bei weiterem Vordringen die Schilddrüse verletzt wird (Blutung!).

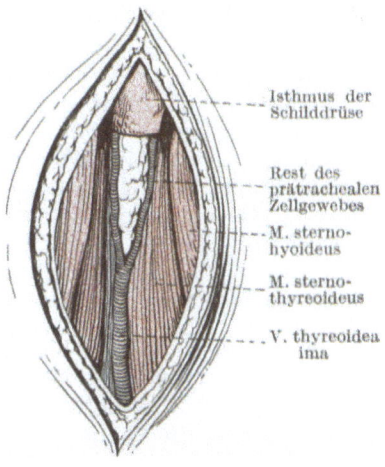

Abb. 264. Plexus venosus praetrachealis und V. thyreoidea ima.

3. *Stumpfe Durchtrennung des lockeren prätrachealen Zellgewebes.* Dieses ist viel stärker entwickelt als oberhalb des Isthmus und enthält zahlreiche Venen (Plexus venosus praetrachealis und V. thyreoidea ima) die sorgfältig freigelegt und unterbunden werden müssen. Die Durchtrennung des Bindegewebes erfolgt möglichst stumpf mit zwei anatomischen Pinzetten.

4. *Längsspaltung der tiefen Halsfascie.*
5. *Eröffnung der Trachea.* Sie darf erst vorgenommen werden, wenn auch die kleinste Blutung steht. Der erste sichtbare Trachealring wird mit einem spitzen Einzinkerhäkchen gefaßt, die Trachea hervorgezogen und längsgespalten. Der Schnitt darf nicht zu tief jugulumwärts geführt werden, um nicht die bei Kleinkindern oft ziemlich hoch verlaufende V. anonyma zu verletzen.

Fehlt dem Arzt eine entsprechende chirurgische Vorbildung oder muß der Eingriff in höchster Not vorgenommen werden, dann kommt die Coniotomie oder die Cricotracheotomie in Frage.

Coniotomie.

Die längsverlaufenden Fasern des Lig. conicum werden durch einen Querschnitt gespalten. Das Ligament liegt direkt unter der Haut, zwischen Schild- und Ringknorpel. Wichtig ist, daß man dicht am Rand des Ringknorpel einschneidet, um eine Verletzung der Anastomose zwischen den beiden Aa. cricothyreoideae zu vermeiden.

Cricotracheotomie.

Mit einem Schnitt wird der gut fühlbare Ringknorpel in der Längsrichtung der Luftröhre durchtrennt.

Nachteil. Durch die Verletzung des Ringknorpels kann das Kehlkopfskelet seinen Halt verlieren. Nekrosen, Granulombildung, erschwertes Dekanülement sind nicht selten die Folge.

Liegt die Stenose in den tieferen Abschnitten der Luftröhre, dann wird statt der gewöhnlichen LUERschen Kanüle eine *Hummerschwanzkanüle* (lange biegsame Kanüle) eingeführt.

Erstickungsgefahr bei Kropf.

Eine Tracheotomie ist wegen der überlagerten, verschobenen und zusammengedrückten Luftröhre oft nicht möglich.

Als Noteingriffe kommen in Frage:
1. Quere Durchtrennung der kleinen Schilddrüsenmuskeln zur Befreiung des Kropfes.
2. Stumpfe Luxation des Kropfes vor die rasch angelegte Hautwunde.
3. Durchtrennung des Isthmus.

2. Kropfoperation.

Anatomische Vorbemerkungen.

Das Spatium thyreoideum mit der Schilddrüse wird nach außen hin von der durch das Halsbindegewebe gebildeten Schilddrüsenfascie (*äußere* Kropfkapsel) begrenzt. Die *innere* Schilddrüsenkapsel *(Capsula propria)* stammt vom Bindegewebe der Schilddrüse selbst. Diese Fascienverhältnisse gelten auch für die verschiedenen Kropfformen. Epithelkörperchen und N. recurrens liegen im Spatium thyreoideum, d. h. zwischen der inneren und äußeren Schilddrüsenkapsel.

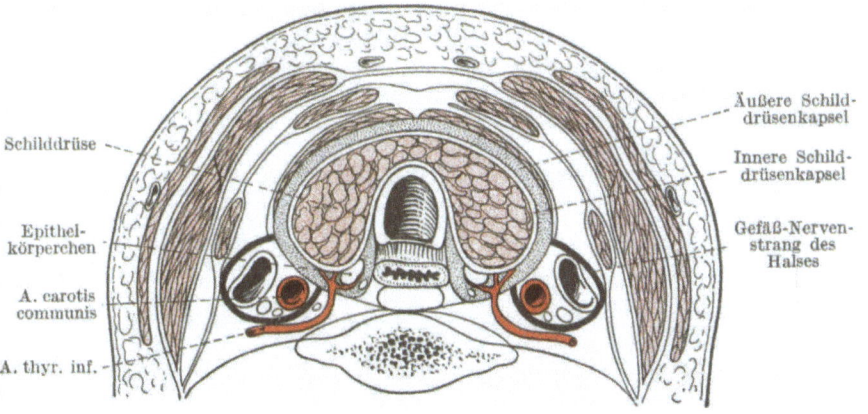

Abb. 265. Halsquerschnitt auf der Höhe der Schilddrüse (nach DE QUERVAIN).

Gefäßversorgung der Schilddrüse.

Die beiden Hauptarterien sind die *A. thyreoidea sup.* und *inf.*

A. thyreoidea superior entspringt aus der A. carotis ext. nahe der Teilungsstelle (Höhe Schildknorpel), verläuft in einem Bogen nach abwärts und teilt sich am oberen Schilddrüsenpol in die drei Äste:
Ramus externus
Ramus posterior
Ramus ant. s. medialis

Der Ramus posterior anastomosiert mit dem Ramus sup. aus der A. thyreoidea inf., der R. anterior mit dem gleichnamigen Ast der anderen Seite. Er gibt ab die A. cricothyreoidea, welche auf dem Lig. cricothyreoideum mit der gleichnamigen Arterie der anderen Seite anastomosiert. Eine weitere Anastomose besteht zum Ramus hyoideus der A. lingualis.

A. thyreoidea inf. entspringt aus dem Truncus thyreocervicalis (A. subclavia). Sie geht zwischen M. scalenus ant. und Carotis communis bis in die Nähe des Ringknorpels und verläuft dann bogenförmig nach innen-unten. Bevor sie an die Hinterfläche der Schilddrüse gelangt, teilt sie sich in einen *Ramus superior* und *inferior*. Der obere Ast gibt unterwegs die A. parathyreoidea sup. ab und anastomosiert mit dem Ramus post. der A. thyr. sup. Ein weiterer

Ast durchbohrt das Aufhängeband der Schilddrüse (Ramus perforans) und geht gegen den Isthmus, wo er in die Anastomose der Rami anteriores der Aa. thyr. sup. einmündet. Er gibt unterwegs ab die A. laryngea inf. die mit dem N. recurrens in den Kehlkopf zieht und hier mit der A. laryngea sup. aus der A. thyr. sup. anastomosiert. Der untere Ast verläuft medianwärts an den unteren Isthmusrand und anastomosiert mit der gleichnamigen Arterie der anderen Seite. Er gibt die A. parathyreoidea inf. ab.

A. thyreoidea ima tritt an Stelle der fehlenden A. thyr. inf. Sie entspringt meistens aus der A. anonyma.

Anastomosenverhältnisse.

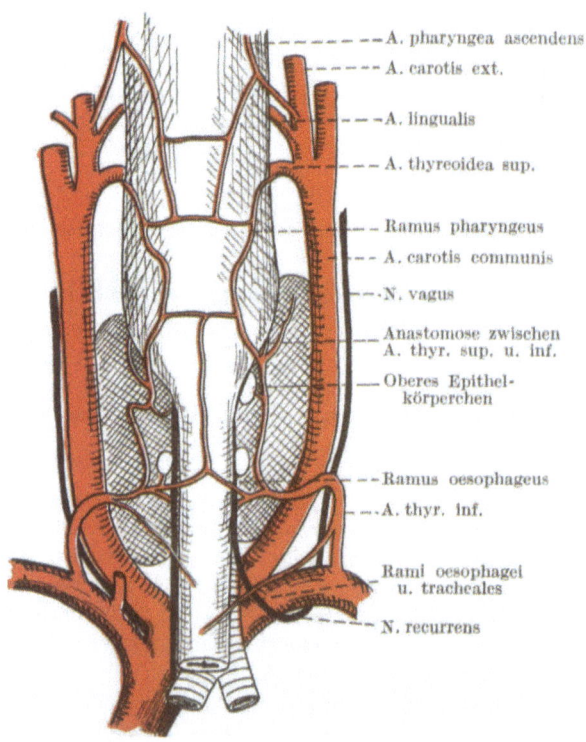

Abb. 266. Schilddrüse und Nachbarorgane von der Rückseite. Anastomosen der Rami oesophagei, tracheales und pharyngei der Schilddrüsenarterien mit den Rami pharyngei der A. pharyngea ascendens.

A. Innerhalb der Schilddrüsenarterien. 1. Arterienbogen am oberen Isthmus (Rami anteriores). Sie ist die häufigste und wichtigste Anastomose.

2. Anastomose zwischen Ramus post. a. thyr. sup. und Ramus sup. a. thyr. inf.
3. Anastomose zwischen den Rami inferiores der Aa. thyr. inf.
4. Intralaryngeal. Verbindung der A. laryngea sup. mit der A. laryngea inf.

B. Anastomosen mit den extrathyreoidalen Arterien. 1. Ramus cricothyreoideus (Ramus ant. a. thyr. sup.) mit dem Ramus hyoideus aus der A. lingualis (*prälaryngeale* Anastomose).

2. Rami oesophagei, tracheales, pharyngei der beiden Schilddrüsenarterien treten an der Hinterwand des Schlundes und der Speiseröhre mit den Rami pharyngei der A. pharyngea ascendens in Verbindung (*pharyngeale* Anastomose).

Die *prälaryngeale* und die *pharyngeale* Anastomose sichern die Blutversorgung der Schilddrüse, auch dann, wenn alle 4 Arterien unterbunden sind. Wichtig ist die Schonung dieser Anastomosen, vor allem auch wegen der Blutversorgung der Epithelkörperchen. Die Unterbindung aller 4 Schilddrüsenarterien führt unter normalen Verhältnissen zu keinem Funktionsausfall der E.K.

Die Nerven der Schilddrüsengegend.

In unmittelbarer Nähe der Schilddrüse verlaufen folgende Nerven:
1. N. recurrens n. vagi
2. Ramus ext. n. laryngei sup.
3. N. sympathicus
4. N. phrenicus.

Der N. recurrens verläuft rechterseits nach seinem Abgang vom N. vagus um die A. subclavia herum schräg nach oben innen und geht hinter der Carotis communis in die Rinne zwischen Oesophagus und Trachea. An der Rückseite der Schilddrüse liegt er zwischen innerer und äußerer Kropfkapsel und geht dann als Endast (N. laryngeus inf.) durch den M. constrictor pharyngis inf. zum Kehlkopf. Der linke N. recurrens zieht um den Arcus aortae herum in die Oesophagus-Trachealrinne und auf der Vorderfläche des Oesophagus aufwärts zum Kehlkopf.

Der Ramus ext. n. laryngei sup. (aus dem Ganglion nodosum n. vagi) verläuft mit der A. thyr. sup. abwärts und geht zum M. constrictor pharyngis inf. und M. cricothyreoideus. Sensible Fasern versorgen die Schleimhaut des Kehlkopfes und die Schilddrüse.

Der N. sympathicus verläuft medial vom N. vagus und hinter dem Gefäßnervenstrang des Halses, von letzterem durch eine Bindegewebsschicht abgetrennt.

Der N. phrenicus ist in die Scheide des Gefäß-Nervenstranges des Halses eingeschlossen.

Die Epithelkörperchen sind paarig angelegt. Abweichungen in der Zahl und in der Lage sind ziemlich häufig. Die oberen E.K.

finden sich in $^9/_{10}$ der Fälle in der Höhe des unteren Schildknorpelrandes, in dem Winkel zwischen Oesophagus und Hinterfläche des seitlichen Schilddrüsenlappens. Gefährdet sind sie in erster Linie bei der Freilegung und Resektion des oberen Poles, vor allem bei gleichzeitiger Mitnahme der hinteren Kapsel. Die unteren E.K.

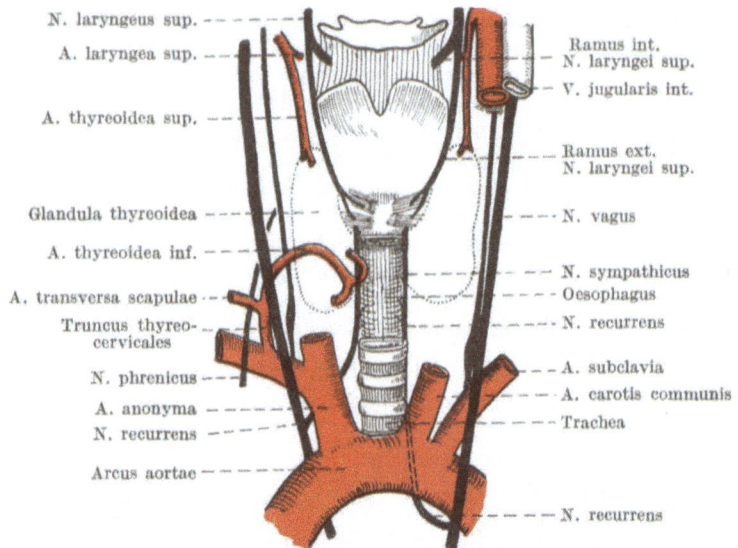

Abb. 267. Gefäß-Nervenverhältnisse der Schilddrüsengegend.

finden sich in $^6/_{10}$ der Fälle an der Rückseite des unteren Schilddrüsendrittels. Sie bevorzugen den Winkel, den die beiden Rami glandularis aus der A. thyreoidea inf. miteinander bilden. Die Arterien der unteren E.K. stammen aus der A. thyreoidea inf. die der oberen ebenfalls aus der A. thyr. inf. oder aus der Anastomose zwischen A. thyr. sup. und inf. Die Blutversorgung der E.K. ist auch nach der Unterbindung aller 4 Schilddrüsenarterien gewährleistet, sofern die extrathyreoidalen Kollateralen geschont werden.

Gang der Operation (nach DE QUERVAIN).

Kragenschnitt durch Haut und Platysma, 2 Querfinger oberhalb des Jugulums und Unterbindung der oberflächlichen Halsvenen. Der M. sternocleidomastoideus wird nach außen abgezogen und die Fascie des M. sternohyoideus eingeschnitten. Zwischen dieser Fascie und dem Muskel geht man stumpf in die Tiefe und stößt auf der Innenseite der Carotis communis auf die A. thyr.

inf. Sie wird unterbunden (extrafasciale Unterbindung nach DE QUERVAIN). Man verläßt diese Schicht wieder und legt nun die Schilddrüse von der Mittellinie aus frei. Die A. thyreoidea sup. wird entweder in ihrem Stamm unterbunden (Hyperthyreosen) oder man begnügt sich mit der Unterbindung des vorderen Astes (Eu- und Hypothyreosen). An die Luxation des Kropfes schließt sich die Resektion des Gewebes oder die Enucleation der Knoten oder beides zusammen an. Die Kapselränder werden durch fortlaufende Naht vereinigt und hierauf die Wunde geschlossen. Glasdrain für 24 Stunden.

An Stelle der extrafascialen Unterbindung kann die A. thyr. inf. auch *intrafascial,* an ihrem Übergang auf die Schilddrüse unterbunden werden (größere Gefährdung des Recurrens und der Epithelkörperchen).

Die Zahl der zu unterbindenden Arterien hängt von der Art und der Ausdehnung der kropfigen Veränderung ab.

Um Rezidive zu verhüten, soll die Resektion nach Möglichkeit beidseitig vorgenommen werden. Es ist aber darauf zu achten, daß mindestens soviel normal funktionierendes Schilddrüsengewebe zurückgelassen wird, als einem Viertel der Drüse entspricht. Dieser Rest muß gut durchblutet sein.

Gefahren der Kropfoperation.

1. Luftembolie. Der ausgesprochen negative Druck in den großen Halsvenen erhöht die Gefahr der Luftembolie bei Kropfoperationen.

2. Recurrensschädigung als Posticusschädigung (Medianstellung des Stimmbandes) oder völlige Lähmung (Kadaverstellung). Sie wird durch die extrafasciale Unterbindung der A. thyreoidea inf. weitgehend vermieden.

3. Nachblutung. Ihre Gefahr liegt im Blutverlust und in der Erstickungsgefahr. Ursache sehr oft in einem Abgleiten der Ligatur der A. thyr. sup. Läßt man den oberen Pol in Zusammenhang mit der Arterie stehen, so wird das Abgleiten verhindert.

4. Cachexia strumipriva als Folge einer zu weit gehenden Reduktion des Schilddrüsengewebes.

5. Tetanie. Sofort nach der Operation oder einige Tage später treten Muskelsteifheit und erhöhte Reizbarkeit der peripheren Nerven auf (Zeichen von CHVOSTEK, TROUSSEAU, ERB). Die Ursache der postoperativen Tetanie liegt in erster Linie in einer mechanischen Schädigung der Epithelkörperchen und einer Zerstörung der Kollateralen (Rami oesophagei, tracheales, pharyngei). Sicheren Schutz gewährt das Stehenlassen der hinteren Kapselwand in möglichst großer Ausdehnung und im Zusammenhang mit dem retrothyreoidalen Halsbindegewebe.

3. Ablatio mammae.

Sie ist angezeigt bei Brustkrebs, dessen operatives Angehen eine genaue Kenntnis der Lymphgefäß- und Lymphdrüsenverhältnisse erfordert.

Abführende Lymphgefäße der Brustdrüse:

1. **Die axilläre Abflußbahn** besteht aus 2 großen Lymphgefäßen, welche die Lymphe aus den oberen und unteren mehr seitlichen

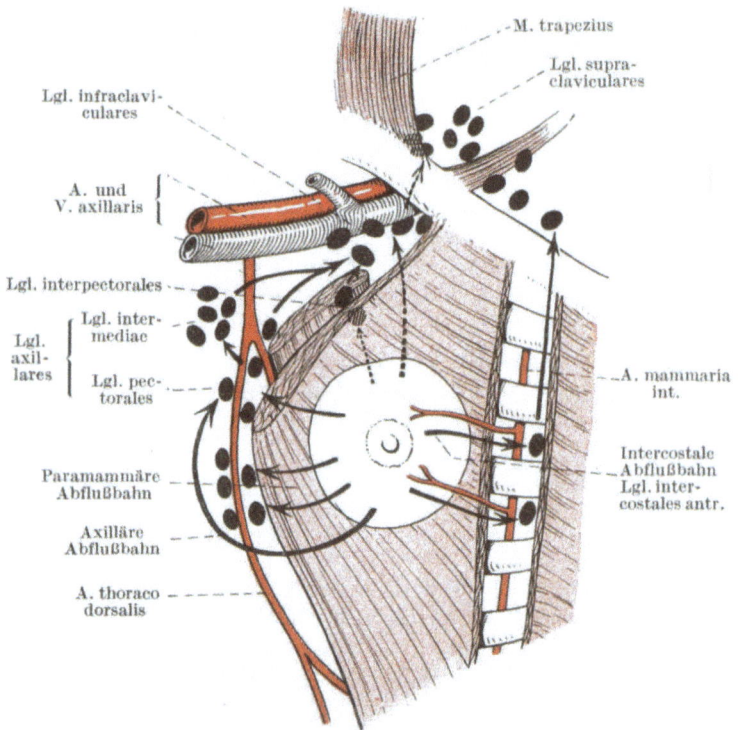

Abb 268. Lymphstationen der Brustdrüse.

Teilen der Brustdrüse aufnehmen und in die Lgl. pectorales überführen. Von hier führen eine direkte und eine indirekte Verbindung über die Lgl. *intermediae* zu den Lgl. *infraclaviculares*.

2. **Paramammäre Abflußbahn** nimmt die Lymphe vom äußeren Randgebiet der Brustdrüse auf und mündet in die Lgl. *paramammariae*. Die Lgl. pectorales und intermediae bilden zusammen die Gruppe der *axillären* Lymphdrüsen.

3. **Intercostale Abflußbahn** in die Lgl. intercostales ant. et post. und von hier in den Ductus thoracicus oder Truncus bronchomediastinalis dexter.

4. **Intermuskuläre Abflußbahn.** Sie tritt durch den M. pectoralis major und geht zu den Lgl. *interpectorales* zwischen den beiden Brustmuskeln oder direkt zu den Lgl. *infraclaviculares*.

Aus den Lgl. infraclaviculares entsteht der Truncus subclavius, welcher sich in den Angulus venosus ergießt.

Verbindungen zu den Lgl. *supraclaviculares* stammen entweder aus dem Truncus subclavius oder aus den Lgl. infraclaviculares.

Der Hauptlymphstrom der Brustdrüse geht über die axilläre Bahn in die axillären Lymphdrüsen. Diese sind in der Regel bei Brustkrebs zuerst befallen. Es kann aber, ohne daß diese axillären Lymphdrüsen befallen sind, eine direkte Metastasierung in die infraclaviculären Lymphdrüsen erfolgen. Letztere sind einer Palpation nicht zugänglich. Es gibt aber auch Fälle, bei denen die gleichseitigen Lymphdrüsen überhaupt nicht befallen sind, sondern nur diejenigen der anderen Seite. Diese Art der Metastasierung wird bei Carcinomen am medialen (sternalen) Teil der Brustdrüse beobachtet. Die von hier abgehenden Lymphgefäße stehen mit Lymphgefäßen der anderen Seite in Verbindung.

Auch bei vollständig frei beweglichem Tumor ist sehr oft bereits die Pectoralisfascie von Carcinomzellen durchsetzt.

Die operative Behandlung des Brustkrebses kann sich also nicht auf die Entfernung der erkrankten Drüse allein beschränken, sondern sie muß sich auch auf alle Teile erstrecken, in welche die weitere Ausbreitung des Carcinoms erfahrungsgemäß erfolgt. Dieses Vorgehen wird heute auch dann ausgeübt, wenn zur Zeit der Operation noch keine Metastasierung nachweisbar ist.

Die Radikaloperation des Brustkrebses schließt also in sich: die Entfernung
1. der Mamma;
2. der costalen Portion des M. pectoralis maj.;
3. des gesamten die axillären Lymphdrüsen einschließenden Fettgewebes der Achselhöhle;
4. der infraclaviculären, eventuell auch der supraclaviculären Drüsen.

Gang der Operation.

Die Operation beginnt im oberen Teil des Hautschnittes. Nach Durchtrennung von Haut, Unterhautfettgewebe und Fascie arbeitet man sich zwischen der sternalen und claviculären Portion des M. pectoralis maj. in die Tiefe und durchtrennt die erstere etwa 2 Querfinger entfernt vom Humerusansatz. Jetzt wird der M. pectoralis minor sichtbar, der nahe am Proc. coracoideus quer durchschnitten wird. Die Achselhöhle ist freigelegt und es folgt ihre Ausräumung. Zunächst wird die V. axillaris durch Incision der Fascie am Eingang in den Sulcus bicipitalis med. und der Fascia coracobrachialis in der Richtung des Gefäßstranges sauber dargestellt. Es folgt die Unterbindung der von A. und V. axillaris in das Achselhöhlenfett eintretenden Gefäße unmittelbar nach ihrem Ursprung. Durch diese zentrale Abriegelung wird die Gefahr einer Verschleppung von Tumorzellen auf dem Blutwege während der Operation weitgehend herabgesetzt, anderseits ermöglicht sie im weiteren Verlaufe ein sauberes und mit wenig Blutverlust verbundenes Operieren. Das ganze drüsenhaltige axilläre Fettgewebe wird im Zusammenhang ausgelöst. Es folgt die Ablösung

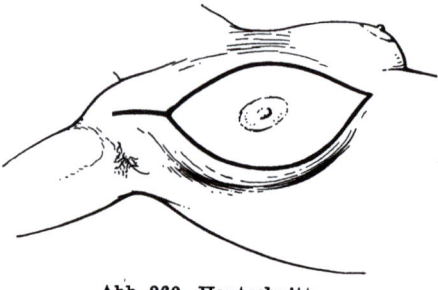

Abb. 269. Hautschnitt.

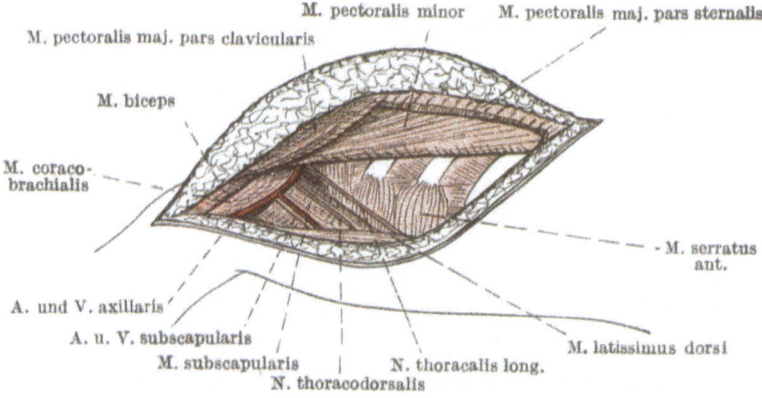

Abb. 270. Die Achselhöhle stellt am Schluß der Operation ein sauberes anatomisches Präparat dar.

der sternalen Portion des Pectoralis maj. mitsamt der Mamma vom Thorax. Als letzter Akt wird die infraclaviculäre, wenn notwendig auch die supraclaviculäre Grube ausgeräumt, letztere unter Umständen nach treppenförmiger (temporärer) Durchtrennung der Clavicula.

Der N. thoracalis longus an der seitlichen Thoraxwand (Muskelast des M. serratus ant.) und der N. thoraco-dorsalis am lateralen

Skapularrand (Muskelast für den M. latissimus dorsi) müssen, wenn es die Ausbreitung des Carcinoms zuläßt, geschont werden.
Blutstillung, Einlegen eines Gummidrain von einem seitlichen Hautschnitt aus, Hautnaht beschließen den Eingriff. Verband in Abduktionsstellung des Oberarmes (Elevation bis zur Horizontalen).

Behandlungserfolge bei Mammacarcinom.

Eine richtige statistische Erfassung ist erst möglich geworden durch die Aufstellung der 3 Stadien durch STEINTHAL.

STEINTHAL I. Das Carcinom ist auf die Brustdrüse beschränkt, ohne mit der Haut oder dem Pectoralis verwachsen zu sein. Die Achselhöhle ist frei.

STEINTHAL II. Das Carcinom ist mit der Haut oder dem Pectoralis verwachsen. In der Achselhöhle sind harte Drüsen fühlbar.

STEINTHAL III. Das Carcinom ist mit der Brustwand verwachsen. Harte supraclaviculäre Drüsen nachweisbar.

Im Stadium I sind die operativen Erfolge so gut, daß die Radikaloperation der einzig richtige Weg sein kann (75% Dreijahrheilungen).

Im Stadium II sind die Resultate der chirurgischen Behandlung weniger gut, aber doch so, daß die Radikaloperation an erster Stelle stehen muß (28—50% Dreijahrheilungen).

Im Stadium III ergeben operative und Bestrahlungsresultate ungefähr die gleich schlechten Resultate (10% Dreijahrheilungen). Sind bereits Supraclaviculärdrüsen vorhanden, dann ist ein operativer Eingriff wenig aussichtsreich. Die Metastasierung in die Supraklavikulärdrüsen erfolgt vielfach nicht über die axillären Drüsen, sondern längs der A. mammaria int. Eine Radikalentfernung kann in diesen Fällen nicht mehr in Frage kommen, es sei denn (z. B. bei geschwürigem Zerfall) als palliativer Eingriff.

Der Wert der Nachbestrahlung zur Verhütung des Rezidivs ist noch umstritten.

4. Rippenresektion.

Sie ist in erster Linie angezeigt bei Pleuraempyem. Weiter wird sie ausgeführt bei allen intrapulmonalen Eingriffen: Tumor, Gangrän, Absceß, Tuberkulose, bei Rippentumoren und subphrenischem Absceß.

Behandlung des Empyems.
1. Intercostale Heberdrainage nach BÜLAU.

Im 5.—7. Intercostalraum wird in Lokalanästhesie ein dicker Troikart bis in den Pleuraraum durchgestoßen, das Stilet herausgezogen und sofort ein mit einer Klemme abgeschlossener Gummikatheter eingeführt. Jetzt entfernt man die Troikarthülse wieder, so daß der Gummikatheter allein im

Pleuraraum zurückbleibt. Der Katheter wird mit einem Gummischlauch in Verbindung gesetzt, der an seinem anderen Ende mit einem Glasansatz versehen ist. Dieser taucht in ein auf dem Fußboden stehendes Gefäß mit antiseptischer Flüssigkeit (luftdichte Unterwasserdrainage). Die notwendige Wasserhöhe, die eine Aspiration der Flüssigkeit pleurawärts verhindert, beträgt 10—12 cm. Durch die Heberwirkung der Flüssigkeitssäule im Glasansatzstück wird die Entleerung des Empyems unterstützt.

Die intercostale Heberdrainage kommt in erster Linie in Frage bei Grippeempyem mit schweren toxischen Allgemeinerscheinungen. Das Exsudat ist in den ersten Tagen häufig noch dünnflüssig, serös-eitrig, so daß ein guter Abfluß gewährleistet ist. Später kann der Eingriff durch eine Thorakotomie mit Rippenresektion erweitert werden. Sie genügt oft auch bei Pneumokokkenempyem. Gefahren: Verletzung der Intercostalgefäße, Brustwandphlegmonen. Vorteil: schonender Eingriff.

2. Erweiterte, chirurgische Heberdrainage nach BÜLAU (geschlossene Rippenresektion nach ISELIN).

Resektion eines $1^1/_2$—2 cm langen Rippenstückes. Durch eine kleine Öffnung in der Pleura wird ein PEZZER-Katheter eingeführt und die Wundöffnung neben dem Katheter möglichst luftdicht geschlossen. Unterstützung der Empyementleerung durch die Hebervorrichtung (Unterwasserdrainage), wenn nötig durch direkte Aspiration [1].

Die luftdichte Drainage sucht die Entstehung eines Pyo-Pneumo-Thorax zu vermeiden und damit eine raschere Wiederentfaltung der Lunge zu ermöglichen. Unterstützend in dieser Richtung wirkt die Heberdrainage.

3. Die weit offene Rippenresektion.

Die Länge des resezierten Rippenstückes beträgt 8—10 cm. Sie wird ausgeführt, ohne Rücksichtsnahme auf die nachfolgende Störung der Atemfunktion, bei jauchigem Empyem (Anaerobier-Infektion) oder aber bei Empyem mit fixierter Lunge und Mediastinum.

Rippenresektion bei akutem Empyem.

Der Thorakotomie durch Rippenresektion muß stets eine Probepunktion vorausgehen, um die Lokalisation des Empyems sicherzustellen.

In Lokalanästhesie wird eine 8 cm lange und ziemlich dicke Nadel mit aufgesetzter Spritze durch den Intercostalraum in die Pleurahöhle eingestochen. Die A. intercostalis verläuft dorsal von der Axillarlinie im Sulcus costalis (Hinter-Unterfläche der Rippe). Hält man sich am oberen Rand der Rippe, so kann eine Verletzung mit großer Sicherheit vermieden werden.

Bei freiem Pleuraempyem wird in der Mehrzahl der Fälle die 9. Rippe zwischen Scapular- und Axillarlinie reseziert, und zwar unter Erhaltung des Rippenperiostes. Durch die subperiostale Rippenresektion wird die Verletzungsgefahr der Intercostalgefäße und des N. intercostalis stark herabgesetzt. Anderseits ist eine Regeneration der Rippe oft nützlich.

---

[1] Das Vorgehen nach ISELIN gilt heute, besondere Anzeigestellung ausgenommen, als Methode der Wahl.

Rippenresektion bei akutem Empyem.

Gang der Operation.
(Stets Lokalanästhesie.)

Hautschnitt. Längsschnitt über der Mitte der zu resezierenden Rippe, die vorher genau abgetastet werden muß. Der Schnitt geht durch Haut, Unterhautfettgewebe und Muskulatur bis auf das Periost.

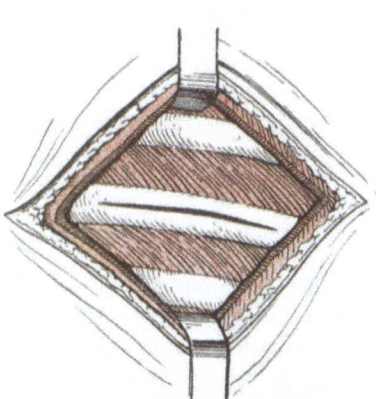

Abb. 271. Die Rippe ist freigelegt, das Periost eingeschnitten.

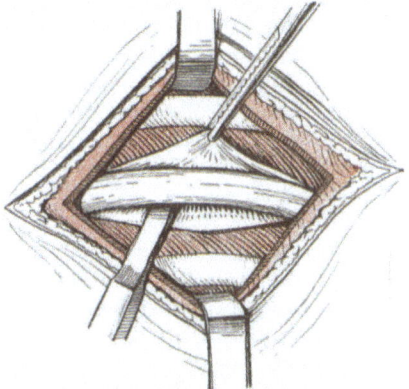

Abb. 272. Ablösung des Periostes.

Das Rippenperiost wird in der Länge der vorgesehenen Resektion eingeschnitten und hierauf mit dem geraden Raspatorium nach oben und unten abgeschoben.

Die Ablösung muß um den Rippenrand herum bis auf den Anfangsteil der Rückfläche erfolgen.

Sind Vorderfläche und Rippenkanten vollständig frei, dann geht man mit dem gebogenen Raspatorium nach DOYEN vorsichtig zwischen Periost und Rippeninnenfläche um die Rippe herum. Die weitere Ablösung des Periostes an der Innenfläche gelingt jetzt ohne Schwierigkeiten, ebenso die Resektion der Rippe. Stets ist genau darauf zu achten, daß die Pleura nicht verletzt wird.

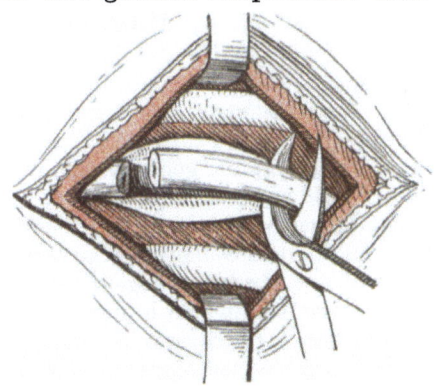

Abb. 273. Durchtrennung der Rippe mit der Rippenschere.

Jetzt wird durch das intakte hintere Periost nochmals mit einer dicken Nadel und aufgesetzter Spritze punktiert. Gelingt der Nachweis von Eiter, so werden noch bei liegender Nadel Periost,

Saegesser, Operationslehre.

Fascia endothoracica und Pleura mit einem spitzen Messer durchtrennt. Die Incisionsstelle soll nur so groß sein, daß ein Gummidrain von 10—12 mm eben durchgeht. Nur bei Vorhandensein von größeren Fibrinflocken muß die Incisionsstelle erweitert werden. Durch eine dicke Knopfsonde oder den vorsichtig eingeführten Zeigefinger überzeugt man sich, daß die Resektion am tiefsten Punkte der Höhle erfolgte. Ist dies nicht der Fall, so wird auch die nächsttiefere Rippe mitreseziert. Schutz der Umstehenden vor explosiv ausgetriebenem Eiter!

Das Gummirohr wird durch einen Stich an der Haut befestigt, die Wunde locker tamponiert. Wichtig ist, daß das Gummirohr nur 2—3 cm in die Pleurahöhle hineinragt. Anschluß desselben an Heberdrainage.

Interlobäres Empyem. Die Punktion erfolgt von der Achselhöhle aus, in der Umgebung der V. Rippe.

Extrapleurale Thorakoplastik (Hauptindikationsgebiet: kavernösfibröse Lungentuberkulose): paravertebrale Resektion der Rippen in wechselnder Zahl. Die totale Thorakoplastik erstreckt sich auf die Rippen I—XI.

Intrapleurale Thorakoplastik (Hauptindikation: Empyemresthöhlen): Über der Resthöhle werden Rippen, Intercostalmuskulatur und Pleuraschwarte entfernt und die Wundhöhle durch den Hautmuskellappen ausgelegt.

5. Magenoperationen.

Die **Lymphgefäße des Magens** schließen sich annähernd den Magengefäßen an. Wir unterscheiden 3 Hauptabflußwege:

1. Lymphbahnen längs der A. gastrica sinistra sammeln die Lymphe aus dem Gebiete der Curvatura minor in die Lgl. *gastricae superiores.* Von hier geht der Lymphstrom längs der A. gastrica sin. in die Lgl. *coeliacae.*

2. Lymphbahnen längs der A. gastroepiploica dextra sammeln die Lymphe aus dem Gebiete der Curvatura major und den angrenzenden hinteren und vorderen Magenflächen in die Lgl. *gastricae inferiores.* Der weitere Abfluß geht hinter dem Pylorus aufwärts und längs dem Stamm der A. hepatica nach den Lgl. *coeliacae.*

3. Lymphbahnen längs der A. lienalis sammeln die Lymphe aus dem Gebiete des Fundus und verlaufen im Lig. gastrolienale zum Hilus der Milz. Hier münden sie in die Lgl. *lienalis,* welche sich längs der A. und V. lienalis bis zur A. coeliaca erstrecken.

Lgl. gastricae superiores ⎫
              inferiores ⎬ → Regionäre Lymphdrüsen des
              lienales ⎭   Magens (1. Station)
                                    ↓
                        Lgl. coeliacae (2. Station).

Weitere Stationen bei Carcinoma ventriculi:
Retroperitoneale Drüsen längs der Aorta.
Lebermetastasen.
Aussaat in das Netz.
KRUKENBERGsche Tumoren im Douglas.

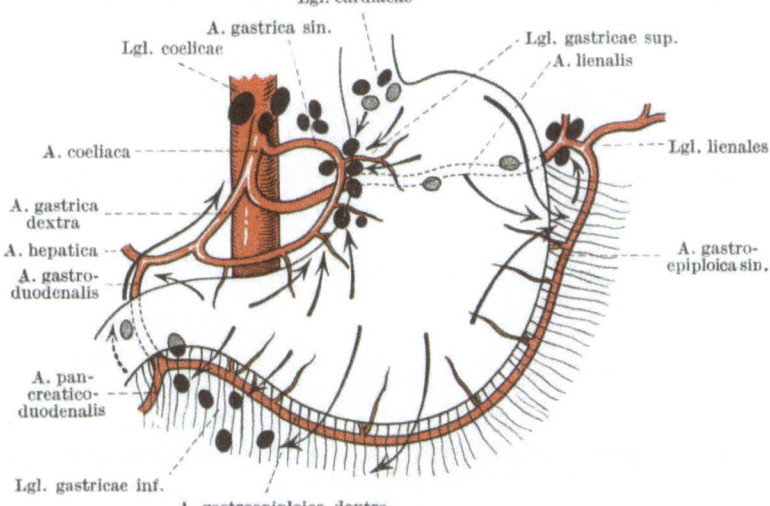

Abb. 274. Blut- und Lymphgefäße des Magens und regionäre Lymphdrüsen.

A. Gastrotomie

ist die einfache Eröffnung des Magens zur Entfernung von Fremdkörpern oder zur Besichtigung des Mageninnerns. Der Magen wird wieder vollständig geschlossen.

B. Gastrostomie.

Die künstlich gesetzte Magenöffnung bleibt als Magenfistel bestehen (Enterostomie am Dünndarm, Colostomie am Dickdarm).

Am häufigsten ausgeführt wird die Magenfistel nach WITZEL: durch eine kleine Öffnung an der Vorderseite des Magens wird ein Gummikatheter eingeführt und die äußere Magenwand eine Strecke weit in zwei Schichten über dem Katheter vernäht. Es entsteht auf diese Weise ein schräger Kanal in der Magenwand. Die Gastrostomiestelle soll durch die Anlegung einer dichten Serosa-Serosa-Naht extraperitoneal zu liegen kommen. Auf diese Weise wird auch bei undichter Nahtstelle eine Peritonitis mit ziemlicher Sicherheit verhütet. Der Katheter wird seitlich durch den M. rectus abdominis nach außen geleitet und an der Haut angenäht. Die Bauchwunde wird schichtenweise geschlossen.

KADER setzt den Gummikatheter senkrecht in die Magenöffnung, verschließt sie mit schichtenweise übereinander gelegten Tabaksbeutelnähten. Die Magenfistel verläuft senkrecht zur Magenwand.

Anwendungsgebiet der Gastrostomie ist der Verschluß der Speiseröhre.

C. Gastroenterostomie: Magendünndarmfistel.
(WÖLFLER 1885.)

Der Magen wird mit der obersten Dünndarmschlinge in Verbindung gesetzt unter Umgehung des Pylorus.

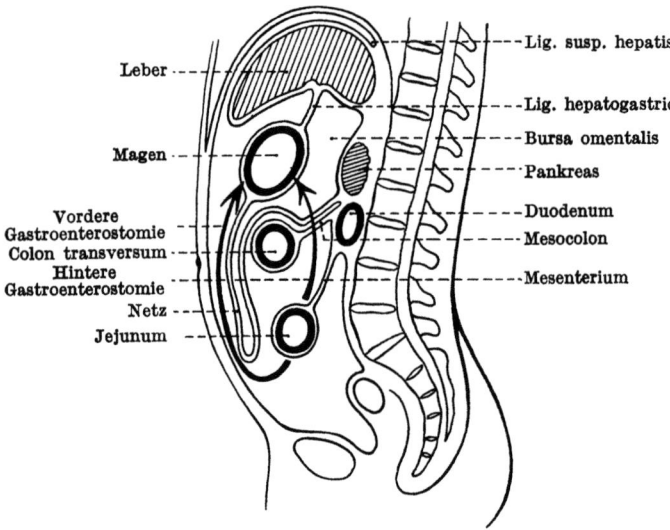

Abb. 275. Lage der Baucheingeweide (Sagittalschnitt). Vordere und hintere Gastroenterostomie.

Die Dünndarmschlinge wird entweder um das Netz und das Colon transversum herum an die Vorderwand des Magens genäht: *Gastroenterostomia anterior* (antekolisch) oder durch das Mesocolon hindurch an die Hinterwand des Magens: *Gastroenterostomia posterior* (retrokolisch).

Komplikationen der Gastroenterostomie.

1. Circulus vitiosus. Der Magen entleert sich in die zuführende Schlinge und von hier geht der Mageninhalt durch den Pylorus wieder in den Magen.

Er wird vermieden: bei der G.E.a. durch Anlegen einer BRAUNschen Anastomose: Verbindung des zu- und abführenden Dünndarmschenkels, bei der G.E.p. durch richtige Technik: möglichst kurze Jejunumschlinge, Anastomose am tiefsten Punkt des Magens.

2. Ulcus pepticum jejuni. Gefährlichste Komplikation der G.E. Das Geschwür sitzt entweder an der Anastomose und befällt gleichzeitig Magen und Jejunum, oder es sitzt im Jejunum allein, sehr oft in unmittelbarer Nähe der Anastomose.

Die Ursache des Ulcus pepticum jejuni liegt vielfach in fehlerhafter Anzeigestellung und fehlerhafter Operationstechnik.

Die Gastroenterostomie darf nicht angelegt werden, wenn

1. am Magen kein Befund feststellbar ist (G.E. als Verlegenheitsoperation),

2. der Pylorus offen ist. Die G.E. arbeitet nur unvollständig, der Mageninhalt entleert sich in der Hauptsache durch den Pylorus.

Die Gastroenterostomie gibt dagegen immer gute Resultate, wenn der Pylorus durch eine Narbenstenose nach Ulcus verengt ist, die Geschwürskrankheit also bereits abgeheilt ist. Diese engbegrenzte Indikationsstellung der ersten Zeit der G.E.-Operationen wurde immer wie mehr erweitert. In dem gleichen Maße verschlechterten sich auch die Resultate der Gastroenterostomie.

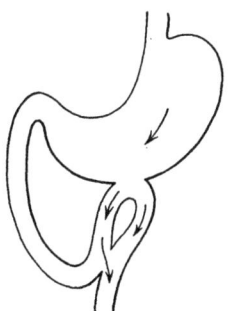

Abb. 276.
Vordere Gastroenterostomie mit BRAUNscher Anastomose.

D. Magenresektion.
(Erste Magenresektion durch BILLROTH 1881.)

Die geschwürtragende Fläche des Magens mit Einschluß des Pylorus und des Antrum pylori wird entfernt, und der Magenstumpf mit dem Dünndarm in Verbindung gebracht.

Warum muß der Pylorus mitentfernt werden? Die Pylorusdrüsenzone ist die Steuerungszone der chemischen und psychischen Phase der Magenresektion.

Was nützt die Resektion des Antrum? Die säuresezernierende Fläche wird verkleinert.

BILLROTH I. Der Magenstumpf wird bis auf den unteren Wundwinkel verschlossen und hier der Duodenalstumpf eingepflanzt.

BILLROTH II. Der Magenstumpf wird vollständig verschlossen und die Verbindung mit dem Dünndarm durch eine Gastroenterostomie vorgenommen. Der Duodenalstumpf wird blind verschlossen.

Die am häufigsten angewandte Modifikation von BILLROTH II ist die nach REICHEL-POLYA: BILLROTH II retrocolica oralis.

Die oberste Jejunalschlinge wird durch einen Schlitz des Mesocolons an den Magenstumpf gezogen und mit der Resektionsöffnung des Magens in Verbindung gebracht.

Vorteile der Resektion:
1. Durch die Entfernung des Geschwürs wird die Gefahr der Stenose, der Blutung, des Durchbruchs und der malignen Degeneration (2—3%) beseitigt.
2. Die völlige Entfernung des Antrums beseitigt den Teil des Magens, in welchem die Rezidivulcera auftreten.
3. Durch die Entfernung des Pylorus und des Antrums wird der Teil des Magens beseitigt, in welchem die sekretorischen und motorischen Reize ihren Ursprung nehmen.

Die Entscheidung, wann bei der Geschwürskrankheit eine Gastroenterostomie und wann eine Resektion vorgenommen werden soll,

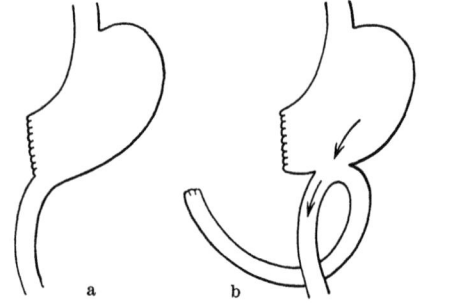
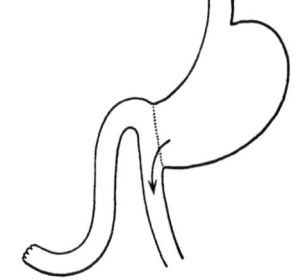

Abb. 277a und b. a BILLROTH I, b BILLROTH II.   Abb. 278. BILLROTH II retrocolica oralis (REICHEL-POLYA-HOFMEISTER).

liegt vorläufig noch beim einzelnen Chirurgen. Allgemein anerkannte Richtlinien fehlen bis heute. Die Mehrzahl der Chirurgen zieht die Resektion der Gastroenterostomie vor.

Die Gastroenterostomie ergibt in 75—80% gute Resultate, die Resektion in etwa 88% (durchschnittlich 10% bessere Resultate bei der Resektion).

Sterblichkeit. Gastroenterostomie 8%, Resektion 10%.

E. Ulcusblutung.

Versucht man das blutende Ulcus operativ anzugehen, so macht man sehr oft die Beobachtung, daß das Ulcus überhaupt nicht zu finden ist. Gelingt es aber, das Ulcus festzustellen, so führt sehr oft weder die Unterbindung der zuführenden Gefäße noch die Umstechung des Ulcus oder die Excision zu einem Stillstand der Blutung. Eine Resektion die allein imstande wäre, die Blutungsgefahr zu bannen, kann bei den meist hochgradig geschwächten Kranken nicht immer vorgenommen werden. Allgemein abgelehnt wird der sofortige Eingriff bei einer erstmaligen Ulcusblutung ohne Lokaldiagnose (oft operativ nicht angreifbare Errosionsblutung). Operiert wird dagegen von manchen Chirurgen bei Blutung aus einem alten Geschwür von bekannter Lokalisation, wo die Blutung meist aus einer arrodierten, im Grunde des Geschwürs liegenden Arterie stammt. Anderseits wissen wir, daß auch eine große Magenblutung nur sehr selten zum Tode führt. Durch konservative Maßnahmen (Bluttransfusionen, Bettruhe, Eßverbot, Eisblase, Schlafmittel) erholen sich die Kranken meist rasch. Die konservative Behandlung wird fortgesetzt bis der Hämoglobingehalt ungefähr 60% erreicht hat. Bis zu diesem Zeitpunkt soll jeder operative Eingriff unterlassen werden.

F. Geschwürsperforation.

Die heute üblichen Maßnahmen sind:
1. Übernähung der Durchbruchsstelle und Sicherung der Naht durch einen Netzzipfel.
2. Übernähung, Sicherung durch Netzzipfel und G.E.
3. Resektion (Pylorus + Antrum pylori).

Die einfache Übernähung hat gegenüber der Resektion den Vorteil einer geringeren Operationssterblichkeit. Die Dauerresultate sind bei beiden Vorgehen ungefähr gleich (80%), so daß man aus diesen Gründen heute der einfachen Übernähung eher den Vorzug gibt. Eine nachfolgende Gastroenterostomie ist nur dann notwendig, wenn gleichzeitig eine Pylorusstenose vorhanden ist, oder die Gefahr einer nachträglichen Ausbildung durch die narbige Schrumpfung des Ulcus pylori besteht. Diese Gefahr ist jedoch gering.

G. Magenkrebs.

Hier gelten die Grundsätze der operativen Carcinombehandlung, d. h. die Geschwulst soll möglichst weit im Gesunden entfernt werden unter Mitnahme des miterkrankten Lymphgefäß- und Lymphdrüsensystems. Über die Operabilität des Magencarcinoms läßt sich im allgemeinen erst nach Eröffnung der Bauchhöhle entscheiden, es sei denn, daß bereits Ascites oder Metastasen nachweisbar sind, die einen erfolgreichen Eingriff von Anfang an ausschließen. Methode der Wahl ist im allgemeinen das Vorgehen nach BILLROTH II. Die kleine Kurvatur wird entsprechend dem hauptsächlichsten Ausbreitungsweg des Carcinoms bis nahe an die Kardia entfernt, die große Kurvatur mindestens 4 cm über die obere Tumorgrenze hinaus. Vom Duodenum genügt im allgemeinen die Mitnahme von 1—2 cm, da der Magenkrebs erfahrungsgemäß die Pylorusgrenze meist nicht überschreitet.

Das Resektionsverfahren nach BILLROTH I schließt in einem Rezidivfalle stets die Gefahr der Stenose in sich und kommt daher nur selten zur Anwendung.

Ist eine Radikaloperation nicht mehr möglich, dann soll eine Gastroenterostomie nur dann angelegt werden, wenn eine Stenose besteht oder eine solche nach Sitz und Ausbreitung des Tumors zu erwarten ist.

6. Operationen an den Gallenwegen.

A. Cholecystotomie

mit Entfernung der Steine und nachfolgendem Verschluß der Gallenblase wird als selbständiger Eingriff im allgemeinen nicht mehr ausgeführt.

B. Cholecystostomia externa.

Anlegung einer Gallenblasenfistel nach außen. Sie kommt vor allem bei älteren Kranken in Frage, bei welchen die Exstirpation der akut vereiterten Gallenblase nicht ratsam ist. Sie ist weiterhin angezeigt bei gedeckter Perforation und pericholecystitischem Absceß, sofern durch die Entfernung der Gallenblase die Wahrscheinlichkeit einer Weiterausbreitung der Entzündung nach der übrigen Bauchhöhle hin besteht. Als Notbehelf wird eine äußere Gallenblasenfistel ebenfalls dann angelegt, wenn es nicht gelingt, Gallenblase und Cysticus aus ihren schwieligen Verwachsungen in übersichtlicher Weise auszulösen.

Technik. Nach Eröffnung der Bauchhöhle wird der Gallenblasenfundus ringsum mit Knopfnähten an das Peritonaeum angesäumt, die Gallenblase eröffnet und drainiert.

C. Cholecystektomie.

Die Entfernung der Gallenblase ist angezeigt bei
1. Empyem.
2. Hydrops.
3. Wiederholten Gallensteinanfällen, welche die Arbeitsfähigkeit stark herabsetzen (soziale Indikation).
4. Steinanfällen, welche mit Temperatursteigerungen einhergehen. In diesem Falle sind Rezidive mit Sicherheit zu erwarten, denn ist einmal in der Gallenblase eine Entzündung aufgetreten, so kommt sie nur selten zur endgültigen Ausheilung.

Die Auslösung der veränderten Gallenblase (nie eine normale Gallenblase entfernen!) erfolgt je nach der Lage des Einzelfalles von der Kuppe gegen den Cysticus hin, oder umgekehrt, nach Unterbindung des Cysticus, kuppenwärts fortschreitend.

Cysticusstumpf lang lassen! Die Ligatur des Cysticus nahe an der Einmündungsstelle schließt stets die Gefahr der Mitunterbindung des Chole-

dochus in sich. Vor der Abbindung des Cysticus achte man stets auf Anomalien der Gallengänge.
Die Drainage des Cysticusstumpfes ist der drainlosen, sog. idealen Cholecystektomie, vorzuziehen.

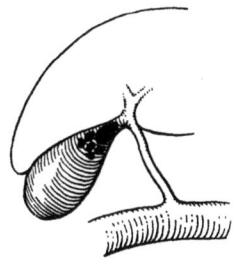

Abb. 279. Steine im Cysticus, Choledochus frei.

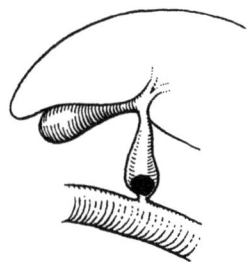

Abb. 280. Stein an der Papilla Vateri (Choledochus erweitert).

D. Choledochotomie.

Die Eröffnung des Choledochus ist angezeigt bei Sitz der Steine im Choledochus. Ikterus ist sehr oft vorhanden, kann aber fehlen. Bei bestehendem Ikterus soll man nicht länger als 2 Wochen mit dem Eingriff zuwarten. Von diesem Zeitpunkt an droht die Gefahr der cholämischen Blutung. Ikterische Kranke erfordern eine mindestens dreitägige Vorbehandlung mit hohen Calciumgaben.

Sitzt der Stein in der Papilla Vateri fest, so versucht man ihn entweder in den Choledochus zurückzuschieben, oder mit der Steinzange von dem eröffneten Choledochus aus zu zertrümmern. Kommt man auf diese Weise nicht zum Ziel, so legt man das Choledochusende retroduodenal frei und führt von hier aus die Choledochotomie aus.

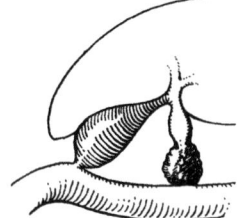

Abb. 281. Carcinom an der Papilla Vateri.

Je nach den vorliegenden Verhältnissen kann die Choledochotomie mit der Cholecystektomie oder mit der bloßen Entfernung der Steine aus der Gallenblase verbunden werden. Bei unklaren Verhältnissen soll man mit der gleichzeitigen Entfernung der Gallenblase zurückhaltend sein.

Die Choledochotomie ohne nachfolgende Drainage wird von manchen Chirurgen empfohlen, von anderen wegen der Möglichkeit von Komplikationen (gallige Peritonitis) abgelehnt.

Die Radikaloperation eines *Carcinoms* der *Gallenwege* ist mit Ausnahme isolierter Gallenblasenfundus-Carcinome in der Regel nicht möglich. Ist der Choledochus durch ein Carcinom des Choledochus selbst verlegt, oder durch ein Carcinom im Pankreaskopf, oder am Duodenum, so ist ein palliativer Eingriff angezeigt, soweit dieser noch möglich ist. Die Gallenblase wird entweder mit einer hochsitzenden Dünndarmschlinge in Verbindung gebracht (Cholecystenteroanastomose) oder aber mit dem Magen (Cholecystogastrostomie).

7. Operationen am Darmkanal.

A. Enterotomie.

Die Eröffnung des Darmes mit nachfolgendem Verschluß, zur Entfernung von Fremdkörpern, Enterolithen, eingeklemmten Gallensteinen.

B. Enterostomie.

Die Herstellung einer direkten Verbindung des Darminnern nach außen (temporäre Darmfistel). Sie wird angelegt als:

A. *Ernährungsfistel* (Jejunostomie) zur Einführung von Speisen.
B. *Entlastungsfistel* (Kot-Gasfistel) bei Ileus, Peritonitis.

Die Jejunostomie tritt an Stelle der Gastroenterostomie, wenn diese wegen ausgedehnter carcinomatöser Entartung des Magens nicht mehr ausführbar ist. Weiterhin kommt sie in Frage bei Ulcus ventriculi zur vorübergehenden Ausschaltung und Ruhigstellung des Magens.

Technik. Eröffnung des Bauches in der Mittellinie oberhalb des Nabels und Vorziehen einer hohen Dünndarmschlinge. Einführen eines dünnen NÉLATON-Katheters in den eröffneten Darm und Bildung eines Schrägkanals wie bei der Magenfistel nach WITZEL.

Die Entlastungsfistel kommt vor allem als Palliativeingriff bei lokalisierter Peritonitis in Frage. Die Entleerung der geblähten Darmschlingen führt zu einer Entspannung der überdehnten Darmmuskulatur, wodurch die Darmperistaltik nicht selten wieder in Gang kommt. Eine günstige Wirkung ist aber nur in jenen Fällen zu erwarten, wo noch nicht alle Peristaltik erloschen ist. Gehen nach der Eröffnung des Darmes weder Stuhl noch Gase ab, dann ist eine Erholung der durch Überdehnung und Infektion geschädigten Darmmuskulatur nicht mehr zu erwarten. Die Peritonitis nimmt ihren Fortgang.

Die Entlastungsfistel wird im Gegensatz zu der Ernährungsfistel an einer tiefgelegenen Darmschlinge angelegt, um eine weitgehende Ausschaltung der Nahrungsresorption zu vermeiden. Wenn möglich wird die Fistel an einer Dünndarmschlinge der rechten Unterbauchgegend angelegt, andernfalls verwendet man die dem Hindernis nächstliegende zugängliche Schlinge.

Technik. Die Kuppe der unten geblähten Schlinge wird ringförmig an das Peritonaeum angesäumt. Frühestens nach 24 Stunden wird der Darm mit dem Thermokauter eröffnet. Von diesem Zeitpunkt an kann man mit einer sicheren Verklebung zwischen Darmserosa und Peritonaeum rechnen.

Die Fistel kann sich nach einiger Zeit von selbst schließen, oder sie wird operativ verschlossen. Wichtig ist der möglichst frühzeitige Verschluß hochsitzender Dünndarmschlingen, damit der Allgemeinzustand des Kranken durch den Flüssigkeits- und Nahrungsverlust nicht zu stark beeinträchtigt wird. Sinkt die tägliche Urinmenge unter 4—300 ccm, dann muß der Verschluß erzwungen werden.

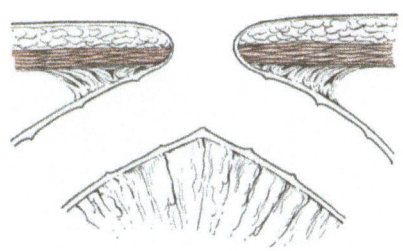

Abb. 282. Lippenförmige Darmfistel.

C. Anus praeternaturalis.

Er wird ausgeführt als Voroperation bei Verlegung des unteren Darmabschnittes, nach Abtragung eines vorgelagerten Dickdarmcarcinoms, zur dauernden Ausschaltung des untersten Darmabschnittes bei inoperablem Mastdarmcarcinom.

Der künstliche After am Coecum dient: 1. zur Entlastung des Dickdarmes bei Operationen weiter rectalwärts; 2. zur Entlastung bei Colitis. Ein großer Nachteil des Cöcalafters ist die Entleerung von dünnflüssigem Stuhl, so daß die Kranken dauernd an das Bett gebunden sind.

Im allgemeinen wird der künstliche After soweit unten wie möglich angelegt, in der Mehrzahl der Fälle an der Sigmaschlinge.

Am Coecum wird die Enterostomie in Form der *lateralen Kotfistel* (Cöcalfistel) ausgeführt (s. Dünndarmfistel), in den übrigen Darmabschnitten wird der *doppelläufige* (axiale) Anus angelegt, d. h. die zu- und abführenden Darmschenkelenden werden getrennt nach außen geleitet (MAYDL).

Anus praeternaturalis sigmoideus.

Technik. Die linke Unterbauchgegend wird am Rectusaußenrand eröffnet, die Sigmaschlinge vorgezogen, durch das Mesosigma ein Gummischlauch durchgezogen, und das parietale Peritonaeum mit der Serosa des vorgelagerten Darmes und mit der Haut vernäht. Nach 24 Stunden wird der Darm mit den Thermokauter durch einen kleinen Einstich eröffnet. Die vollständige Durchtrennung der Darmschlinge erfolgt nach 4—5 Tagen.

172 Viscerale Operationen.

Bei kurzer Sigmaschlinge wird der Gummischlauch besser durch einen dicken Glasstab ersetzt, um die Retraktion der Darmschlinge bauchhöhlenwärts zu verhindern.

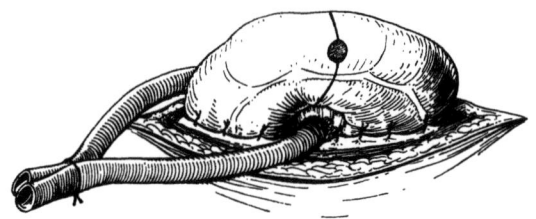

Abb. 283. Anus praeternaturalis axialis.

D. Appendektomie.

Die Entfernung des Wurmfortsatzes bei Appendicitis ist nach Möglichkeit als *Frühoperation* innerhalb der ersten 24—48 Stunden zu erstreben.

Die Eröffnung der Bauchhöhle erfolgt entweder von einem Pararectalschnitt aus oder durch den Wechselschnitt.

Pararectalschnitt.

Der Hautschnitt verläuft vor dem lateralen Rectusrand und durchtrennt das Gewebe bis auf die vordere Rectusfascie.

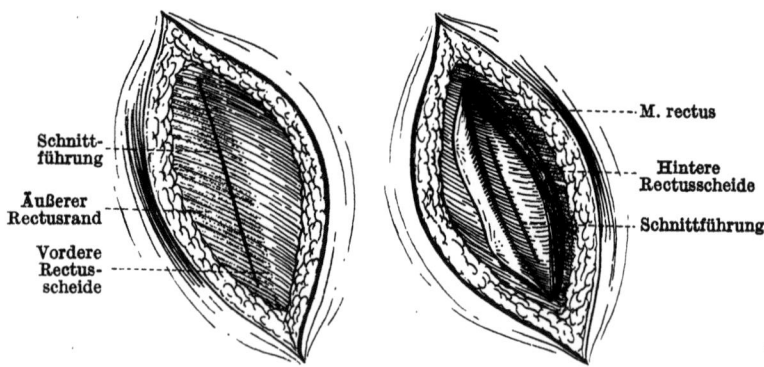

Abb. 284. Der laterale Rectusrand ist dargestellt.   Abb. 285. Die hintere Rectusscheide liegt frei. Die weitere Schnittführung ist angedeutet.

Die vordere Rectusscheide (vord. Blatt der Internusaponeurose + Externusaponeurose) wird 1—2 cm nach innen vom lateralen Rand in der Längsrichtung gespalten, der freiliegende Rectusrand nach innen gezogen, der laterale Rand der vorderen Rectusscheide nach außen. Die hintere Rectusscheide ist frei.

Hintere Rectusscheide und Peritonaeum werden durchtrennt und dadurch die Bauchhöhle eröffnet.

Wechselschnitt.

Die Muskelschichten werden entsprechend ihrem Faserverlauf durchtrennt.

Der Hautschnitt entspricht entweder dem Faserverlauf der Externusaponeurose, oder was in kosmetischer Hinsicht unbedingt vorzuziehen ist, er wird in die natürliche, bogenförmige, querverlaufende Hautfalte (einfache oder doppelte Venusfalte) gelegt. Der Schnitt beginnt auf der Höhe der Spina il. ant. sup., 2 Querfinger nach einwärts.

Haut und Unterhautfettgewebe werden bis auf die Externusaponeurose durchtrennt.

Nach der Spaltung des M. obliquus externus und der Fascie erscheinen in der Tiefe der äußere Rectusrand und die Aponeurose der Mm. obliquus int. und transversus abdominis.

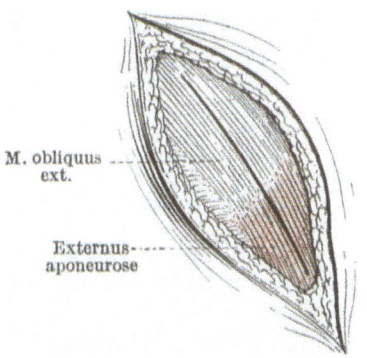

Abb. 286. M. obliquus int. und Aponeurose sind freigelegt.

Der laterale Rand der Rectusscheide und die dünne Fascie werden vorsichtig durchtrennt, die Fasern der M. obliquus int. und transversus abdom. stumpf auseinandergezogen. In der Tiefe erscheint die Fascia transversa, die gleichzeitig mit dem direkt anliegenden Peritonaeum gespalten wird. Die Peritonealränder müssen sofort mit Klemmen gefaßt werden. Jetzt sucht man das Coecum auf (erkenntlich an den Tänien, der blassen Farbe und der Einmündung des Ileums) und lagert es vor die Wunde. Beckenhochlage erleichtert besonders bei fetten Patienten diesen Operationsakt.

Am unteren Ende der vorderen Tänie setzt der Wurmfortsatz an. Das Mesenteriolum wird schrittweise abgebunden und durchtrennt, unter gleichzeitiger Unterbindung der A. appendicularis, hierauf der Wurmfortsatz nahe an seiner Einmündungsstelle gequetscht und distal von der Quetschfurche eine Klemme angelegt. Die Quetschzange soll so stark wirken, daß Muscularis und Mucosa vollständig zerquetscht werden, und nur der Serosaüberzug des Wurmfortsatzes erhalten bleibt. In der Quetschfurche wird ein Seidenfaden fest geknotet. Zwischen dieser Unterbindung und der Klemme erfolgt die Durchtrennung des Wurmfortsatzes. Der Appendixstumpf wird durch eine Tabaksbeutelnaht versenkt, zur

Sicherung dieser Naht eine zweite, fortlaufende Naht, über die erste angelegt, und hierauf das Coecum in die Bauchhöhle zurückgebracht.

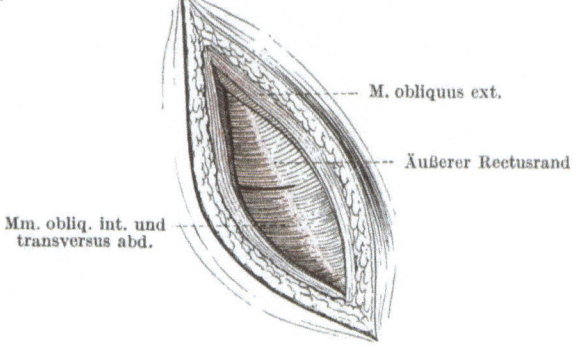

Abb. 287. Rectusaußenrand, Mm. obliquus int. und transversus abdom.

Ist ein Absceß vorhanden, so muß die Absceßstelle drainiert werden, im anderen Falle erfolgt der vollständige schichtenweise

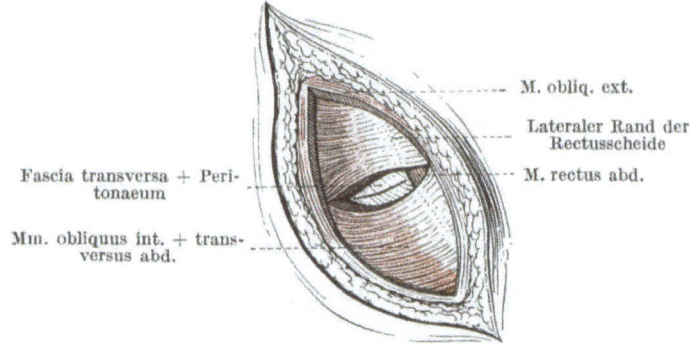

Abb. 288. Die Fascia transversa ist sichtbar.

Verschluß der Bauchdecken. Beim weiblichen Geschlecht erfolgt vorher stets noch eine Kontrolle der rechtsseitigen Adnexe.

8. Hernienoperationen.
A. Hernia inguinalis indirecta.
Anatomie des Leistenkanals.

Wir unterscheiden an einem Bruch:
1. Bruchpforte: Durchtrittsstelle durch die Bauchwand;

Hernia inguinalis indirecta.

2. Bruchsack: Bauchfellausstülpung;
3. Bruchinhalt: ausgetretener Bauchinhalt;
4. Bruchhüllen: äußere Deckschichten.

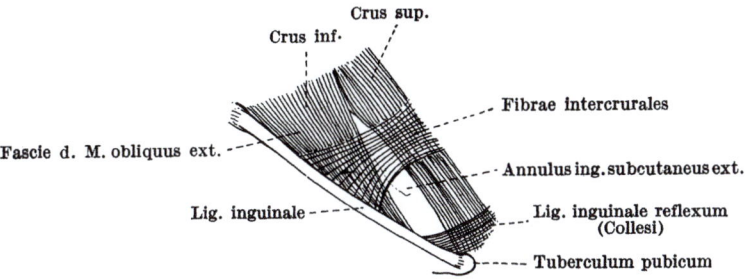

Abb. 289. 1. Schicht (äußere).

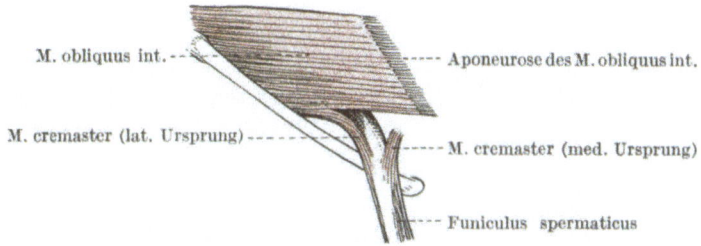

Abb. 290. 2. Schicht (M. obliquus int.).

Operationsgang:

1. Durchtrennung der Bruchhüllen;
2. Freilegen des Bruchsackes bis an seinen Hals;

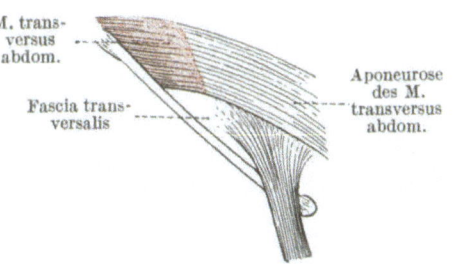

Abb. 291. Schicht (innere) (M. transversus abdominis + Fascia transversalis + Peritonaeum).

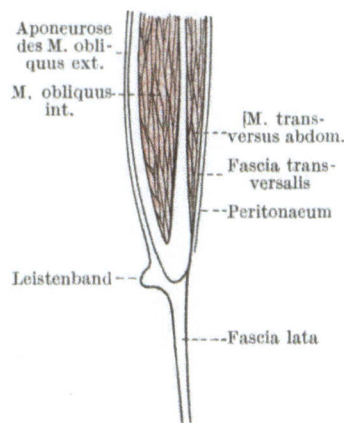

Abb. 292. Leistenband (bandförmige Vereinigung verschiedener Sehnen und Aponeurosen).

3. Reposition des Bruchinhaltes in die Bauchhöhle;
4. Abbinden und Abtragen des Bruchsackes;
5. Versorgung der Bruchpforte. Das beste Material zur Deckung der Bruchpforte ist die Fascie. Ist an Ort und Stelle nicht genügend Fascienmaterial vorhanden, so kann eine Fasciendeckung erfolgen durch
a) gestielten Fascienlappen,
b) freie Fascientransplantation;
6. Schluß der Wunde.

Leistenbruchoperation nach BASSINI.

Die Operation erfolgt in Lokal- und Leitungsanästhesie.

Hautschnitt. Er geht von der Höhe des horizontalen Schambeinastes über den äußeren Leistenring nach aufwärts (6—8 cm) und verläuft etwas steiler als das Leistenband. Das Unterhautfettgewebe wird bis auf die Externusaponeurose durchtrennt, letztere sauber dargestellt. Im unteren Wundwinkel wird der Annulus inguinalis subcut. sichtbar. Externusaponeurose und Annulus ing. ext. werden auf einer Hohlsonde gespalten, der Funiculus spermaticus stumpf aus seinem Bett ausgelöst und mit einer Tupferschlinge fixiert. Jetzt werden die äußeren Hüllen des Samenstranges in der Verlaufsrichtung der Cremasterfasern vorsichtig gespalten und der Bruchsack (erkennbar vor allem an seiner Kuppe!) teils

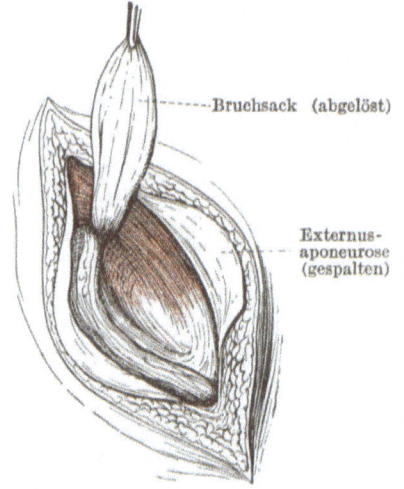

Abb. 293. Der Bruchsack ist in seiner ganzen Länge vom Samenstrang abgelöst.

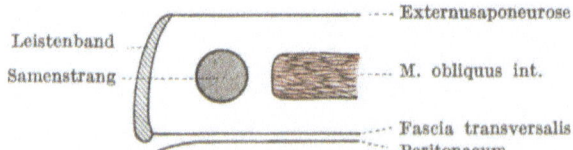

Abb. 294. Ursprüngliche Lage des Samenstranges zum M. obliquus int.

stumpf, teils scharf bis an seinen Hals abgelöst. Von einem kleinen Einschnitt an der Kuppe wird der Bruchsack in seiner ganzen

Länge gespalten und der Bruchsackinhalt reponiert. Die Unterbindung des Bruchsackhalses und die Abtragung des Bruchsackes beendet den ersten Teil der Operation.

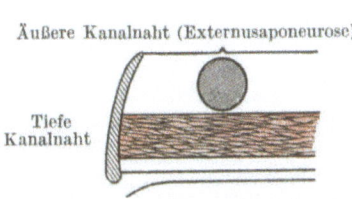
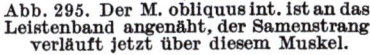
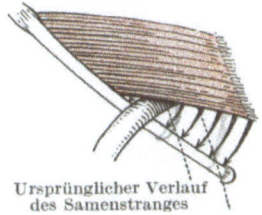

Abb. 295. Der M. obliquus int. ist an das Leistenband angenäht, der Samenstrang verläuft jetzt über diesem Muskel.

Abb. 296. Befestigung des M. obliquus int. an das Leistenband.

Es folgt der Verschluß der Bruchpforte unter Bildung eines neuen Leistenkanals.

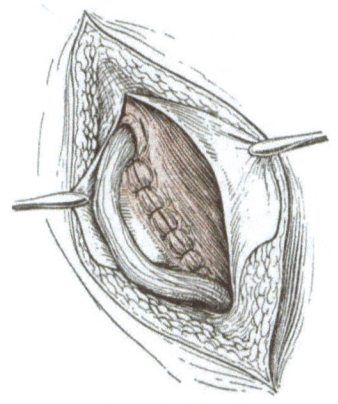
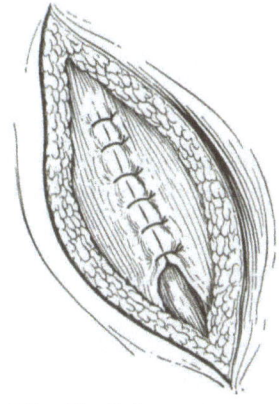

Abb. 297. Die tiefe Kanal- (BASSINI-) Naht ist ausgeführt.

Abb. 298. Die Externusaponeurose ist über dem Samenstrang genäht (äußere Kanalnaht).

Vorgehen nach BASSINI:
1. Die Hinterwand des Leistenkanals wird verlängert und verstärkt (tiefe Kanalnaht).
2. Der Samenstrang wird nach außen auf die Muskelplatte des M. obliquus int. verlagert.
3. Naht der Externusaponeurose über dem Samenstrang (äußere Kanalnaht).

Tritt jetzt die Bauchpresse in Tätigkeit, so wird die hintere Kanalwand gegen die vordere gedrängt und der Leistenkanal klappenförmig verschlossen.

Die Verlängerung und Verstärkung der Hinterwand des Leistenkanals wird dadurch erreicht, daß der M. obliquus int. unter dem Samenstrang breit an das Leistenband angenäht und der Austritt des Samenstranges gleichzeitig nach oben gedrängt wird. Während der Samenstrang vor der Operation *neben* dem M. obliquus int. verlief, liegt er jetzt *auf* dem M. obliquus int.

Die äußere Kanalnaht wird häufig in Form der Fasciendopplung ausgeführt (WÖLFLER, GIRARD).

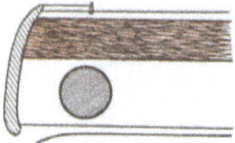

Abb. 299. Vorgehen nach GIRARD.

Vorgehen nach GIRARD. Der Samenstrang wird nicht verlagert. Die Naht des M. obliquus int. an das Leistenband wird *über* dem Samenstrang vorgenommen. Gleichzeitig wird der obere Lappen der Externusaponeurose an das Leistenband angenäht, der untere darüber geschlagen und an den oberen angenäht.

Bei Kindern genügt das Vorgehen nach CZERNY: hohe Abtrennung des Bruchsackes, Pfeilernaht und Raffung der vorderen Kanalwand.

B. Hernia inguinalis directa.

Der Bruchsack ist kürzer und breitbasiger als bei der Hernia ing. ind., der Verschluß der Bruchpforte nach BASSINI oder GIRARD stößt daher nicht selten auf Schwierigkeiten. Man verwendet in diesen Fällen entweder die Rectusscheide oder ein freitransplantiertes Fascienstück nach KIRSCHNER zur Deckung der Bruchpforte.

C. Hernia femoralis.

Der Schenkelbruch tritt durch die *Lacuna vasorum* aus und kommt am Oberschenkel in der *Fossa ovalis* zum Vorschein. Der Bruchsack legt sich der medialen Seite der Gefäße an.

Gang der Operation. Hautschnitt. Parallel und unterhalb des Leistenbandes über der Bruchgeschwulst. Es werden durchtrennt: Haut, Unterhautfettgewebe, Fascia superficialis und Fascia cribriformis (Fascia lata, welche die Fossa ovalis überdeckt). Der Bruchsack wird bis an seinen Hals stumpf aus dem umgebenden Fettgewebe ausgelöst, der Bruchsack gespalten, der Inhalt in die Bauchhöhle zurückgebracht, der Bruchsack am Hals unterbunden und abgetragen.

Verschluß der Bruchpforte: das Leistenband wird entweder an die Fascia pectinea angenäht oder aber, um einen sicheren

Verschluß herbeizuführen, mit dem COOPERschen Ligament (verdicktes Periost des Schambeins) vernäht.

Der Verschluß der Bruchpforte darf gefäßwärts nicht zu weit vorgenommen werden, um eine Kompression der V. femoralis zu verhüten.

Bei stärkerer Spannung des Leistenbandes oder bei einer großen Bruchpforte kann die Anheftung des Lig. Pouparti an das Lig. Cooperi auf Schwierig-

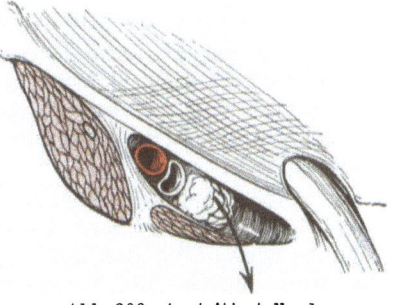

Abb. 300. Austrittsstelle der Femoralhernie.

keiten stoßen. Anderseits besteht die Gefahr, daß die unter starker Spannung stehenden Nähte und Gewebsteile einreißen. Für diese

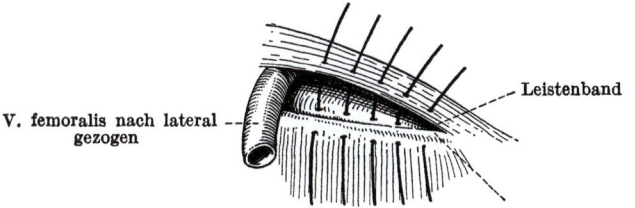

Abb. 301. Durch Hochziehen des Leistenbandes wird die Bruchpforte deutlich sichtbar gemacht. Die Nähte sind bereits gelegt.

Fälle ist der an der Berner Klinik seit Jahren übliche plastische Schluß der Bruchpforte mittels eines aus der Fascia ileopectinea gebildeten Lappens nach SALZER zu empfehlen. Dieser Lappen wird nach oben geklappt und an das Leistenband angenäht.

D. Eingeklemmter Bruch.

Gefahren. Perforation des Darmes, Peritonitis, paralytischer Ileus, Abknickungsileus.

Vorgehen. Im allgemeinen erfolgt die Freilegung des Bruches in der gleichen Weise wie bei einer unkomplizierten Bruchoperation. Vorteilhafter legt man den Hautschnitt bei eingeklemmtem Bruch länger an. Die Spaltung der Bruchhüllen muß sehr vorsichtig ausgeführt werden, am besten schichtenweise auf einer Hohlsonde. Stets soll man sich daran erinnern, daß die Darmwand mit dem Bruchsack verwachsen sein kann, und daß es anderseits bruchsacklose Brüche gibt (Gleitbrüche des Colon). Die Durchtrennung des

Schnürringes erfolgt auf der eingeführten Rinnensonde, Schritt für Schritt, von außen nach innen.

Ist das eingeklemmte Darmstück freigelegt, so wird es nicht sofort in die Bauchhöhle zurückgebracht, sondern die ganze Darmschlinge vorsichtig herausgezogen und genau untersucht. Das weitere Vorgehen richtet sich nach dem Verhalten des eingeklemmten Darmabschnittes.

1. Außer einer geringgradigen Schnürfurche, die sich bald wieder ausgleicht, weist der Darm keine Veränderungen auf. Die Darmschlinge wird in die Bauchhöhle zurückgebracht, und die Radikaloperation der Bruchpforte angeschlossen.

2. Der Darmabschnitt ist blaurot verfärbt, die Wandung verdickt, das Bruchwasser blutigserös, nicht übelriechend: *Stadium der venösen Stase.* Der venöse Abfluß ist aufgehoben, die arterielle Zufuhr ist kaum gestört. Läßt die Zirkulationsstörung bald nach, treten unter der Berieselung mit heißer physiologischer Kochsalzlösung peristaltische Wellen auf, die über den verdächtigen Darmabschnitt und über die Schnürfurchen hinweggehen, dann ist die Lebensfähigkeit des Darmes sichergestellt, er kann reponiert und die Bruchpforte verschlossen werden.

3. Der Darm ist von guter Konsistenz, zeigt aber gelbliche fibrinöse Auflagerungen, das Bruchwasser ist deutlich getrübt: *Stadium der Entzündung.* Der Entscheid über die Repositionsfähigkeit des Darmes hängt vom Nachweis oder Fehlen gangränöser Stellen ab. Eine Gangrän nehmen wir dann an, wenn gelb-bräunliche Verfärbungen von glanzloser, matter Oberfläche nachweisbar sind, und wenn sich die Darmwand verdünnt anfühlt, wie Seidenpapier (SCHMIEDEN). Das Bruchwasser ist deutlich getrübt und leicht übelriechend.

Vorgehen. a) Gangränöse Stellen (Schnürringe!) können mit Sicherheit ausgeschlossen werden. Reposition des Darmes und anschließend Radikaloperation.

b) Es lassen sich sichere Gangränstellen nachweisen. Resektion des Darmabschnittes genügend im Gesunden und Radikaloperation des Bruches.

c) Es läßt sich kein sicherer Entscheid treffen. In diesem Falle ist es vorsichtiger, den verdächtigen Darmabschnitt zu resezieren.

4. Der Darm ist entweder schlaff, gelb, ohne jeglichen Turgor — *anämische Nekrose* — oder aber er ist schmierig graublau oder graugrün verfärbt, das Bruchwasser stinkend. *Stadium der ausgesprochenen Gangrän.* Jede Erholung der Zirkulation nach Lösung der Einschnürung fehlt.

Wenn irgendwie möglich, ist in diesem Stadium eine Resektion weit im Gesunden vorzunehmen. Läßt das Allgemeinbefinden des Kranken keine Resektion zu, so tritt an ihre Stelle die Vorlagerung des gangränösen Darmabschnittes, und die Bildung eines temporären Anus praeternaturalis.

Technik. Der vorgezogene Darm wird mit Catgutnähten an der Haut fixiert, und nach Abstopfen des Bruchsackhalses und der Wunde, der Darm eröffnet.

5. Der gangränöse Darm ist bereits *perforiert*, es besteht eine *Kotphlegmone*.

a) Fehlen die Anzeichen von Ileus, dann können wir uns mit der Eröffnung der Kotphlegmone begnügen.

b) Es bestehen gleichzeitig deutliche Ileussymptome. Gehen dieselben nach Spaltung der Phlegmone und des Bruchdarmes nicht rasch zurück, so muß unter sorgfältigem Wundschutz der Bauch eröffnet und die Enteroanastomose angelegt werden. Die Resektion der Bruchschlinge und die Radikaloperation werden später ausgeführt.

9. Operationen am Urogenitalsystem.

A. Hydrocele testis.

Hydrocele testis = Flüssigkeitsansammlung zwischen den beiden Blättern der Tunica vaginalis propria. Die radikale Operation besteht in der Entfernung des parietalen Blattes der Tunica vaginalis propria.

Hüllen des Hodens von außen nach innen:
1. Haut.
2. Tunica dartos (Fortsetzung der Fascia superficialis abdom.).
3. M. cremaster (teilweise Fortsetzung des M. obliquus int.).
4. Tunica vaginalis communis (Fortsetzung der Fascia transversalis).
5. Tunica vaginalis propria (Fortsetzung des Peritoneums).

Für die Radikaloperation der Hydrocele sind zahlreiche Methoden angegeben worden. Am bekanntesten sind die von BERGMANN und von WINKELMANN.

Der Hydrocelensack wird von einem Inguinalschnitt aus luxiert. Die Tunica propria muß bis zur Umschlagstelle überall vollständig isoliert sein. Durch eine kleine Stichincision wird der Hydrocelensack entleert. Bis zu diesem Punkte stimmen die meisten Methoden miteinander überein, dagegen unterscheiden sie sich in der weiteren Behandlung der Tunica vaginalis propria.

1. **Vorgehen nach BERGMANN.** Die Tunica propria wird hart am Übergang auf den Hoden und Nebenhoden abgetragen. Es folgt die

Blutstillung: jeder kleinste Blutpunkt an der Tunica vaginalis communis muß gefaßt werden. Durch Nachblutungen können sehr

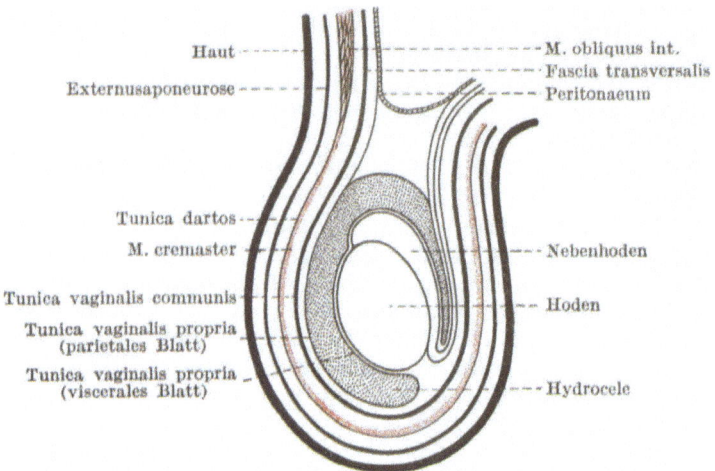

Abb. 302. Hüllen des Hodens (+ Hydrocele).

große Scrotalhämatome entstehen (hauptsächlich gefürchtete Komplikation der Hydrocelenoperation).

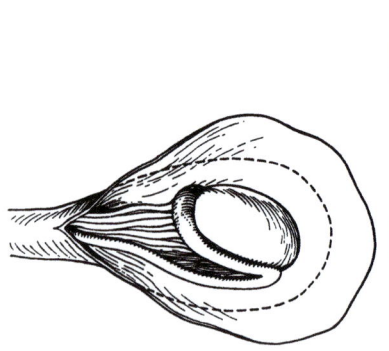 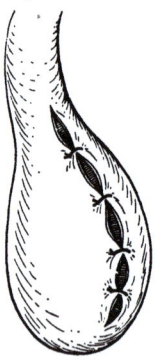 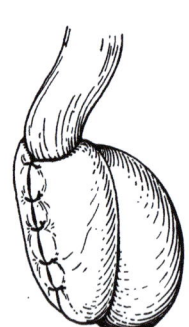

Abb. 303. Abtragen der Tunica vaginalis propria (KOCHER).   Abb. 304. Hydrocelenoperation nach BERGMANN-KOCHER.   Abb. 305. Die Tunica vag. propria ist nach hinten umgeschlagen und vereinigt.

Die Naht der Tunica vaginalis communis und der Haut beschließt die Operation. Wichtig ist die Anlegung eines Druckverbandes für 24 Stunden, unter gleichzeitiger Hochlagerung des Hodens.

Modifikation nach KOCHER. Die Abtragung der Tunica vaginalis propria erfolgt nicht direkt an der Umschlagsstelle, sondern etwas entfernt davon.

Die Tunica vaginalis propria wird mit einigen Catgutknöpfnähten oder mit fortlaufender Naht wieder über dem Hoden vereinigt. Auf diese Weise sollen Ernährungsstörungen des Hodens vermieden werden.

2. **Vorgehen nach WINKELMANN.** Der Hydrocelensack wird längs gespalten, nach hinten umgeschlagen, die Tunica propria gekürzt und die Ränder vernäht. Um eine spätere Hämatombildung zu vermeiden, kann man so vorgehen, daß die beiden Tunicae in ihrem Zusammenhang gelassen und gleichzeitig mit einem Längsschnitt durchtrennt werden. Bei diesem Vorgehen werden aber häufig Rezidive beobachtet.

Vorgehen nach SAMTER-KLAPP. Die beiden Tunicae werden ebenfalls nicht getrennt, sondern gemeinsam durch Raffnähte an den Hoden herangezogen.

Vorgehen nach KIRSCHNER. In die Sackwand der Hydrocele wird ein Fenster gesetzt, um auf diese Weise eine Dauerdrainage zwischen Hydrocelensack und dem Subcutangewebe herbeizuführen.

B. Varicocele.

Nicht jede Varicocele bedarf der Operation. Angezeigt ist sie bei deutlich nachweisbaren Veränderungen und bei ausgesprochenen Beschwerden. Leichtere Fälle bleiben unbehandelt oder begnügen sich mit dem Tragen eines Suspensoriums.

Technik der Varicocelenoperation. Der Samenstrang wird von einem Inguinalschnitt aus freigelegt, das Venenkonvolut unter Schonung der Aa. spermatica und deferentialis und des Ductus deferens zwischen doppelt angelegten Ligaturen zum größeren Teil reseziert. Eine zu weit gehende Herabsetzung des venösen Rückflusses soll wegen der Möglichkeit späterer Hydrocelenbildung vermieden werden. Nicht selten findet sich bei Varicocele gleichzeitig eine Leistenhernie, die stets beseitigt werden muß. Die Beschwerden bei Varicocele dürften wenigstens zum Teil ihre Ursache in dem Vorhandensein eines Leistenbruches haben.

C. Castratio.

Ausführung entweder in Leitungs- und Lokalanästhesie oder in Allgemeinnarkose.

Der Samenstrang wird wie bei der Leistenbruchoperation von einem Inguinalschnitt aus freigelegt, und der Hoden nach oben luxiert. Es folgt die doppelte Unterbindung der Gefäße (Aa. testicularis und deferentialis, Gefäße des Plexus pampiniformis) und die Durchtrennung des Samenstranges.

Die inguinale Schnittführung bietet gegenüber der scrotalen wesentliche Vorteile nicht nur in bezug auf die bessere Asepsis, sondern auch im Hinblick auf die Nachbehandlung.

D. Vasektomie.

Sie führt zu einer dauernden Unterbrechung des Samenleiters. Ausführung aus Sterilisationsgründen und prophylaktisch bei Prostatektomie zur Verhütung der Epididymitis. Die Vasektomierten bleiben noch solange befruchtungsfähig, als sich in den Samenblasen lebende Spermien vorfinden. Es ist daher der Vorschlag gemacht worden, die Samenblasen während der Operation von dem Samenleiter aus mit einer spermientötenden Flüssigkeit zu füllen.

Gang der Operation. Kleiner Hautschnitt über dem Tuberculum pubicum. Der Samenstrang läßt sich hier ohne Mühe durchpalpieren. Die Hüllen des Samenstranges werden auf eine kurze Strecke durchtrennt, der Samenleiter isoliert, in einem Abstand von 2—3 cm unterbunden und das Zwischenstück reseziert.

E. Phimose.

Zur Beseitigung der Vorhautverengerung sind zahlreiche Methoden angegeben worden. Das einfachste und technisch leichteste Vorgehen ist die

dorsale Spaltung der Vorhaut.

Eine flache Hohlsonde wird zwischen Vorhaut und Eichel in der Mittellinie bis zum Sulcus cornorarius vorgeschoben und die

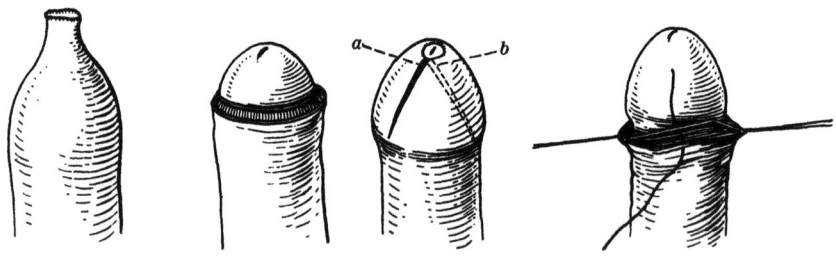

Abb. 306.   Abb. 307.   Abb. 308.
Abb. 306. Umschneidung der rüsselförmigen Phimose.
Abb. 307. Schnittführung bei der SCHLOFFERschen Operation. Durch queres Auseinanderziehen der Wundränder (Einzinkerhäkchen bei *a* und *b* einsetzen) erzielt man unter geringer Verkürzung der Vorhaut eine weite runde Öffnung. Die Wundränder werden durch Knopfnähte vereinigt.
Abb. 308. Die Wundränder sind auseinandergezogen.

ganze Vorhaut mit einer geraden Schere auf der Hohlsonde gespalten. Das Endresultat ist durch die Bildung hinterer Hautschürzen sehr oft häßlich. Bessere Resultate ergibt die *Circumcision*, die sich besonders zur Behandlung der rüsselförmigen Phimose gut eignet. Die Vorhaut wird stark abgezogen, auf der Höhe des Orificium ext. eine Klemme angelegt und die Vorhaut distal von dieser Klemme durchtrennt. Die beiden Blätter der Vorhaut werden durch Knopfnähte zusammengenäht.

Sehr gute Resultate ergibt das Vorgehen nach SCHLOFFER: Das äußere Blatt der Vorhaut wird schräg nach der einen, das innere schräg nach der anderen Seite durchtrennt.

F. Amputatio penis.

Die Absetzung des Penis ist in erster Linie bei Carcinom angezeigt.

Man unterscheidet 2 Amputationsstellen:
1. in der Pars pendula (periphere Amputation);
2. an der Grenze des Scrotum oder
   im unbeweglichen Penisabschnitt (zentrale Amputation).

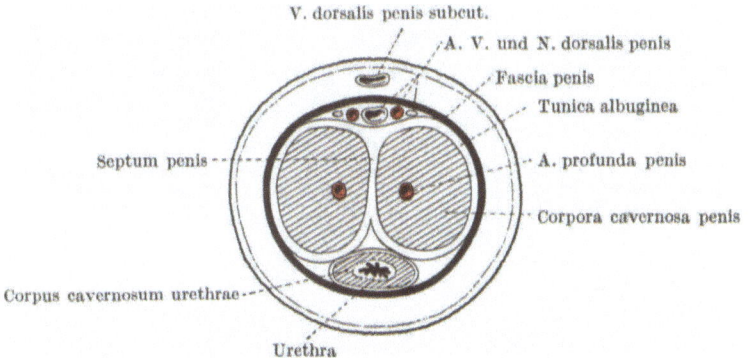

Abb. 309. Querschnitt durch den Penis.

1. Amputation in der Pars pendula. Möglichst weit proximal wird ein dünner Gummischlauch um das Glied gelegt, oder der Penis an der Wurzel mit der Hand komprimiert. Durch Zug und Gegenzug wird die Haut gut angespannt und hierauf der Schaft bis auf die Harnröhre in einer Ebene durchtrennt. Die Harnröhre und ihr Schwellkörper werden zunächst geschont, allseitig freigelegt und dann etwa 2 cm weiter distal von der Amputationsfläche durchtrennt. Es folgt die Unterbindung der Gefäße und die Naht der Tunica albuginea über der Wundfläche der Schwellkörper. Der Harnröhrenstumpf wird an der Vorderfläche längs eingeschnitten und an seinen Rändern mit der äußeren Haut vernäht.

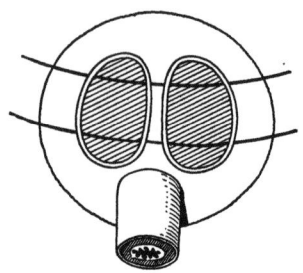

Abb. 310. Naht der Tunica albuginea.

2. Zentrale Amputation. Der Penis wird aus den umgebenden Weichteilen herauspräpariert, das Lig. suspensorium durchtrennt und das Scrotum in der Mitte gespalten. Der Harnröhrenstumpf wird in die Haut am Damm eingepflanzt, die beiden Scrotalhälften unter sich vernäht.

Sind bereits Leistendrüsen vorhanden, so werden diese in einer ersten Sitzung entfernt, um die aseptischen Verhältnisse zu wahren. Die Absetzung des Penis wird 8—10 Tage später vorgenommen. Die Lymphgefäße des Penis sammeln sich in der medialen oberen Gruppe der

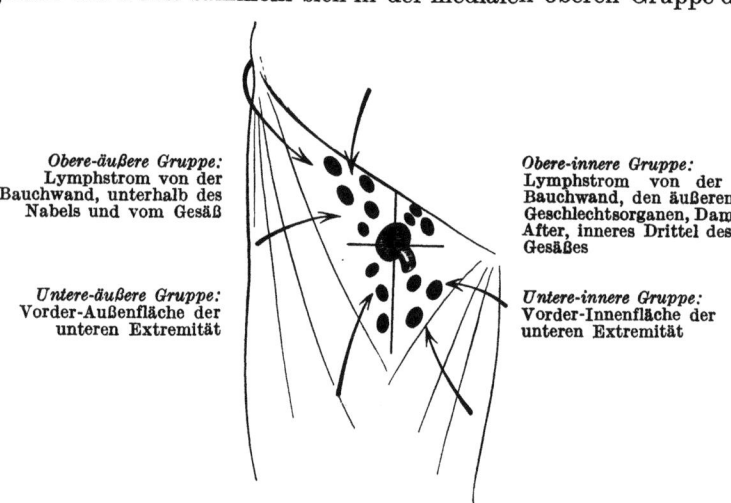

Obere-äußere Gruppe:
Lymphstrom von der Bauchwand, unterhalb des Nabels und vom Gesäß

Untere-äußere Gruppe:
Vorder-Außenfläche der unteren Extremität

Obere-innere Gruppe:
Lymphstrom von der Bauchwand, den äußeren Geschlechtsorganen, Damm, After, inneres Drittel des Gesäßes

Untere-innere Gruppe:
Vorder-Innenfläche der unteren Extremität

Abb. 311. Inguinale Lymphdrüsen.

inguinalen Lymphknoten. Durch einen Längsschnitt vom Leistenband nach abwärts werden zunächst die Schenkelgefäße freigelegt und anschließend die Drüsen ausgeräumt.

Leistendrüsen.

Die Einteilung der Lymphdrüsengruppen erfolgt durch zwei senkrecht aufeinanderstehenden Linien, deren Schnittpunkt an der Einmündungsstelle der V. saphena magna in die V. femoralis gelegen ist.

G. Urethrotomia externa.

Sie ist in erster Linie angezeigt bei Quetschruptur der Harnröhre (Fall rittlings auf den Damm, Beckenfraktur). Die Verletzungsstelle sitzt meist an der bindegewebigen Verwachsungsstelle der Pars membranacea mit dem Trigonum urogenitale (Fehlen der Ausweichmöglichkeit für die Harnröhre).

Läßt sich im Anschluß an den Unfall eine starke Schwellung und Blutung am Damm nachweisen, und ist die Harnentleerung unvollständig und schmerzhaft, so ist die Verletzungsstelle möglichst bald freizulegen.

Hautschnitt. Halbkreisförmiger Bogenschnitt, Scheitelpunkt an der Raphe perinei, Konvexität nach vorn. Die Verletzungsstelle der Harnröhre wird freigelegt, das vordere Harnröhrenende durch Einführen eines Katheters vom Orificium ext. urethrae her festgestellt. Schwierig gestaltet sich sehr oft die Auffindung des hinteren Harnröhrenendes. Gelangt man von der Urethrotomiewunde aus nicht zum Ziel, so bleibt nur die Sectio alta übrig, mit Einführen eines Katheters vom Orificium int. her (retrograder Katheterismus). Man versucht die beiden Harnröhrenenden nach Möglichkeit über dem Katheter zu vereinigen. Der Katheter bleibt als Dauerkatheter liegen. Bei starker Blutinfiltration der Dammgewebe begnügt man sich vorerst mit einem Dammschnitt bis auf die Harnröhre und — bei ungenügendem Urinabfluß — der Sectio alta und nimmt weitere Eingriffe je nach Notwendigkeit später vor. Wichtig ist eine frühzeitige Bougiebehandlung zur Verhütung der Striktur.

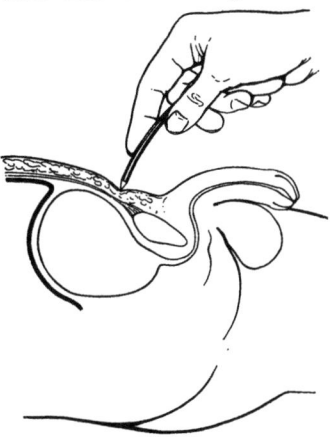

Abb. 312. Blasenpunktion mit dem Troikart nach FLEURANT.

H. Blasenpunktion.

Mißlingt die Einführung des Katheters und erlauben die äußeren Umstände den sofortigen Blasenschnitt nicht, so muß die Blase durch Punktion entleert werden. Die Haare über der Symphyse werden entfernt, die Haut sorgfältig desinfiziert und mit einem Blasentroikart einen Querfingerbreit oberhalb der Symphyse genau in der Mittellinie tief eingestochen.

Um mit Sicherheit eine Verletzung des Bauchfelles zu vermeiden, muß die Punktion direkt über der Symphyse vorgenommen werden. Eine weitere Gefahr besteht in der Urininfiltration vom Stichkanal aus mit nachfolgender Urinphlegmone. Die Punktion darf daher stets nur im Hinblick auf eine baldige Behebung der primären Ursache vorgenommen werden. Bei den heutigen Transportmöglichkeiten kann dieser Bedingung beinahe überall in wenigen Stunden entsprochen werden. Die Indikation zur Blasenpunktion ist darum auch eine immer seltenere geworden.

Sachverzeichnis.

Ablatio mammae 156.
Amputationen 78.
— nach BIER 103.
— nach GRITTI 101.
— Oberarm 94.
— Oberschenkel 92.
— Penis 185.
— nach PIROGOFF 97.
— Unterschenkel 93.
— Vorderarm 95.
Anus praeternaturalis 171.
Appendektomie 172.
Arterien-Unterbindung 3.
— A. axillaris 24.
— A. brachialis 31.
— A. carotis comm. 13.
— A. carotis ext. u. int. 16.
— A. cubitalis 34.
— A. dorsalis pedis 75.
— A. femoralis 58.
— A. hypogastrica 56.
— A. iliaca communis 50.
— A. iliaca ext. 55.
— A. lingualis 18.
— A. meningea media 9.
— A. poplitea 67.
— A. radialis 37.
— A. subclavia 20.
— A. thyreoidea sup. 17.
— A. tibialis ant. 71.
— A. tibialis post. 73.
— A. ulnaris 38.
Arthrotomie 121.

Blasenpunktion 187.
Bruch, eingeklemmter 179.

Castratio 183.
Chirurgische Instrumente 1.
Choledochotomie 169.
Cholecystostomie 168.
Cholecystotomie 168.

Darmkanal, Operationen 170.

Embolie 79.
Empyem 159.
Enterostomie 170.
Enterotomie 170.

Exartikulation 104.
— nach CHOPART 117.
— E. coxae 118.
— E. cubiti 108.
— E. digiti 107.
— E. genus 118.
— E. humeri 108.
— E. interileo-abdom. 120.
— E. interscapulo-thoracalis 112.
— E. Karpo-Metakarpalgelenk 108.
— E. nach LISFRANC 114.
— E. manus 108.
— E. pedis 117.
— E. der Zehen 113.

Fingerstümpfe, Bewertung 106.

Gallenwege, Operationen 168.
Gangrän, arteriosklerotische 78.
— bei BÜRGER- und RAYNAUDscher Krankheit 80.
— nach Embolie 79.
— durch Erfrieren 79.
— Häufigkeit 5.
Gastroenterostomie 164.
Gastrostomie 163.
Gastrotomie 163.
Gefäßnaht 7.
Gelenke, Operationen 103.
— Resektionen 122.
Geschwürsperforation, Magen 167.

Hautschnitte am Hals 13.
Herddiagnose 10.
Hernienoperation 174.
— H. ing. directa 178.
— H. ing. indirecta 174.
— H. femoralis 178.
Hohlhandbogen 41.
Hydrocele testis 181.

Jejunostomie 170.

Knochenstumpf, Versorgung 89.
Kot-Gasfistel 170.
Kropfoperation 150.

Lappenschnittmethoden 85.
Leistenbruchoperation nach BASSINI 176.
Leistendrüsen 186.

Magen, Operation 162.
— Gastroenterostomie 164.
— Gastrostomie 163.
— Gastrotomie 163.
— Resektion 165.
Mamma, Ablatio 156.

Nahtmaterial 3.
Nerven
— N. femoralis 76.
— N. ischiadicus 76.
— N. medianus 49.
— N. obturatorius 76.
— N. peronaeus 77.
— N. saphenus 76.
— N. radialis 46.
— N. ulnaris 48.
Neurombildung 88.

Phimose 184.
PIROGOFF, Amputationen 97.
Plexus brachialis 28.

Resektionen der Gelenke 122.
— R. coxae 145.
— R. cubiti 129.
— R. genus 143.
— R. humeri 135.
— R. nach KOCHER, Handgelenk 127.
— R. nach LANGENBECK, Hand 123.
— R. manus 122.

Rippenresektion 160.

Sehnenscheiden am Fuß 77.
— der Handbeuger 46.
— der Handstrecker 46.
Stromnekrose 80.
Stumpfversorgung 87.

Tracheotomie 147.
Tuberkulose, Kniegelenk 81.

Ulcusblutung 166.
Urethrotomia ext. 186.
Urogenitalsystem, Operationen 181.

Varicocele 183.
Vasektomie 184.
Venen 8.
— V. femoralis 62.
— V. saphena 65.

Zehen, Exartikulation 113.
Zirkelschnitte, einzeitiger 82.
— zweizeitiger 83.
— dreizeitiger 84.

VERLAG VON JULIUS SPRINGER / BERLIN UND WIEN

Spezielle chirurgische Diagnostik für Studierende und Ärzte. Bearbeitet von Dr. **F. de Quervain**, o. ö. Professor der Chirurgie und Direktor der Chirurgischen Universitätsklinik in Bern. Neunte, vollständig neubearbeitete Auflage. Mit 833 Abbildungen im Text und 6 Tafeln. XVI, 916 Seiten. 1931. RM 67.50, gebunden RM 70.74

Chirurgische Indikationen. Für Ärzte und Studierende. Von Professor Dr. **Karl Reschke**, Oberarzt der Chirurgischen Universitätsklinik Greifswald. Erster (Allgemeiner) Teil. VIII, 357 Seiten. 1932. RM 22.—, gebunden RM 24.—
Zweiter (Spezieller) Teil. In Vorbereitung.

Lehrbuch der Chirurgie. Von C. Garrè † und A. Borchard. Achte Auflage, neu bearbeitet von Professor Dr. **A. Borchard,** Geh. Medizinalrat, Berlin-Charlottenburg, und Professor Dr. **R. Stich,** Direktor der Chirurgischen Universitäts-Klinik, Göttingen. Mit 583 zum Teil farbigen Abbildungen. XIII, 789 Seiten. 1935. RM 42.—, gebunden RM 44.—

Ⓦ **Lehrbuch der Chirurgie.** A. v. Eiselsberg gewidmet von seinen Schülern. Bearbeitet von B. Breitner-Wien, P. Clairmont-Zürich, R. Demel-Wien, W. Denk-Graz, O. Frisch-Wien, W. Goldschmidt-Wien, H. v. Haberer-Düsseldorf, G. Hofer-Wien, Th. Hryntschak-Wien, O. Marburg-Wien, H. Neumann-Wien, H. Pichler-Wien, R. Ranzi-Innsbruck, H. Rubritius-Wien, L. Schönbauer-Wien, M. Sgalitzer-Wien, F. Starlinger-Wien, P. Walzel-Wien, A. Winkelbauer-Wien. Herausgegeben von **P. Clairmont**-Zürich, **W. Denk**-Graz, **H. v. Haberer**-Düsseldorf, **E. Ranzi**-Innsbruck. Redigiert von **W. Denk**-Graz. Zwei Bände. Mit 389 und 298 Abbildungen. XIV, 869 und XIV, 658 Seiten. 1930.
RM 66.—, gebunden RM 69.80

Grundriß der gesamten Chirurgie. Ein Taschenbuch für Studierende und Ärzte. (Allgemeine Chirurgie. Spezielle Chirurgie. Frakturen und Luxationen. Operationskurs. Verbandlehre.) Von Professor' Dr. **Erich Sonntag,** Direktor des Chirurgisch-Poliklinischen Instituts der Universität Leipzig. Dritte, vermehrte und verbesserte Auflage. XII, 1027 Seiten. 1932. Gebunden RM 28.80

Schematische Skizzen zur Einführung in die Chirurgie. (Mnemotechnische Propädeutik.) Von Professor Dr. **Th. Naegeli,** Bonn. Zweite, unveränderte, verbilligte Ausgabe. Mit 322 vielfach farbigen Abbildungen und einem Geleitwort von weil. Geheimrat Professor Dr. C. Garrè, Bonn. VIII, 216 Seiten. 1930. Gebunden RM 6.75

Die Chirurgie des Anfängers. Vorlesungen über chirurgische Propädeutik. Von Dr. **Georg Axhausen,** a. o. Professor für Chirurgie an der Universität Berlin. Mit 253 Abbildungen. IV, 443 Seiten. 1923.
Gebunden RM 12.60

Chirurgische Operationslehre. Ein Lehrbuch für Studierende und Ärzte. Von Professor Dr. **O. Kleinschmidt,** Direktor der Chirurgischen Abteilung des Städtischen Krankenhauses in Wiesbaden. Mit 705 Abbildungen. XVII, 1269 Seiten. 1927. Gebunden RM 51.30

Ⓦ *Verlag von Julius Springer, Wien.*

Zu beziehen durch jede Buchhandlung.

VERLAG VON JULIUS SPRINGER / BERLIN UND WIEN

Praktische Anatomie. Ein Lehr- und Hilfsbuch der anatomischen Grundlagen ärztlichen Handelns. Von Dr. **T. von Lanz**, a. o. Professor für Anatomie an der Universität München, und Dr. **W. Wachsmuth**, Privatdozent für Chirurgie an der Universität Bonn. In zwei Bänden (9 Teilen).
Fertig liegt vor:
Erster Band, 3. Teil: **Arm**. Mit 208 zum größten Teil farbigen Abbildungen. XII, 276 Seiten. 1935. RM 26.—; gebunden RM 29.—
Die in Vorbereitung befindlichen weiteren Teile werden behandeln:
I/1: **Kopf**; I/2: **Hals**; I/4: **Bein**; II/5: **Brust**; II/6: **Bauch**; II/7: **Rücken**; II/8: **Becken**, männlich, II/9: **Becken**, weiblich. Das Gesamtwerk wird etwa 2200 Seiten mit etwa 1300 Abbildungen umfassen.
Jeder Bandteil ist auch einzeln käuflich.

Treves - Keith, Chirurgische Anatomie. Nach der sechsten englischen Ausgabe übersetzt von Dr. A. Mülberger. Mit einem Vorwort von Geh. Med.-Rat Professor Dr. E. Payr, Direktor der Chirurgischen Universitätsklinik zu Leipzig, und mit 152 Textabbildungen von Dr. O. Kleinschmidt und Dr. C. Hörhammer, Assistenten an der Chirurgischen Universitätsklinik zu Leipzig. VIII, 478 Seiten. 1914.
Gebunden RM 14.40

Grundriß der chirurgisch-topographischen Anatomie mit Einschluß der Untersuchungen am Lebenden. Von Dr. **O. Hildebrand**, o. ö. Professor der Chirurgie in Berlin. Vierte, verbesserte und vermehrte Auflage. Mit 194 teils mehrfarbigen Abbildungen im Text. XVI, 272 Seiten. 1924. Gebunden RM 12.15

Die Vorbereitung zu chirurgischen Eingriffen. Von Dr. med. **Joh. Volkmann**, Privatdozent, Oberarzt der Chirurgischen Universitätsklinik zu Halle a. S. Mit 12 Abbildungen. X, 238 Seiten. 1926.
RM 10.80; gebunden RM 11.88

Die Vor- und Nachbehandlung bei chirurgischen Eingriffen. Ein kurzer Leitfaden. Von Dr. **M. Behrend**, Chefarzt des Kreiskrankenhauses in Frauendorf bei Stettin. Zweite Auflage. Mit 5 Abbildungen. VIII, 115 Seiten. 1929. RM 4.32

Der chirurgische Operationssaal. Ratgeber für die Vorbereitung chirurgischer Operationen. Von **Franziska Berthold†**, Viktoriaschwester, Operationsschwester an der Chirurgischen Universitätsklinik Berlin. In dritter Auflage neu bearbeitet von Professor Dr. **Karl Vogeler**, Leiter der Chirurgischen Abteilung des Städtischen Krankenhauses Stettin. Mit 302 Abbildungen. X, 184 Seiten. 1935. RM 4.50

Narkose zu operativen Zwecken. Von Dr. **Hans Killian**, Privatdozent für Chirurgie und Orthopädie, Oberarzt der Chirurgischen Universitätsklinik Freiburg i. Br. Mit 165 Abbildungen. VIII, 406 Seiten. 1934.
RM 24.—; gebunden RM 26.80

Ⓦ **Schmerzverhütung.** Zwölf Vorlesungen von Dr. **Fritz Starlinger**, Assistent an der Klinik Eiselsberg und Privatdozent für Chirurgie an der Universität Wien. VI, 105 Seiten. 1931. RM 6.60

Ⓦ *Verlag von Julius Springer, Wien.*

Zu beziehen durch jede Buchhandlung.

MIX
Papier aus verantwortungsvollen Quellen
Paper from responsible sources
FSC® C105338

If you have any concerns about our products,
you can contact us on
ProductSafety@springernature.com

In case Publisher is established outside the EU,
the EU authorized representative is:
**Springer Nature Customer Service Center GmbH
Europaplatz 3, 69115 Heidelberg, Germany**

Printed by Libri Plureos GmbH
in Hamburg, Germany